補綴臨床 PRACTICE IN PROSTHODONTICS | PRACTICE SELECTION

入門 咬合学

古谷野 潔
桑鶴 利香　著
築山 能大

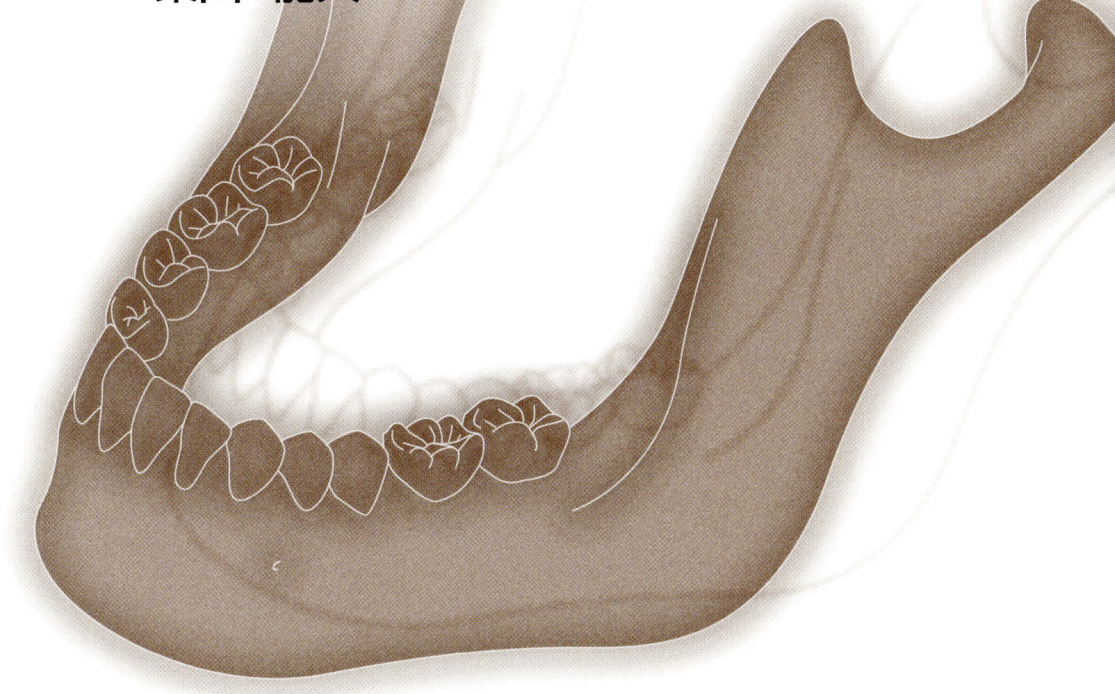

医歯薬出版株式会社

This book was originally published in Japanese
under the title of :

Nyumon Kogogaku
(An introduction to occlusion)

Koyano Kiyoshi, Kuwatsuru Rika, Tsukiyama Yoshihiro

© 2005   1st   ed.

ISHIYAKU PUBLISHERS, INC.
  7-10, Honkomagome 1 chome, Bunkyo-ku,
  Tokyo 113-8612, Japan

序文

　歯科医学の主要な目標は，生涯にわたって食物を咀嚼する機能を保全し，ヒトが健康に生活することに貢献することである．したがって，その咀嚼機能を支える咬合は，歯学のあらゆる分野にわたる共通かつ重要なテーマである．

　それ故，咬合に関する本は数多くある．しかし，依然として咬合はわかりにくい，咬合論は複雑だといった意見が多く聞かれる．

　本書は，「臨床に役立つ咬合学の変遷」と題して，月刊「歯科技工」に2003年1月から12月まで連載した原稿を元に，加筆修正を加えたものである．書籍化にあたっては，多岐にわたる咬合学のさまざまな側面を，初学者でも簡単に理解できることを旨とした．連載では理論的な解説が中心であったため，臨床編を新たに加えた．

　「理論編」として掲げた前半7章においては，時代とともに変遷してきた咬合学を，歯科臨床あるいは歯学研究の発展を交えながら整理し，概観し，創世記の咬合学から現代の咬合学までをわかりやすく解説した．また，咬合と顎関節症との関係やエビデンスベースドメディシン（EBM）の考え方からみた咬合についても触れた．

　このように整理して咬合学を概観すると，「わかりにくい」などといわれる咬合学のさまざまな面が体系的に理解できるはずである．また，何かよそ事のように思えていたEBMも，身近な存在に感じるのではないだろうか．

　本書の後半は，「臨床編」として，咬合にまつわる臨床術式のファンダメンタルについて解説した．前半の「理論編」と併せ読んでいただくことで，咬合学の論理的背景と臨床の実際的側面の両面を理解することができることと思う．

　本書が，咬合学を再度，整理してみようと思う臨床医，およびこれから臨床に旅立つ初学者の両者にとって，道標となれば幸いである．

2005年2月

古谷野　潔

（九州大学大学院 歯学研究院 口腔機能修復学講座 インプラント・義歯補綴学）

補綴臨床 PRACTICE IN PROSTHODONTICS Practice Selection

入門 咬合学

CONTENTS

理論編

8 ― 第1章 咬合論の創成期から現代までの咬合学の変遷
1. 咬合学の創成期
2. 全部床義歯の咬合学
3. 有歯顎の咬合論（ナソロジーの提唱，発展）
4. 下顎運動計測の時代
5. 咬合と顎関節症に関する考え方の変遷
6. ナソロジー以後の咬合論

16 ― 第2章 下顎運動の研究と咬合器の発展
1. 下顎運動論と咬合器
2. 咬合器の種類と役割
3. 下顎運動計測の進歩と咬合器
4. フェイスボウの登場
5. 側方顆路調節性咬合器，そして全調節性咬合器の出現
6. スチュアート咬合器以後の咬合器
7. 咬合器の分類
8. フェイスボウ

26 ― 第3章 全部床義歯の咬合
1. ギージーの軸学説と咬合小面学説
2. ハノウH型咬合器
3. ハノウの咬合の五辺形
4. リンガライズドオクルージョン──ペイン法
5. リンガライズドオクルージョン──パウンド法
6. リンガライズドオクルージョン──その他の考え方
7. 無咬頭人工歯を用いた咬合様式

38 ― 第4章 有歯顎の咬合理論の展開
1. ナソロジーの出現
2. ナソロジー（Gnathology）とは？
3. ヒンジアキシス理論
4. 中心位
5. バランスドオクルージョン
6. ナソロジーを支える理論の変遷
7. バランスドオクルージョンから犬歯誘導へ
8. グループファンクションとその後の変遷
9. 中心位の変遷

50 ― 第5章 咬合と顎関節症，EBM
1. 顎関節症とは
2. 顎関節症の概念の変遷
3. 単一病因説から多因子説へ
4. 科学的な研究を探る
5. EBMとは？
6. 咬合と顎関節症に関する研究

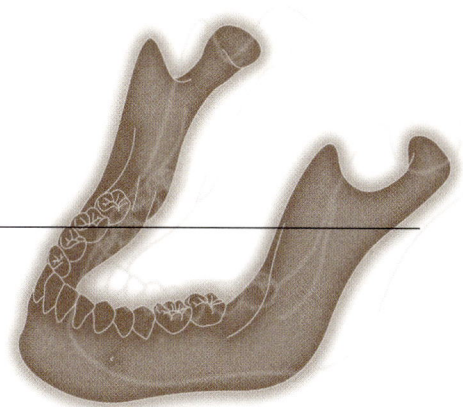

62 ……… 第6章 咬合と力の問題
- 1 ブラキシズムの定義
- 2 ブラキシズムの発生頻度
- 3 ブラキシズムと顎関節症症状，頭痛
- 4 ブラキシズムと咬耗
- 5 Dental Compression Syndrome
- 6 ブラキシズムの診断
- 7 ブラキシズムの治療
- 8 ブラキサーに与える咬合
- 9 その他の力の問題

72 ……… 第7章 咬合論の発展
- 1 近年の咬合論の変遷
- 2 EBMと咬合論の発展
- 3 咬合の検査
- 4 補綴装置に与えるべき咬合
- 5 顎関節症症状がある場合の咬合
- 6 インプラントの咬合

臨床編

82 ……… 第1章 顎機能の検査

90 ……… 第2章 咬合の検査

101 ……… 第3章 診断用模型の作製

105 ……… 第4章 中心位記録とフェイスボウトランスファー

112 ……… 第5章 プロビジョナルレストレーション

119 ……… 第6章 オクルーザルスプリント

Topics

37 ……… アイヒナーの分類と宮地の咬合三角
61 ……… 下顎運動と筋との関係

124 ……… 参考文献
130 ……… さくいん

※本文中の，「目で見る咬合の基礎知識」は，「古谷野 潔，矢谷博文編：歯科技工別冊／目で見る咬合の基礎知識．2002」の略

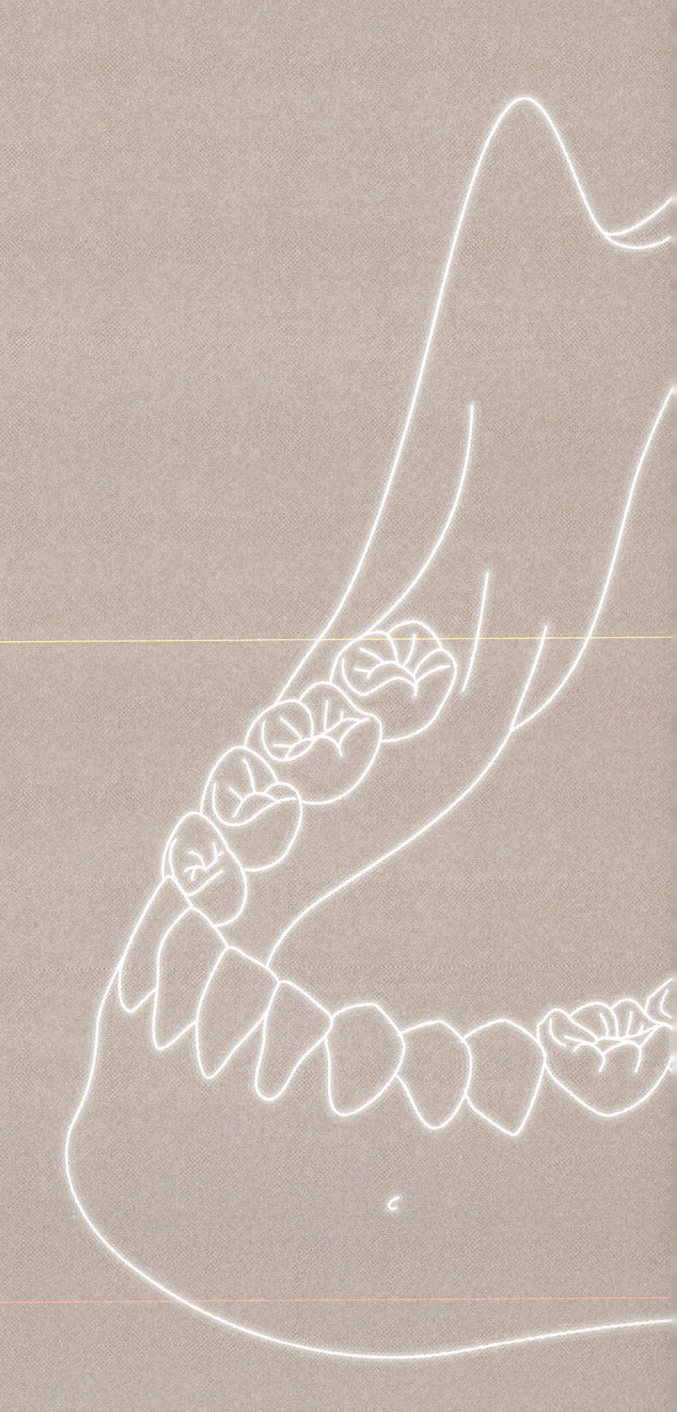

理論編

第1章 咬合論の創成期から現代までの咬合学の変遷
第2章 下顎運動の研究と咬合器の発展
第3章 全部床義歯の咬合
第4章 有歯顎の咬合理論の展開
第5章 咬合と顎関節症,EBM
第6章 咬合と力の問題
第7章 咬合論の発展

第1章

咬合論の創成期から現代までの咬合学の変遷

咬合は古くから取り扱われてきたテーマである．これまでに数多くの研究者が，診断や治療に適用できるような咬合論を求め，決定しようとしてきた．この論争は今日もなお続いており，咬合に携わるものとして，この歴史とそれに関するおもな問題点をよく知っておく必要がある．

まず本章では，咬合学の創世期から現代に至るまでの咬合論の全体的な流れを概観することとする．

1 咬合学の創成期

咬合学，咬合論に関する研究がさかんに発表され始めたのは19世紀後半である．このころは解剖学的な所見から咬合が論じられ，今日のどの補綴学の教科書にも記載されている，ボンウィル三角，バルクウィル角，スピーの彎曲（**図1**）などの研究成果がこの時期に報告された．

これより以前の咬合についての考えを知る資料としては咬合器がある．

すなわち，1805年に世界最初の咬合器であるガリオ咬合器（**図2**）が発表されている．これは，下顎を開閉させるだけのいわゆる蝶番型咬合器であった．

その後，下顎の機能と解剖を再現するため，1859年に数学者であり歯科医でもあるBonwillによって顆頭部が前方に運動する「顆路型咬合器」（**図2**）が発表され，同時に今日でいう「フルバランスドオクルージョン」のもととなる「3点接触理論」が発表されている．

このように咬合学は，咬合器という道具の開発とともにスタートしたといえ，この後も咬合学は，補綴治療という実践的なニーズを満たすために発展し，その成果は咬合器という形で表されていった．

したがって，初期から1955年の「スチュアート咬合器」（**図3**）に至る咬合器の発展の過程においては，その時々の咬合論が咬合器に具現化されており，咬合器の機構を理解することでその背景にある咬合論が理解できる．

このことはその後に開発された咬合器についても同様である．

第1章 咬合論の創成期から現代までの咬合学の変遷

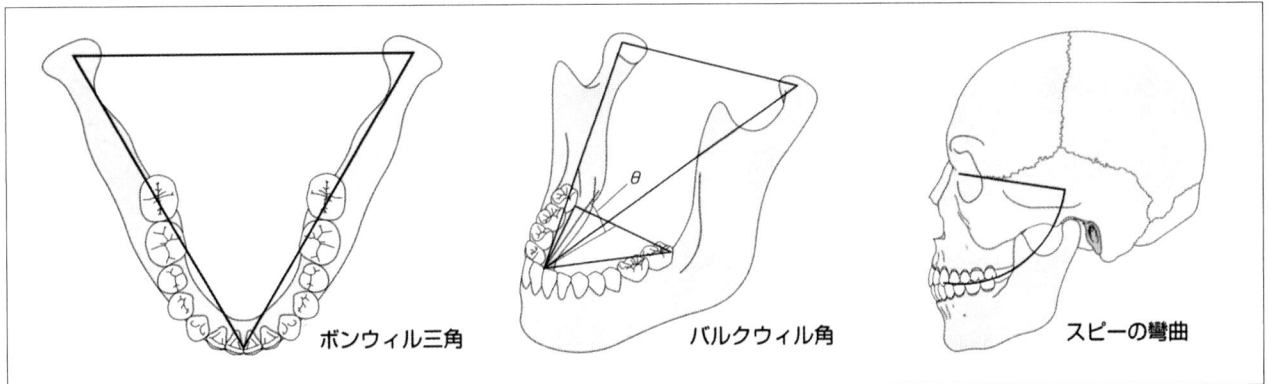

図1 ボンウィル三角（Bonwill，1858）とは，切歯点と左右の下顎頭上面の中央部頂点を結んだ線で形成される1辺4インチの三角形のことである．バルクウィル角（Balkwill，1866）は，ボンウィル三角と咬合面のなす角のことを指し，その値は23〜30°，平均26°である．平均値咬合器は，一般的な解剖学的要素として，このボンウィル三角とバルクウィル角を基準にしている．一方，スピーの彎曲（Spee，1890）とは，下顎第一小臼歯から最後臼歯の頬側咬頭頂を連ねた線を矢状面に投影した際に得られるカーブのことであるが，いずれも補綴学用語として広く用いられている（目で見る咬合の基礎知識．206，111より）

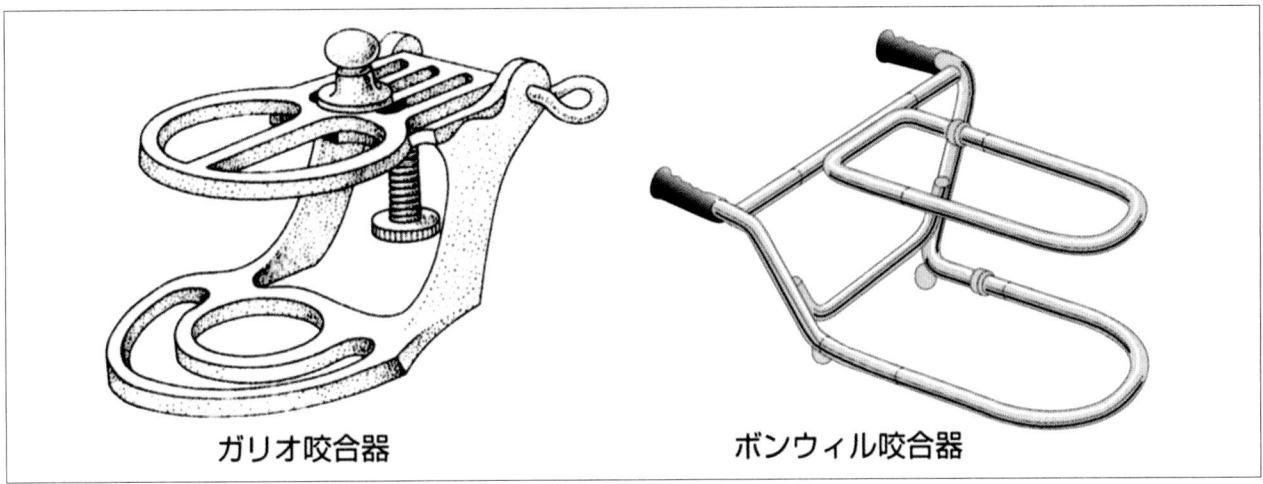

図2 ガリオ咬合器とボンウィルの咬合器
　ガリオ咬合器（Gariot，1805）は最初の金属製咬合器であるが，蝶番運動のみを行うことができる．一方，ボンウィル咬合器（Bonwill，1887）は，蝶番運動のほかにコンダイルの水平移動を可能にした最初の機能的咬合器である

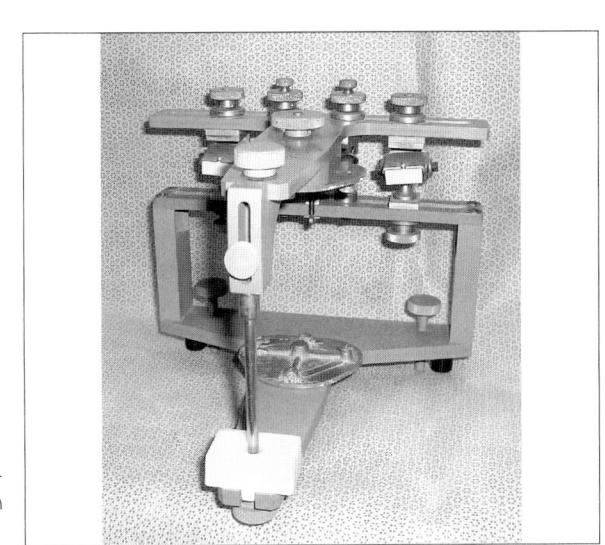

図3 スチュアート咬合器（第4章参照）
　ナソロジーの創始者の一人であるStuartによって1955年に開発された全調節性咬合器．現存する咬合器のなかで最高の再現精度をもっているといわれている

2　全部床義歯の咬合論

　咬合学が補綴治療という実践的なニーズからスタートしたことは前述のとおりであるが，19世紀前半の歯科臨床を想像すると，現在行われているようなエアタービンによる歯の切削はもちろん，鋳造冠，レジン床などの作製技術もなかった．すなわち，このころの歯科医療は，悪い歯を次々に抜歯し，必要に応じ義歯を装着することが主だったと思われる．そのなかでも全部床義歯が技術的にも理論的にも最も困難であるため，このころの咬合論は，もっぱら全部床義歯をターゲットとしていた．つまり，咬合学は「全部床義歯の咬合論」から始まったともいえる．

　この「咬合論」は，上述の形態的な指標を論じた解剖学的研究を基本とする「解剖学的咬合論」から始まった．そして，下顎運動と咀嚼時の全部床義歯の安定を考慮に入れた「機能的咬合論」に進み，フルバランスドオクルージョンと歯槽頂間線法則を基礎とする「ギージーの総義歯学」(**図4**)に集約され，全部床義歯の咬合論は一つの頂点を迎える[1]．

　一方，工学技術者であるHanauは，口腔粘膜の圧縮性による義歯の沈下をも考慮に入れて義歯の咬合平衡を考えるべきであるとし，1926年に独自の咬合論である「ハノウの咬合の五辺形」(**図5**)を提唱した[2]．

　Hanauはまた，1921年にハノウH型咬合器を開発した．この咬合器は，デンタータス咬合器（第3章参照）などにも影響を与えるなど，今日まで有床義歯用の咬合器のスタンダードとしての地位を確保し続けている．全部床義歯の咬合論はこの二人で一応の頂点を迎え，その基本的術式は現在に至るまで影響を保ち続けている．

　その後，1941年にPayneにより「両側性平衡咬合のリンガライズドオクルージョン」[3]（第3章参照）が，1942年にHardyにより「無咬頭歯の応用」（第3章参照）[4]が，1970年にはPound[5]により「片側性平衡咬合のリンガライズドオクルージョン」（第3章参照）が提唱されるなど(**図6**)，いくつもの全部床義歯の咬合論が提唱された．しかし，現在もそれらの優劣について，臨床家，研究者間でコンセンサスが得られていない．

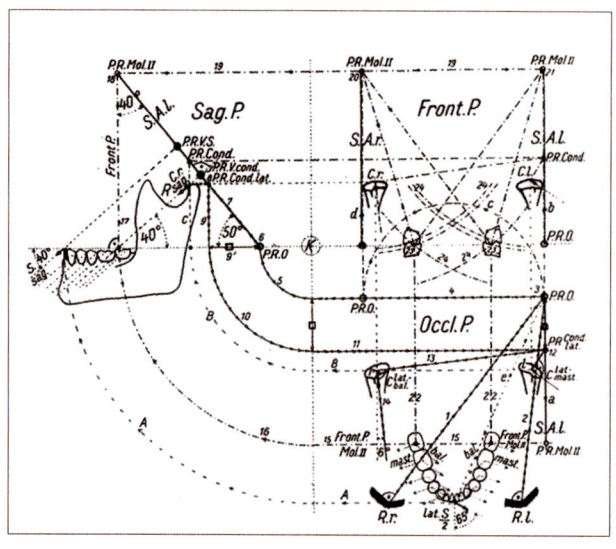

図4　ギージーの軸学説[1]とは，1929年Gysiによって発表された下顎運動に関する学説．下顎運動を軸を中心とした回転運動として解析し，前方，後方，側方の3方向の軸位や傾斜と人工歯咬合面の排列や形態との関係を明らかにした

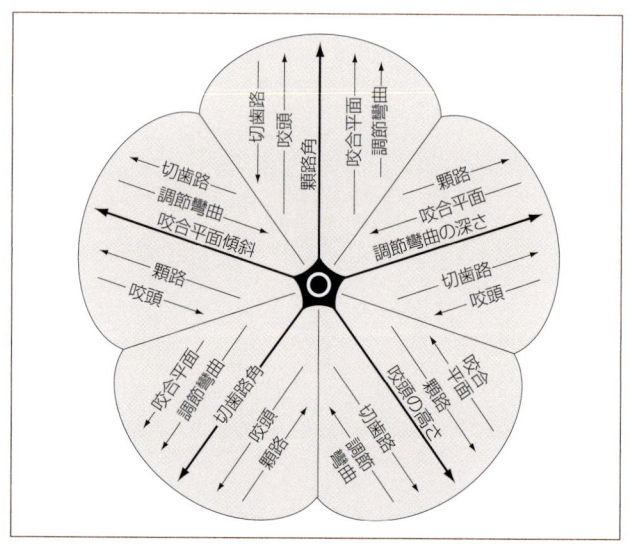

図5　ハノウクイント（ハノウの咬合の五辺形）[3]
　1926年，Hanauが発表した全部床義歯に関する総合的下顎運動理論．次の五つの要素が一定の法則のもとに関連しあうとき義歯は調和のとれた機能を営むと考えられている．①顆路の傾斜，②咬合平面の傾斜，③切歯路の傾斜，④咬頭の高さ，⑤調節彎曲の程度（目で見る咬合の基礎知識．179より）

3 有歯顎の咬合論（ナソロジーの提唱，発展）

1917年にロストワックス法によるキャストクラウンの鋳造が報告され，クラウンの咬合面形態が任意に作製できるようになった．その後キャストクラウンが普及し，保存治療も発展すると，歯科治療の最前線は全部床義歯から有歯顎のクラウン・ブリッジによる治療へと移り，有歯顎の全顎的補綴治療の際の咬合へと興味の対象が移った．

1926年ナソロジカルソサイエティーを設立したMcCollumらは，全部床義歯に用いたギージーの描記装置に改良を加えて，有歯顎の顎運動描記装置「ナソグラフ」（1929）および全調節性咬合器「ナソスコープ」（1930）を開発した（**図7**）．これに先立って，McCollum[6]は生体に「ヒンジアキシス」（**図8**）があり，これが一定の顆路上を滑走するものと考え，咬合器による顎運動の機械的再現を試みようとしていた．ターミナルヒンジムーブメントが可能な下顎位，すなわち関節窩内で下顎頭が最後退した位置を「中心位」とし，この位置からすべての顎運動が始まり終止するとして，中心位に咬頭嵌合位を設定すべきであると主張したのである．

その後，ヒトの下顎運動の研究から，患者の下顎運動の再現性を追求した咬合器を開発するという流れは，1955年のスチュアート咬合器（**図3**）（第4章参照）で頂点を迎えた．以後，スチュアート咬合器以上に複雑で調節性の高い咬合器は開発されていない．

McCollumは中心位と咬頭嵌合位を一致させること

表　全部床義歯の咬合論の発展

解剖学的咬合論	ボンウィル三角，バルクウィル角，スピーの彎曲
機能的咬合論	下顎運動と咀嚼時の義歯の安定 ゴシックアーチ，クリステンセン現象
ギージー，ハノウの咬合論	軸学説，フルバランス，歯槽頂間線法則 ハノウクイント

とに加え，有歯顎においても両側性平衡咬合を与えるべきとも主張したが，この理論に基づいて行った治療がうまくいかないケースが多くみられたことなどから，1958年にD'Amicoが提唱したいわゆる犬歯誘導咬合[7]へと変化した．その後1963年にはSchuyler[8]が「ロングセントリック」（**図9**）の概念を有歯顎に導入し，「パンキーマン・スカイラーシステム」という臨床術式が確立された．また，Dawsonによる「フリーダムインセントリック」[9]，Brillらによる「タッピング運動によって求められる筋肉位」[10]など，新しい咬合論が認められるようになった．

4 下顎運動計測の時代

補綴装置は口腔内ではなく歯科技工室で作製される．患者の顎口腔がない場所で間接的に作製した補綴装置を，生体の機能と調和し，よりよい咀嚼が可能なものとするためには，患者の下顎運動を再現する必要がある．そのためには，ヒトの下顎運動について十分に理解しなければならない．

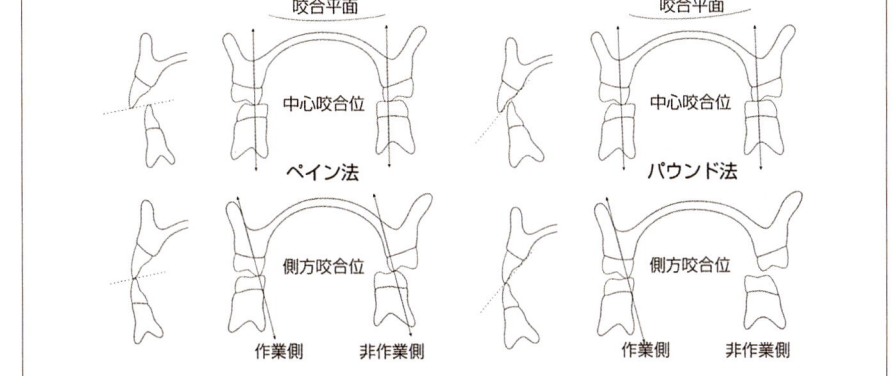

図6　ペイン法は両側性平衡咬合を与える舌側化咬合であり，パウンド法は片側性平衡のみを与える舌側化咬合である．どちらも広く普及している（目で見る咬合の基礎知識．107より）

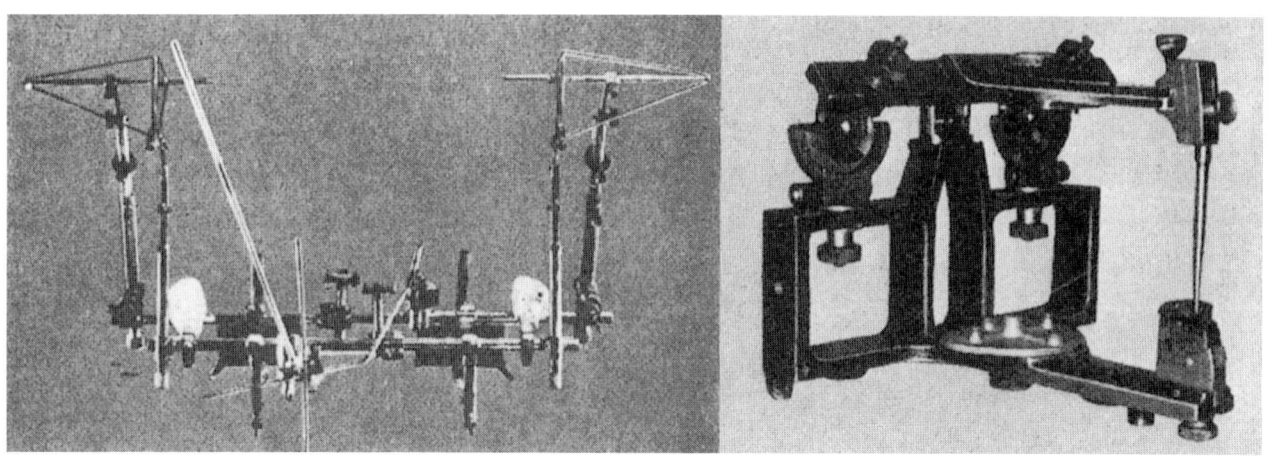

図7 McCollumが開発した下顎運動描記装置ナソグラフ（左）と全調節性咬合器ナソスコープ（右）．これを原型として，ナソロジー学派の人々は，精度の高いスチュワート咬合器(**図3**)や，ギシェーのパントグラフなどのナソロジカルインスツルメントを開発した

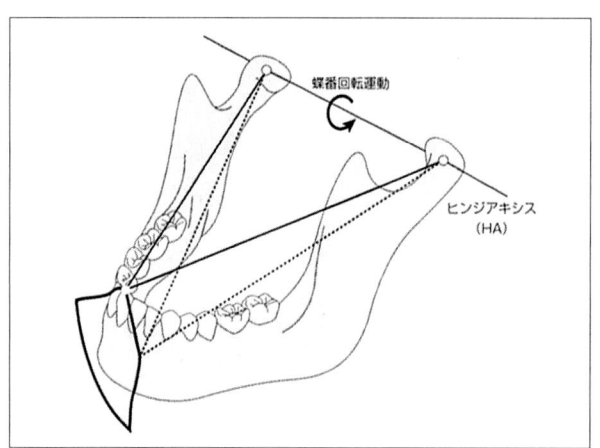

図8 ヒンジアキシスは左右側の下顎頭が滑走運動を伴わないで純粋に回転したときに，その回転中心となる軸とされている[11]．この軸を咬合器の回転軸に一致させることにより，咬合器上に開閉運動が再現され，この範囲内で咬合高径を変化させても下顎は常に中心位にある．（目で見る咬合の基礎知識．168より）

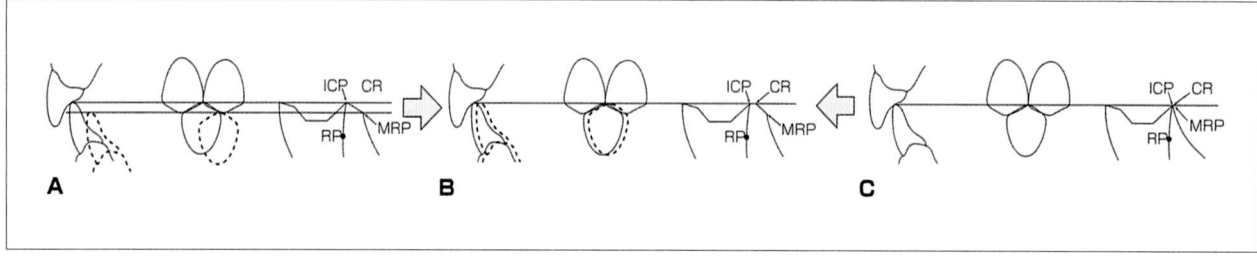

図9 Schuylerは，McCollumが唱えたポイントセントリックに対してロングセントリックを提唱した．図に代表的な三つのセントリックオクルージョンを示す．A：スライドインセントリックオクルージョン．最後退位（または中心位）と咬頭嵌合位の二つの下顎位に咬合高径の差があり，上顎臼歯の近心傾斜面と下顎臼歯の遠心傾斜面との間（MUDL）で滑走が生ずる．B：ロングセントリックオクルージョン．C：ポイントセントリックオクルージョン．中心位（または最後退位）と咬頭嵌合位と二つの下顎位が一致する（目で見る咬合の基礎知識．219より）

こうした理由から，咬合学の分野では古くから下顎運動の計測が行われてきた．

ヒトの下顎運動を初めて実際に測定したのはLuce（1889）[12]である．Luceは生体の下顎運動計測の重要性を指摘し，写真法を用いて最初の科学的下顎運動計測を行った．その後，Walker[13]が，頭部に固定した「クリノメーター」（**図10**）で下顎運動を測定し，矢状顆路の測定値を咬合器に初めてトランスファーした．

またこの年，Ulrich（1896）[14]が，精度はともか

くとして，現在重要視されているポッセルト図形，ヒンジアキシス，ベネット運動などを，写真法(**図11**)を用いた下顎運動計測によって報告した．

このようにこの時期，今日の咬合論の基礎となるさまざまな知見が下顎運動計測によりもたらされ，下顎運動への知識も深まり，より正確な下顎運動再現機構へ向けて咬合器は進歩してきた．そして，下顎運動計測法はパントグラフ法へと発展していった．

やがて20世紀後半になると，電子技術とコンピュータの発達により，下顎運動を三次元的で動的，経時的にとらえられる画期的な下顎運動計測装置が登場し，新しい時代へと入った．

まず1967年にMessermanら[15]が，「Photo-optical transducer」を用いた下顎運動の「三次元6自由度計測装置」(**図12**)を開発した．この装置は，下顎頭をも含む下顎における任意の点の三次元運動の計測を可能にしたもので，近年の下顎運動研究の端緒となるものである．滑走運動ばかりでなく咀嚼運動や開閉運動をも再現可能な「レプリケーター」と呼ばれる下顎運動再現装置を備えていた．

この後，エレクトロニクスを利用した下顎運動計測装置は，パントグラフのように咬合器への再現を目指すものと，下顎運動の検査，診断，あるいは研究に用いるものとの2種に分かれた．

顎機能の解析のための初期の下顎運動計測装置には，1975年にJankelsonが開発した「マンディブラーキネジオグラフ」(**図13**)，1976年にLewinが開発した「エレクトロナソグラフ」などがあり，磁場の変化を応用することで切歯部の三次元運動を計測したデータをもとに，さまざまな検査，診断が行われるようになった．

このころからわが国でもコンピュータを利用した下顎運動の研究が盛んに行われるようになり，1980年代には「下顎運動機能とEMG研究会」が発足し，また新潟大学[16]，徳島大学[17]九州大学[18]と相次いで，「6自由度下顎運動計測装置」が開発された．

現在，測定した顎運動から機能検査を行う機器として，「MM-J2」「ナソヘキサグラフ」「トライ

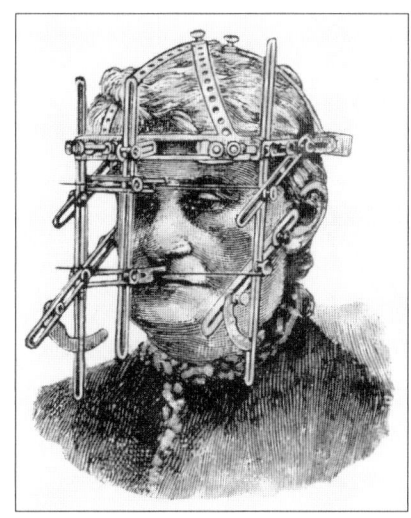

図10 Walkerのクリノメーター（石原寿郎ほか：下顎運動と咬合器―その研究の夜明けと現在への系譜―．日本歯科評論社，1975, 29．より）

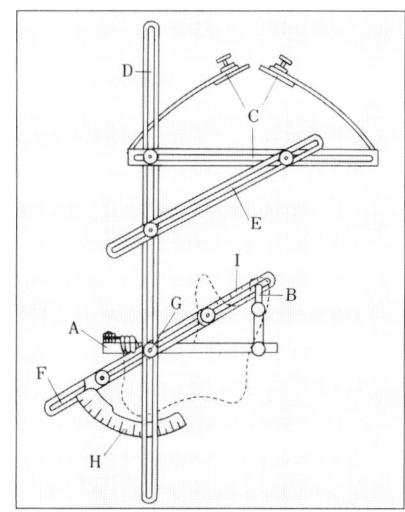

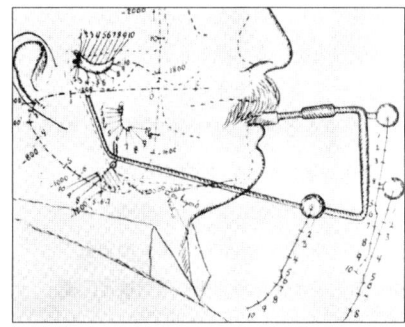

図11 Ulrichの下顎運動計測装置
フェイスボウの曲線軌跡を写真撮影し，下顎上の各点の運動経路と時間的対応関係を検討している．（石原寿郎ほか：下顎運動と咬合器―その研究の夜明けと現在への系譜―．日本歯科評論社，1975, 29より）

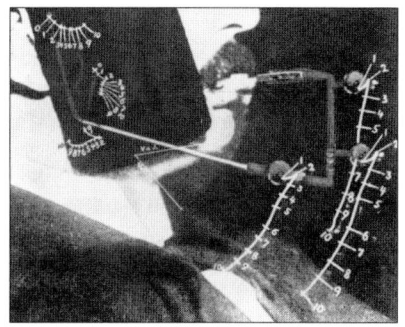

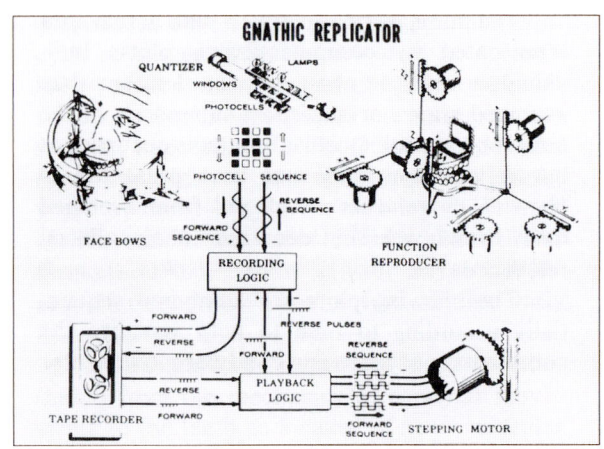

図12 Messermanの三次元6自由度下顎運動計測装置
　この装置は上下顎のそれぞれのフェイスボウに一種のセンサーによって下顎運動を測定し，データをレプリケーターと呼ばれる運動再現装置に出力できる．顆頭の三次元運動をも含む下顎上の任意の点の三次元運動が計測可能である．レプリケーターを咬合器としてみると，滑走運動ばかりでなく咀嚼運動や開閉運動をも再現可能な特殊なものである．(Lundeen, H.C., Gibbs, C.H.: Advances in occlusion, PSG Inc, 1982, 4. より)

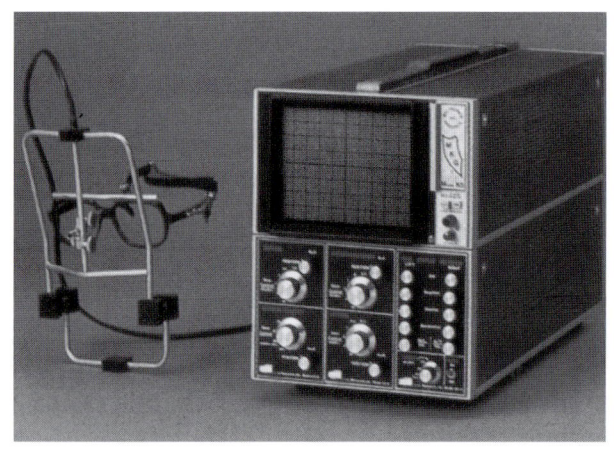

図13 マンディブラーキネジオグラフ（初期のMKG K-2の改良型K-5R）．
　下顎に取りつけたマグネットの磁場の変化を運動としてとらえる．MKGが開発された後，サフォンビジトレーナー，シロナソグラフなどがこれに続いて開発された

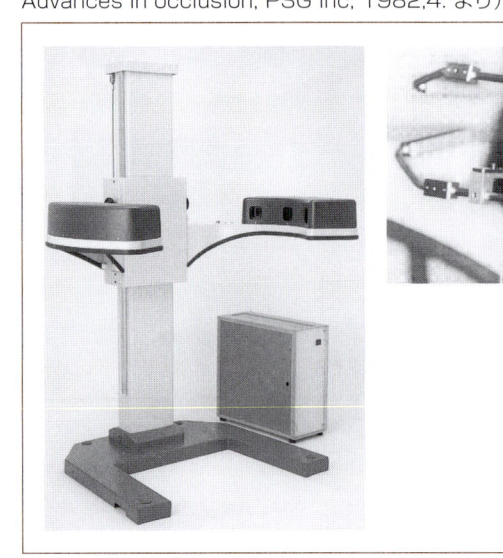
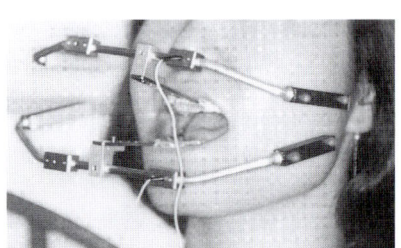
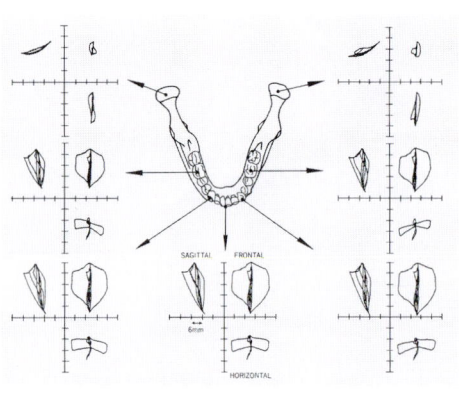

図14 トライメット
　上下顎に固定したフェイスボウにはそれぞれ4個ずつ発光ダイオードが設置されている．左右各3台ずつの高分解能一次元CCDカメラを用いて，すべての発光ダイオードの三次元座標を同時測定することで，上下顎間の相対位置を推定できる．データ処理と表示はパーソナルコンピュータを用い，付属の分析ソフトウエアにてリアルタイムでの分析ができる．トライメットの測定エリアは80×80×20mm，分解能は0.03-0.2mmである（東京歯材社提供）

メット」（図14）などの「6自由度顎運動計測装置」が市販され，各大学はもちろん一部開業臨床医の診療室にも普及している．

5　咬合と顎関節症に関する考え方の変遷

　下顎運動の計測は，顎関節症患者や不正咬合者の顎運動を解析することにも用いられ，顎口腔系の機能異常の原因として考えられる咬合異常を是正し，咀嚼系全体の機能的調和を回復することを目的とした咬合治療の概念が提唱された．

　まず1934年にCostenにより咬合と顎関節疾患の関連性を示唆する論文が発表され，それ以後，咬合論は顎関節症の概念と連携して語られてきた．

そしてナソロジー以後，顎関節症の治療として全顎補綴による咬合再構成が推奨されるようになり，1970年代までに，「下顎位（顆頭位）の偏位，咬合干渉などの咬合要因が顎関節症のおもな原因であり，これらを是正して咬合治療を行うことが顎関節症の第一の治療である」との考え方が普及した．

こうして咬合論は，ますます顎関節症と密接に論じられるようになったのである．

しかし，1970年代後半より，顎関節内障の概念の確立と下顎運動測定装置，関節内視鏡，MRIなど種々の検査機器の発達によって顎関節症の病態が徐々に明らかとなり，また効果的な治療法について臨床疫学に基づいた研究が数多くなされた．その結果，アメリカを中心に，顎関節症の病因としての咬合の役割を従来ほど重視しない考え方が広まった．

このあたりの経緯については，第5章で取り上げて詳しく記述しているが，興味のある読者は筆者らの論文[19～21]を参照していただきたい．

現在では，「顎関節症は多因子で発症するものであり，不可逆的な咬合治療をその治療法の第一選択とすることには問題がある」という考え方が，アメリカばかりでなく，日本の顎関節症を専門に取り扱う学会の公式見解となっている．

6 ナソロジー以後の咬合論

さまざまな咬合に関する研究を背景として，ヒトの解剖を基準とした「解剖学的咬合論」，下顎運動を咬合器に再現するための「機械的（幾何学的）咬合論」，歯列，顎関節，咀嚼筋に調和した「生理学的咬合論」などが発展してきた．これら咬合論の発展は，治療技術や歯科材料，各種検査機器の発達によるところが大きく，「顎関節症」という齲蝕，歯周病に次ぐ第三の疾患とも密接に関連して咬合が論じられてきた．

そのなかで，全部床義歯の咬合論は，その後「リンガライズドオクルージョン」なども登場したが，Gysi[1]，Hanau[2]で一応の頂点に達し，以後は長いプラトー状態にあるといっても過言ではない．

一方，有歯顎の咬合論は，ナソロジーにより一応の完成をみた後も，「Slavicekによる順次誘導咬合」などに至るまで数多くの咬合論が提唱されている．これらの変遷はいずれもナソロジーを軸になされてきたものであるが，なかでも最大のものは中心位の概念の変遷（第4章参照）であろう．McCollumによる「下顎頭は下顎窩内において最後退位にある」という定義から，後上方位，最上方位，そして最前上方位へと変遷し，1994年以後の『アメリカ歯科補綴用語集』では歴史上の七つの定義が併記されるに至っている．ナソロジー，中心位の定義については第4章で詳しく解説する．

現在，歯科医療にも"Evidence-Based Medicine（EBM）"の考え方が取り入れられ，科学的エビデンスに基づく咬合論の提唱が求められる時代となった．顎関節症に関連して咬合論を論ずる場合にも，こうしたことは十分に考慮されなければならない（第5章参照）．

また，近年インプラントが急激に普及してきている．インプラントは骨と直接接するので，生理的動揺を有する天然歯と異なり，ほとんど動揺せず，また，インプラント周囲には天然歯の歯根膜に存在する自己受容器もない．したがって，インプラント歯列あるいはインプラントと天然歯が混在した歯列，さらにはインプラント・天然歯・義歯が混在した歯列では，従来の咬合論にかわる新しい考え方が必要といわれている．しかし，これらについても現在までに十分なエビデンスに基づくものはなく，今後の研究が熱望される（第7章参照）．

本章では，咬合論の創世記から，全部床義歯の咬合論，有歯顎の咬合論としてナソロジーとその後の咬合論までを足早に振り返った．ここまでの咬合論の変遷の軸になっているのは，歯科医療の発展とその時々のニーズ，そして下顎運動研究と咬合器の開発であったことをもう一度強調しておきたい．こうしたことを踏まえて咬合論の変遷を理解することによって，読者が咬合論を実践するときの指標が得られるものと思う．また，今後の咬合論の発展の方向を考えるヒントにもなるだろう．

第2章

下顎運動の研究と咬合器の発展

1　下顎運動論と咬合器

　補綴学的咬合論には種々の考え方があり，また変遷してきたが，そのなかで変わらず一貫していわれ続けてきたのが，「新しく作りあげていく咬合は，顎関節や筋の機能を障害せず，これらと調和しなければならない」という基本原則である．

　補綴装置は口腔外で作製されるため，作製に際しては，常に顎関節や筋の機能をなんらかの形で取り出す必要がある．このために，咬合の研究においては，下顎運動の計測や筋電図記録が重要視されてきた．一方で，日常臨床ではチェックバイト法，チューイン法あるいはゴシックアーチ描記法やパントグラフ法などのグラフィック法が治療に使われている．

　われわれが補綴装置を作製する場合，記録した下顎運動を口腔外で再現する必要があり，このための道具が咬合器である．つまり，補綴学的咬合論は，下顎運動論と密接な関係にあり，下顎運動論と補綴臨床とは咬合器により結びつくのである．だからこそ，咬合理論があれば，その理論と密接に結びついた咬合器が存在するわけである．

2　咬合器の種類と役割

　現在使用されている咬合器は，下顎運動の再現性から次の三つに大別できる．
　①　上顎フレームと下顎フレーム間で，単純な蝶番開閉運動のみが可能な平線咬合器（蝶番咬合器）．
　②　顆路指導部と切歯指導部が生体に類似している解剖学的咬合器．
　③　その他の特殊な機構をもった咬合器．
　また，②の解剖学的咬合器は，「顆路型咬合器」とも呼ばれる．
　顆路型咬合器は，生体の顎関節の構造に類似した関節部の構造をもっており，これらはさらに「平均値咬合器」，「半調節性咬合器」，「全調節性咬合器」の3群に分類される．

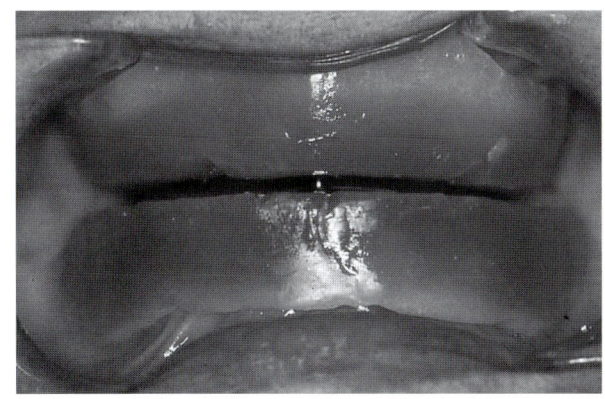
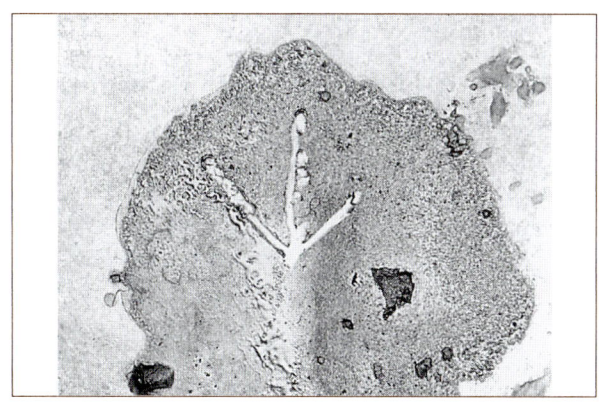

図1　ゴシックアーチ
　下顎の左右および前後限界運動時に，任意の点によって任意の水平面に描かれる運動路．運動路は矢尻様の形をなし，Gysiによって「ゴシックアーチ」と名づけられた．ゴシックアーチの矢尻の先端部を「アペックス」とよび，下顎が記録する水平面内での最後方位を示す．ゴシックアーチはゴシックアーチトレーサーによって描記されるが，主として総義歯の咬合採得時に水平的顎位を決定するために用いられる（目で見る咬合の基礎知識．65より）

　顆路型咬合器は，顆路と切歯路を調節することによって下顎運動を再現しようとするものである．その意味で，顆路型咬合器は下顎運動研究と密接に関係しているといえる．

　初期の咬合器は，平線咬合器に代表されるように簡単な蝶番運動ができるものであり，これは一つの下顎位が再現され，技工作業のために開閉ができればよいという単純な考えに沿っている．

　咬合器の目的は，第一に中心咬合位の再現，そして第二に偏心運動の再現の2点である．現在頻繁に用いられている平線咬合器の場合，第一の中心咬合位の再現という機能をもつにすぎず，なんらかの咬合論に沿って下顎運動を再現しようというものではない．

　しかし，これまで数百という咬合器が世に出ているなかで，この最も単純な型の咬合器が現在においても最も頻繁に使用されている．

　これは，平線咬合器が操作性のよいことにもよるが，臨床においては中心咬合位の再現が最も重要であることの証でもある．中心咬合位の確立があってはじめて側方運動，前方運動などの偏心運動を論ずることができるのである．したがって，いかに手の込んだことをやっても，中心咬合位があいまいであれば，意味をなさないのである．

　その後，下顎の機能と解剖を再現するため，顆頭部が前方に運動する顆路型咬合器が発表されたが，いずれも19世紀前半のことである．

3　下顎運動計測の進歩と咬合器

　初期の下顎運動の測定は，Luce[1]，Urlich[2]，Walker[3]によって行われた．下顎に光る点を取りつけて写真撮影を行う下顎運動の計測法は，コンピュータを用いた電気的計測法が行われるようになるまで，多くの人々によって基礎的研究に用いられてきた．

　こうした下顎運動の計測が行われていたころ，より臨床的なアプローチとして，口内法を用いて側方滑走運動をはじめて描記したのはHesse（1897）[4,5]である．

　Hesseはこの研究のなかで，「下顎が上顎に対してちょうど納まる決まった一つの位置があり，その位置はゴシックアーチ（**図1**）の頂点と一致し，そのとき顆頭も安定した位置にあるのだ」と述べている．

　これは中心位，中心咬合時の顆頭位あるいはゴシックアーチと中心位との関係に触れた最初の業績として高く評価されている．また，このときの描記装置の弾筆構造は，後の臨床での各種の顎運動描記装置へと受け継がれることになる．

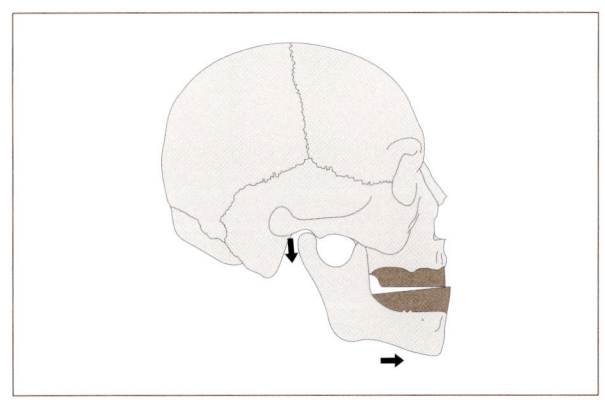

図2 クリステンセン現象
無歯顎患者に咬合面の平らな咬合堤を装着させ，偏心運動を行わせたときに，上下顎の咬合堤の臼歯部に三角形のすきまが現れる現象．矢状クリステンセン現象は前後的調節彎曲を与えることによって防止され，側方クリステンセン現象は側方調節彎曲を与えることによって防止される．（目で見る咬合の基礎知識．55より）

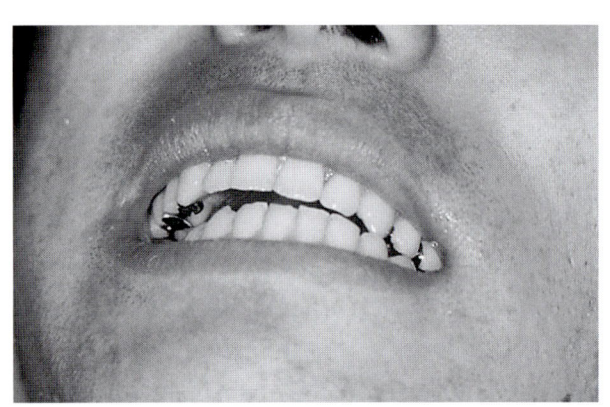
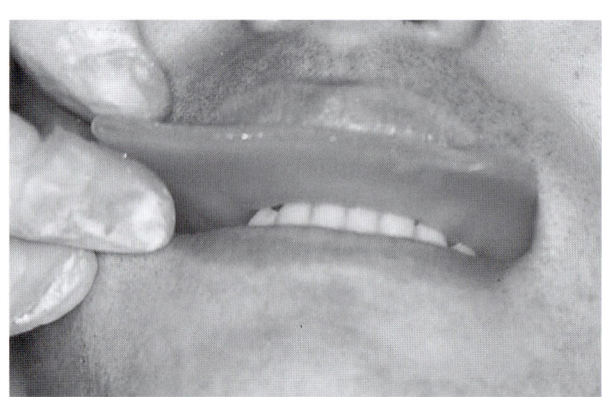
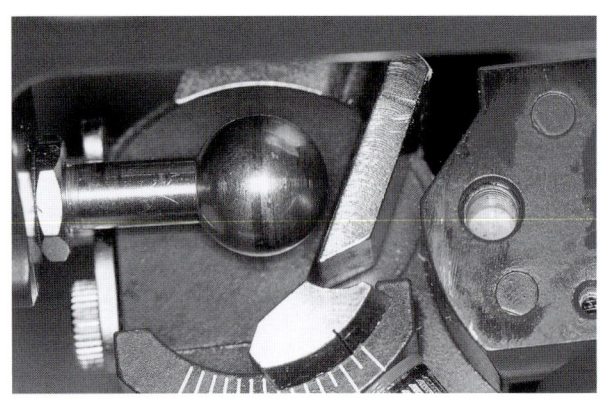
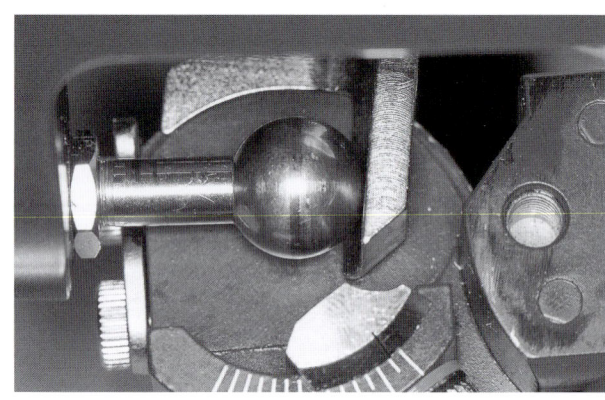

図3 チェックバイト法
下顎運動の測定法の一つ．Christensenによって1905年に開発された．生体の顆路の出発点とその顆路の任意の一点とを結んだ直線が各基準面となす傾斜度を計測する方法．得られた前方位，左右側方位でのチェックバイトを用いて半調節咬合器の調節を行う．二つの顎位間の角度を記録するため運動経路が直線でしか再現できず，計測された顆路傾斜度は実際の顆路傾斜度よりも小さいなどさほど正確ではない．しかし，簡便な術式であるため，広く臨床応用されている．図は左側方位のチェックバイトを採得し（図上段），咬合器の右顆頭球が側方顆路規制板に接触するまで顆路角を調整しているところである（図下段右）

　その後，1890年代にはクリステンセン現象（**図2**）で有名なChristensen[6]が，「咬合器上および口腔内であらゆる方向に運動を行わせると，咬合床上の石膏ブロックあるいはワックスは，上顎が凸，下顎が凹の彎曲を示すようになる」と述べている．

　これらはPetersonに取り上げられ，その後へ続くチューインテクニックの原点となるものであった．
　また彎曲は，SpeeからChristensen，そしてMonsonの球面説へとつながる流れの一端でもあった．
　Christensenはさらに，「クリステンセン現象」に

よる空隙を利用して顆路傾斜を測る「チェックバイト法」（図3）を考案し，1902年には最初の矢状顆路調節咬合器を作っている．

この「チェックバイト法」は，いまなお臨床で最も広く用いられているHanauの術式の端緒となるもので，咬合論の臨床における重要な業績と認められているものである．

4　フェイスボウの登場

こうして，今日の咬合論の基礎となるさまざまな知見が下顎運動計測によりもたらされ，下顎運動に対する知識が深まるとともに，より正確な下顎運動再現機構へ向けて咬合器は進歩した．しかし，咬合器がいくら下顎運動を正確に再現できようと，模型を生体と同じ位置関係で咬合器に装着しなければ，咬合面の下顎運動は正確には再現されない．この点で，1899年にSnowが発表した「フェイスボウ」[7]は特筆すべきものであった．

Snowのフェイスボウは，現在われわれが用いているHanauのフェイスボウなどとほぼ同様の構造をもっていた．今日用いられているほとんどの調節性顆路型咬合器がほぼ同様の構造のフェイスボウを備えているように，後に与えた影響も大きく，咬合に関する臨床上の一つの業績として認められている．Snowはまた，1907年に「ニューセンチュリー咬合器」という矢状顆路が変えられる咬合器をも発表した．アメリカではこの咬合器がかなり広く用いられた．

5　側方顆路調節性咬合器，そして全調節性咬合器の出現

20世紀はSnowの矢状顆路調節性咬合器とともに明け，側方顆路の調節機構をもった咬合器へと進展した．顎運動の記録法として今日でも広く用いられているゴシックアーチ法がGysiによって全部床義歯の製作に取り入れられたのも20世紀に入ってからである．

Gysiは，前歯部でゴシックアーチを弾筆で記録す

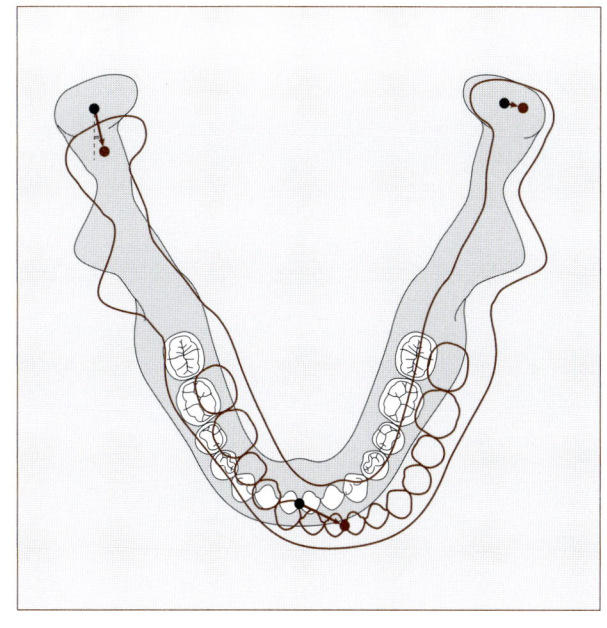

図4　ベネット運動
　非作業側の下顎頭は前下内方へ移動し，作業側の下顎頭は回転しながらわずかに外側へ移動する．これは「ベネット運動」と呼ばれ，非作業側顆路ではサイドシフトが生ずる

るのと同時に，顆頭の動き，すなわち矢状顆路を描き出して記録する方法，いわゆる口外描記装置を開発した．

1908年にはBennettが下顎運動計測を行い，顆頭の側方運動で興味ある経路を図示した．すなわち作業側の顆頭が外方へ移動する現象を記録したのである（図4）．のちに「ベネット運動」，「サイドシフト」と呼ばれる臨床上きわめて重要な運動を記録したのである．

このころよりGysiも，顆頭における側方運動時の運動の重要性を強調することになる．20世紀に入ってからの四半世紀は，この側方顆路の再現に多くの学者が力を注いだのである．しかし，当時の興味の対象はもっぱら全部床義歯の咬合論であった．全部床義歯は粘膜の上に乗った義歯であり，機能時には粘膜上で動揺するため，下顎運動の再現に少々の誤差があっても臨床的には問題がない．このため運動の再現にあたっては，小さな動きをする作業側の運動よりも，特に動きの大きい平衡側の顆頭運動の再現がその努力目標であった．

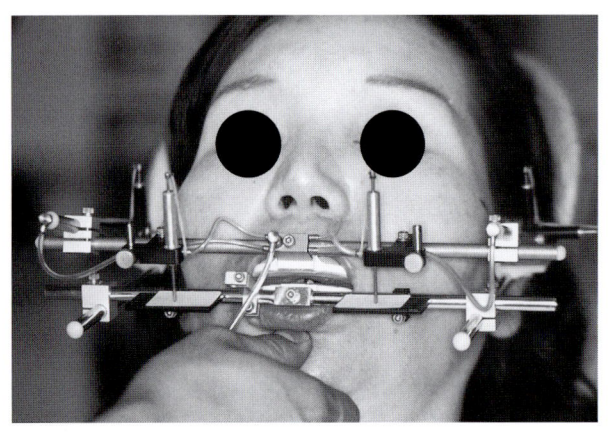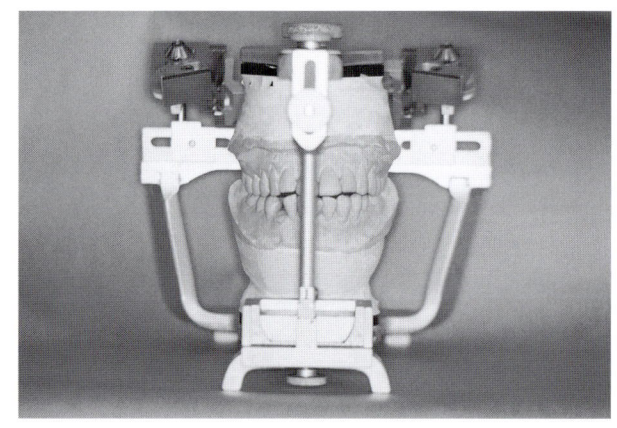

図5 ニューマチック・パントグラフとデナーD5A咬合器
　Guichetによって開発された弾筆構造をもつニューマチック・パントグラフと全調節性のデナーD5A咬合器．D5Aは1974年に発表されたもので，D4Aの改良型である．D4Aはナソロジカルインスツルメントとして初めてマッカラム型の2軸機構から1軸機構を取り入れ，大臼歯咬合面に影響を与えるイミディエート・サイドシフトを容易に再現できるようにした画期的な咬合器である

　このような，作業側顆頭運動の再現はできないが平衡側顆路を主として再現する咬合器を，一般に半調節性咬合器と呼んでいる．1920年代はこの半調節性咬合器が完成した時期である．

　1920年代にはモンソンの球面説や，ホールの円錐説，そしてギージーの軸学説と数多くの運動様式が発表された．したがって，その具体的な再現機構として多くの豪華な咬合器が登場してきた．しかし，現在ではほとんどの咬合器が姿を消してしまっている．Gysiが1927年ごろに作ったトゥルーバイト咬合器も，1964年前後に市場から姿を消したのである．

　一方，ハノウの咬合器は，顆頭間軸を開閉回転軸とし，これが一定経路を移動するという，ヒンジアキシスタイプの咬合器である．この型の咬合器は第二次世界大戦中にスウェーデンのBeyronのデンタータス咬合器へと発展して，現在そのシェアを二分しているといってもよいであろう．

　1920年代までに，さまざまな全部床義歯の咬合論に基づき開発された咬合器の後に，次の時代へとつながる下顎運動理論，すなわちヒンジアキシス理論（第4章参照）を発表したのがMcCollumである．有歯顎の咬合再建に取り組んだMcCollumは，粘膜上に乗った，いわば遊びのある全部床義歯と異なり，有歯顎の歯周組織の負担過重や顎機能の障害を招かないよう，高精度の下顎運動の記録と再現を試みた．彼はナソグラフと呼ばれる高精度の下顎運動描記装置，すなわちパントグラフを1929年に開発し，平衡側のみならず作業側顆頭運動の再現ができる調節機構を備えたいわゆる全調節性咬合器・ナソスコープを1934年に開発し，臨床に応用した．

　このあと1955年に同じナソロジー学派のStuartがスチュアートインスツルメントを発表したが，これは最も調節性に優れた咬合器といわれ，1805年Gariotからスタートした咬合器の歴史上最高峰を仰ぐものとされている．

　しかし，有歯顎の咬合再建において，目標とされた咬合理論が，作製するのが困難なフルバランスオクルージョンから犬歯誘導咬合へと移り変わるにつれ，高度な調節性をもつ咬合器の必要性は小さくなった．このことは第4章で詳しく述べる．

6 スチュアート咬合器以後の咬合器

　スチュアートインスツルメント以後は，簡便性や操作性を追求した咬合器の改良と，コンピュータを用いた下顎運動計測装置の開発がなされ現在に至っている．

　Guichet[8]は，1965年にニューマチック・パントグラフ（**図5**）を発表した．

　このパントグラフは，圧縮空気を利用したスタイ

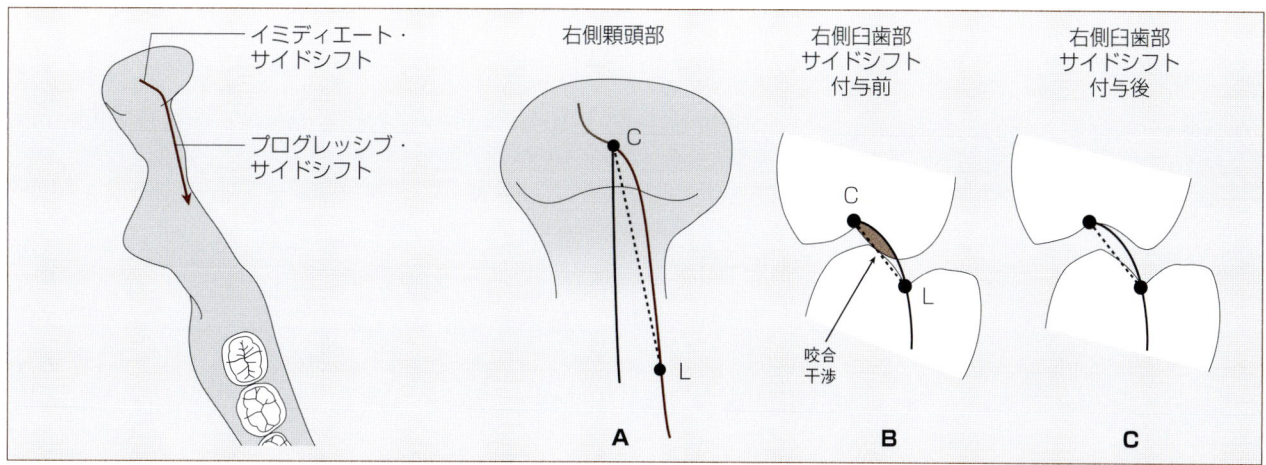

図6　イミディエート・サイドシフト
　サイドシフトとは，側方滑走運動時の非作業側下顎頭の内方への下顎の動きをいうが，早期に側方移動するイミディエート・サイドシフトが大きいと，作製する補綴装置の臼歯部咬合面に咬合干渉を生ずることがある．Guichetは，ベネット運動を含む側方顆路の再現にあたっては，まず真横にイミディエート・サイドシフトを与え，ついでプログレッシブ・サイドシフトを調節する考えを導入した．イミディエート・サイドシフト機構をもつ咬合器を側方チェックバイトによって調整した場合には，非作業側臼歯部に適切なクリアランスが生ずる
（目で見る咬合の基礎知識．44，120より）

　ラスの遠隔操作，さらなる軽量化，即時重合レジンを用いた短時間で作製できるクラッチなどの改良により，操作性が飛躍的に向上した．また彼は，1967年にベネット運動再現のためのイミディエート・サイドシフト機構を採用した全調節性咬合器，デナーD4A（図5）を開発した．

　イミディエート・サイドシフトの運動量はわずかであるが，この運動の影響が直接大臼歯部に現れるため，下顎運動が咬合面に与える要素のうちで特に重要視されている．

　Guichetは，この機構により咬合器の平衡側顆路を生体のそれよりも外側を通すことで，平衡側の咬頭干渉を避けることができるとした．この考えは，従来からの生体の下顎運動をとにかく正確に再現しようという考え方でなく，咬合器の顆路を生体とはすこし変えて，製作された補綴装置が顎機能を障害する危険性を未然に防ごうとするものである．

　1973年のLundeen[9]の報告によれば，イミディエート・サイドシフト（図6）は1.5mm以内で，これを除外すると，プログレッシブ・サイドシフトは7.5°の直線とみなすことができるので，イミディエート・サイドシフト量のみを計測し，咬合器に再現すればよいと唱えた．デナーマークII，ニューオクルーゾマチックなどはこのような考えに基づく機構を備えている．

　一方，1967年SwansonはTMJ咬合器を発表した．これはチューイン法による口内描記をもとに咬合器の関節窩の即時重合レジンに顆路を再現するもので，一応全調節性咬合器の範疇に入るものである．1969年にはLeeがパントグラフの描記針と描記板のかわりに，タービンでプラスチックブロックを削ることにより，運動を記録するシステムを開発した．このシステムでは，咬合器の顆路指導をこの記録をもとにタービンで削って製作する．また，記録した運動をコンピュータ表示するシステムも備えている．

　エレクトロニクスを利用した下顎運動計測装置は，前章で述べたように下顎運動の検査あるいは研究を目ざすものと，パントグラフのように咬合器への再現を目ざすものの2種に発展していく．デナー・パントロニックやサイバーホビーF3システムは，いずれも計測により咬合器調節のためのデータが算出され，それに基づき咬合器を調節するようになっている．

　咬合論とそれを臨床で実践する際に不可欠な咬合器の発展という視点から，咬合論の変遷を概観した．
　これまでに数多くのさまざまな咬合器が開発され

ているが，現在新たに発売されている咬合器は，使い勝手や周辺機器などを変えたものが多く，咬合器に関する考え方を根底から変えるような大きな転換はない．全調節性咬合器や複雑なシステムをもった咬合器などは，日々の臨床現場に定着せずに，平均値咬合器から半調節性咬合器を中心に使用されているのが現状のようである．

咬合器の選択にあたっては，上述したとおり，背景にある咬合論と設計理念を理解したうえで選択し用いることが重要である．

7 咬合器の分類

以上，咬合器の発展の歴史を概観した．日々の臨床においては使用目的に応じて咬合器を正しく選択するうえで，咬合器の分類と機構を理解しておくことが重要である．以下に咬合器の分類を整理する（**表1**）．

1．解剖学的咬合器

生体の構造に解剖学的に類似させたもので，顆路型咬合器とも呼ばれる．下顎運動を，顆路と切歯路を調節することによって再現しようとするものである．

解剖学的咬合器のほとんどは，生体と類似した大きさをもつが，これにより咬合器の関節部と歯の距離が生体と同等に保たれ，実際の下顎運動と近似させることが可能となる．解剖学的咬合器は，調節機構が下顎限界運動をいかに厳密に再現できるかによって分類されている（**表2**）．

① 全調節性咬合器

前方顆路と作業側，非作業側の側方顆路の調節機構をもち，かつそれぞれの顆路を生体と同じ曲線によって再現できる咬合器．顆頭間距離を調節できるタイプもある．

患者の下顎限界運動に従って調節することができるが，中心位は実測法により求められ，パントグラフなどで下顎運動の測定が行われる．

顎運動再現の正確性は，術者の配慮と技術，咬合器および記録装置固有の誤差によって決定される．全調節性咬合器とはいえ，下顎骨がわずかにしなることや，顎関節は剛体でないことなどから生ずる誤差には左右される．

一般的な治療で全調節性咬合器が必要となることはあまりないが，治療が複雑になると全調節性咬合器が非常に有用な場合がある．たとえば，すべての後方歯群の同時修復を予定している場合や，特異的な下顎運動パターンを有する口腔で歯列全体を修復する必要がある場合などである．

② 半調節性咬合器

前方顆路と非作業側の側方顆路の調節機構をもち，かつそれぞれの顆路を直線によって再現できる咬合器．

全調節性咬合器では顆路の再現が生体と同じように曲線であったのに対し，半調節性咬合器は運動の計測がチェックバイト法によるため，顆路の再現が直線的にしか表されない．しかも作業側の側方顆路（ベネット運動）は再現できない．

器種によっては非作業側の側方顆路角におけるイミディエート・サイドシフトの調節機構をもつもの（デナーマークⅡ，パナホビー咬合器）があり，この調節により，運動時の初期に起こりやすい非作業側の咬頭干渉を防止することができる．また，ほとんどの半調節性咬合器は，再現しようとする構造体と解剖学的にほぼ同じ大きさであるため，閉口路の運動軌跡の誤差が小さくなる．

半調節性咬合器の使用法の習得は，全調節性咬合器に比べて簡単である．半調節性咬合器を用いることは，作製した補綴装置の咬合調整の必要性をできるかぎり小さくすることができ，また研究用模型を用いて，診断のための情報を最大限に供給することができる実際的なアプローチである．

③ 非調節性咬合器（平均値咬合器）

調節機構をもたず，解剖学的平均値で顆路が固定された咬合器．ボンウィル三角とバルクウィル角が設計の基準となっており，顆路角，切歯路角，バルクウィル角，顆頭間距離などが平均値で固定されている．

表1 咬合器の分類

```
咬合器 ┬ 解剖学的咬合器（顆路型）┬ 調節性咬合器 ┬ 全調節性………スチュアート，TMJ，デナーD5A
       │                          │              └ 半調節性………デナーマークⅡ，ハノーH2-O
       │                          └ 非調節性咬合器　平均値…………ハンディⅡA，ギージー，スペイシー
       │                                                         デンタル・ホビーなど
       └ 非解剖学的咬合器（非顆路型）┬ 簡易型咬合器（平線咬合器）………ユニティ，平線（P/L咬合器）
                                     └ 自由運動咬合器………………………南加大式
```

表2 市販されている咬合器とその調節性

咬合器名 咬合器	調節性					分類
	矢状顆路傾斜	側方顆路角	顆頭間距離	作業側顆路	イミディエート・サイドシフト	
Stuart	○	○	○	○	○	全調節性
TMJ	○	○	○	○	○	全調節性
Panadent (analogue block)	○	○	○	○	○	全調節性
Denar SE	○	○	○	○	○	全調節性
Cosmax	○	○	○	△	○	準全調節性
Simulator	○	○	○	△	—	準全調節性
Teledyne	○	○	Fixed	△	—	準全調節性
Denar Mark Ⅱ	○	○	Fixed	—	○	半調節性（狭義）
Whip-Mix	○	○	△	—	—	半調節性（狭義）
Hanau H2-O	○	○	Fixed	—	—	半調節性（狭義）
Dentatus ARL	○	○	Fixed	—	△	半調節性（狭義）
New Occlusomatic	○	Fixed	Fixed	—	—	準半調節性
Gerber	○	Fixed	Fixed	—	—	準半調節性
New Simplex	Fixed	Fixed	Fixed	—	—	平均値
Gysi Simplex	Fixed	Fixed	Fixed	—	—	平均値
Handy	Fixed	Fixed	Fixed	—	—	平均値

（○：調節できる、△：不完全ながら調節できる、Fixed：固定）

表3 解剖学的咬合器の顆路機構の違いと構造

	ボックス型	スロット型	臨床での使われ方
アルコン型	スチュアート	ナソスコープ,ハンディⅡA	生体と同様に顆路指導部が上弓に,顆頭球が下弓に固定されているため解剖学的に正しく下顎運動を理解しやすい.
コンダイラー型	トライポッド型咬合器	ハノーH2-O,スペイシー	全部床義歯補綴で多く利用されている.生体とは逆に,顆頭球が上弓に,顆路指導部が下弓に固定されているため,咬合高径が変わると矢状顆路角が変わるので注意を要する.

2．アルコン/コンダイラー型と
ボックス/スロット型

また,解剖学的咬合器は機械的構造によってアルコン型とコンダイラー型の2種に分類される(**表3**).

解剖学的咬合器のうち,生体と同様に上顎(上弓)に顆路指導要素が取りつけられ,下顎(下弓)に顆頭球が取りつけられている形式をアルコン型,生体とは逆に顆路指導要素が下弓,顆頭球が上弓に取りつけられている形式をコンダイラー型と呼んでいる.

後者のコンダイラー型では,上顎模型と顆路指導機構が独立するために,垂直顎間距離を変えると本来一定のはずの顆路傾斜が変化するという欠点がある.このため,下顎運動の再現性を重視する全調節性咬合器は,すべてアルコン型の構造となっている.

さらに,解剖学的咬合器は関節部の構造によって,顆頭球が関節窩を模倣したフォッサボックスにより運動が規定されるボックス型,顆頭球が溝の中を移動するスロット型の2種に分類される.スロット型は,全部床義歯の技工に使用される場合が多い.

3．非解剖学的咬合器

非解剖学的咬合器は,顎関節の解剖学的形態はほとんど再現されない.開閉運動のみができるものから,簡易的に側方運動が行えるように作られたものなどがある.

これらの多くは取り扱いの簡便性を求めて小型化されているが,生体の運動を模倣するという点ではこの点が逆にマイナスとなる.

小型化された咬合器は,閉口路の軌跡が口腔内に比較して著しく小さくなる.

蝶番軸と修復される歯との間の距離が口腔内に比較して著しく小さい場合,閉口路での運動軌跡の誤差が大きくなり,早期接触のある修復物が作製されやすい.

① 簡易型咬合器(平線咬合器)

咬頭嵌合位を再現し,上顎フレームと下顎フレームとの間での擬似的な下顎運動(開閉運動)が主体である.

側方運動が模倣できるタイプもあるが,咬合器に対する前歯の位置関係が明確でなく,咬合平面をフレームにある程度平行に装着するといった大まかな使用法しかなく,しっかりとした模型の装着基準がない.

今日使用されている簡易型咬合器の構造は,19世紀以来ほとんど変化していない.片顎模型に使用する局部咬合器もこの部類に入る.

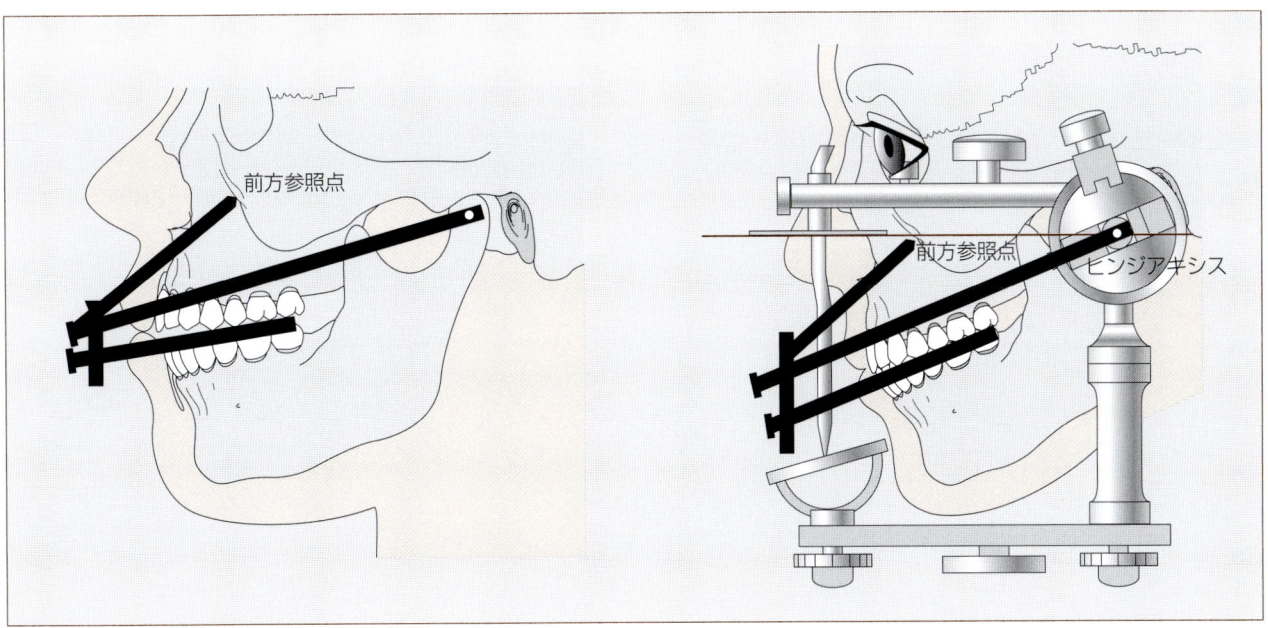

図7　フェイスボウと上顎骨との関係
　フェイスボウを蝶番軸と前方参照点の位置関係をもとに咬合器へ位置づけることで，上顎骨＝上顎模型＝咬合器上の三者を一致させることになる

②　自由運動咬合器
　咬頭嵌合位のみを再現し，下顎運動を指導する要素が全くなく，運動が自由に行える咬合器である．模型上の咬頭や斜面によって下顎運動を誘導させて用いる．

8　フェイスボウ

　平均値咬合器を用いる場合には，咬合平面板などを用いて模型を咬合器の所定の位置に装着することにより，その咬合器の有する平均的な下顎運動要素を再現することになる．
　一方，調節性咬合器を用いて，生体の下顎運動を正確に再現するためには上顎と顎関節の位置関係を再現する必要がある．このためフェイスボウが開発されることとなった．
　広範囲の補綴治療を行う場合や，中心位の採得を行って咬合接触状態の診断を行う場合，また，咬合器上で咬合高径を上げてスプリントの作製をする場合にも，患者の開閉口運動を厳密に咬合器上に再現することが重要となる．
　フェイスボウを用いて上顎模型を咬合器の上顎フレームに正確に装着することで，上顎と蝶番軸との位置関係が再現される．下顎模型は上下顎の咬合関係の記録を用いることで咬合器の下顎フレームに位置づけることができる（図7）．
　蝶番軸を実際に記録すると，下顎の蝶番軸は1mm以内の精度で決定される．しかしながら，日常臨床では，平均的な蝶番軸の位置を参考に，フェイスボウ記録されることが多い．
　フェイスボウのなかでも外耳孔を用いるタイプをイヤーボウと呼ぶが，外耳孔と蝶番軸との位置関係は各咬合器メーカーが独自に設定しており，蝶番軸の確認や調節はできない．このため，咬合高径を挙上した顎位で咬合関係の記録を採得した場合，不正確になる可能性がある．
　平均値咬合器のなかで，フェイスボウによる模型付着ができるタイプは，蝶番軸と歯列との位置関係が再現できるため，開閉口路の軌跡が口腔内に比較的近似する．
　同様に，半調節性咬合器の模型付着をフェイスボウによって行い，調節部を平均値にあわせて使用したとしても，開閉口運動時のアークが一致するため，下顎運動要素がある程度再現できる．

第3章

全部床義歯の咬合

近年，高齢者の喪失歯数は減少傾向にある[1]が，2011年厚生労働省が行った歯科疾患実態調査[2]によると，現在無歯顎者は総人口の5.1%であり，また，高齢者の欠損補綴推計を行った研究によると，床義歯装着者は増加することが推察されている[3]．

全部床義歯の咬合については，両側性平衡咬合が今日にいたるまで影響を与え続けている概念であり，インプラントや残根上義歯が増加したとしても，全部床義歯治療が完全になくなるわけではなく，それらの治療の基礎となりうる．

本章では，全部床義歯の咬合論の基盤を作ったGysiとHanauについて述べ，さらに全部床義歯の咬合論のなかでの咬合様式と人工歯について，具体的に解説する．

1 ギージーの軸学説と咬合小面学説

1929年にGysiは研究成果をまとめ，下顎運動に関するギージーの「軸学説」および人工歯の咬合小面に関する「咬合小面学説」を同時に発表した[4]．これらの学説は，考え方および方法論において当時の群を抜くもので，今日の顎運動，咬合，咬合器，臼歯部人工歯形態の研究に大きな影響を与えている．

ギージーの軸学説は，下顎運動を軸を中心とした回転運動として解析するため，この名がある．この学説の特徴は，前方運動，後方運動および側方運動を，それぞれ幾何学的作図法により求められる前方，後方，および側方の三つの咬合軸を中心とした回転運動として表し，それらの軸の位置や傾斜と人工歯咬合面の排列や形態との関係を明らかにしたことである．

特に，咀嚼の基本運動である側方運動に関しては詳細な検討がなされ，実測された矢状顆路傾斜度，側方顆路角，および左右両側のゴシックアーチから，側方咬合軸を構成する幾何学的作図法が発表されている（図1）．この学説に基づいて彼は，ギージー・シンプレックス咬合器（図2）を考案した．

しかし，Gysiは，側方顆路角についてはあまり価値を認めず，臼歯の咬頭傾斜は側方顆路角にはあま

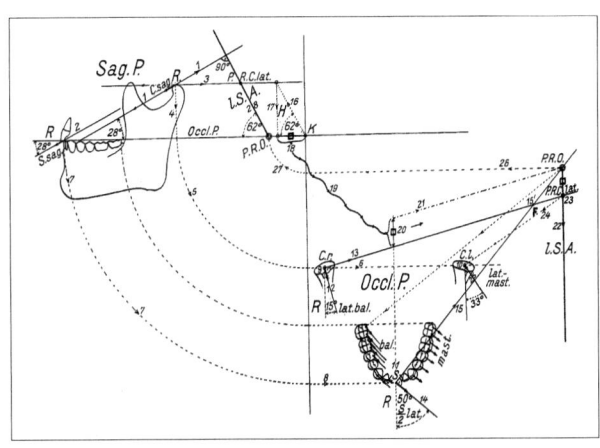

図1 ギージーの幾何学的作図法[4]
ギージーの軸学説における側方運動回転軸（I.S.A.）の作図例．立体作図法によって図中の番号順に作図を進めると，矢状面上および水平面（咬合平面）上に投影された下顎の側方回転軸が求められる

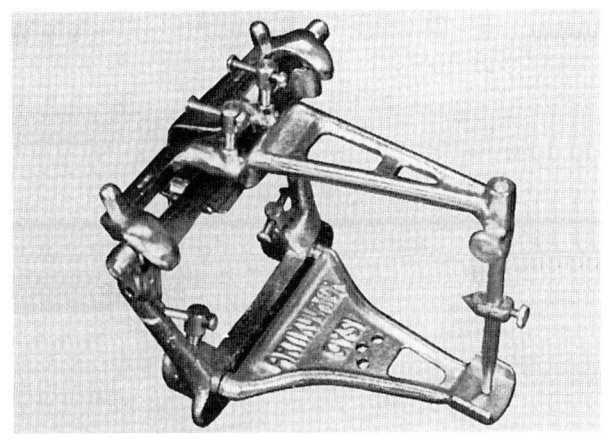

図2 ギージー・シンプレックス咬合器
簡単な機構で，操作が簡易であるが，優れた機能性をもつ咬合器．わが国でも長く平均値咬合器の代表として用いられ，全部床義歯用咬合器として現在でも使用されている．矢状顆路傾斜度33°，側方顆路角15°，矢状切歯傾斜度40°（10°，25°），側方切歯路角120°，顆頭指導釘間100mm，ボンウィル角の一辺100mmと固定されているが，上顎フレームの矢状顆路指導板と側方顆路指導板によって，顆頭の前方運動と側方運動が平均値的に再現される

り影響されないと考えていた．後年，側方顆路が詳しく研究されるようになってからは，咬合器の側方顆路を平均値に固定するGysiの方法はあまり支持されていない．

一方，咬合小面学説とは，軸学説に従ってバランスドオクルージョンを義歯に与えることを目的として考案された．咬合器上で下顎の側方運動および前後運動を行わせると，臼歯部各歯の作業咬頭には，前方咬合小面，後方咬合小面，平衡咬合小面の3面が削合形成され，非作業咬頭には前方および後方の2咬合小面が形成される（**図3**）．したがって，人工臼歯の咬合面は，これらの咬合小面を備えることを基本形としなければならないという主張である．

Gysiは，この咬合小面学説に基づいて独特のTrubyte臼歯（**図4**）を考案し，人工歯の咬頭傾斜を顆路や切歯路と調和させることによって義歯の安定を目ざした．

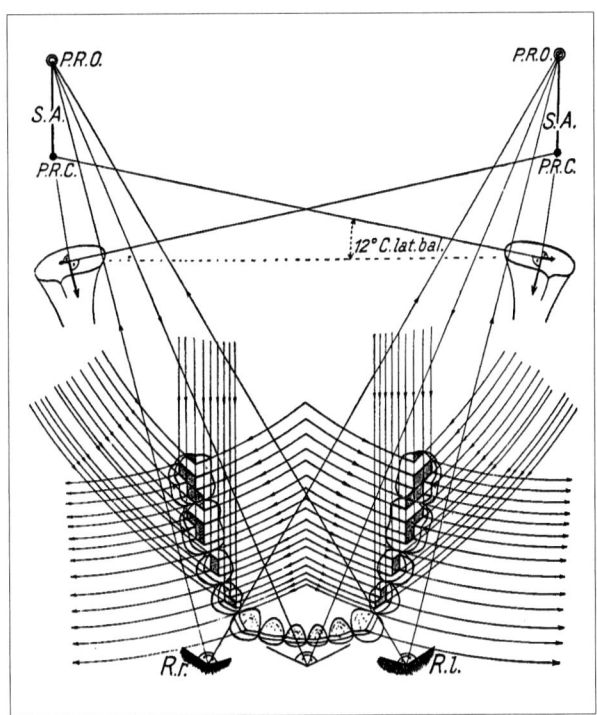

図3 咬合小面学説[4]
ギージーの軸学説に従って側方咬合軸を作図上で求めることで，この軸を基準に咬合平面上の各歯の咬頭の運動方向が作図できる

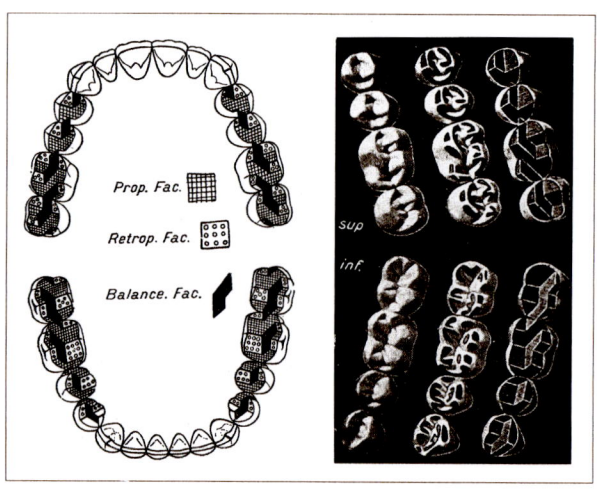

図4 Trubyte臼歯
　左図はギージーの咬合小面学説による各歯の咬合小面の配置．機能咬頭は前方咬合小面，後方咬合小面，平衡咬合小面の3局面からなるピラミッド形になり，非機能咬頭は前方咬合小面と後方咬合小面の2面からなる．右図の右端は前方，後方，平衡の各小面をもつ理論的咬合面形態で，図の左にしたがって順次解剖的な形態に変化させ，最も左端がGysiによるTrubyte臼歯である

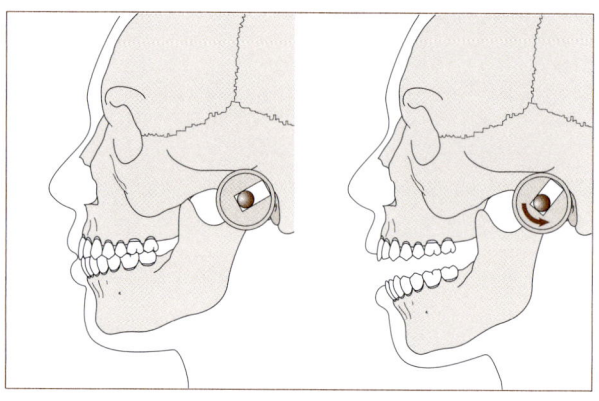

図5 コンダイラー型咬合器と生体との関係
　咬合高径が変わると，矢状顆路傾斜も変わってしまう（目で見る咬合の基礎知識．77より）

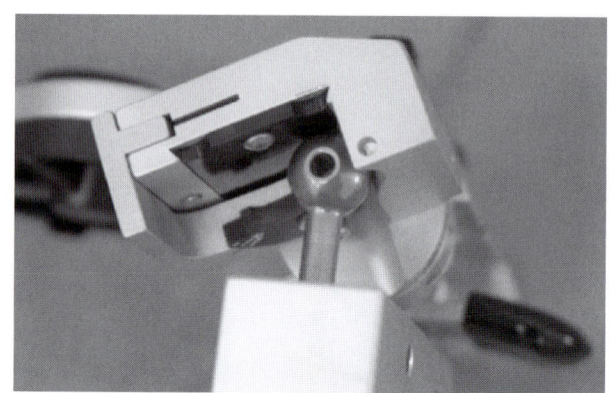

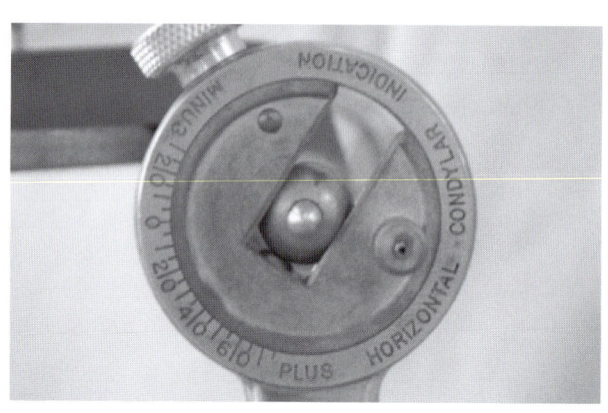

図6 スロット型とボックス型の顆路指導部
　上はデナー・マークⅡ咬合器のボックス型顆路指導部．矢状顆路傾斜角を0～60°の範囲で調節できる．下はハノーH2-O咬合器のスロット型顆路指導部．矢状顆路傾斜角を－30～75°の範囲で調節できる（目で見る咬合の基礎知識．76より）

　これらの理論は，幾何学的作図法による抽象的な理論であるとする批判もある[5]が，バランスドオクルージョンを与える全部床義歯の臨床では，いまだ意義は失っていない．

　特にわが国では，Gysiの考え方が長年にわたって広く支持されており，今日なお多くの歯科大学の実習に取り入れられている．また，そのためもあり，わが国ではギージー・シンプレックス咬合器が独自に製作されてもいる．

2　ハノウH型咬合器

　しかし，世界的な視野で見ると，Gysiと同時代に作られ長く生き残り，今日まで世界中で広く使われているのはむしろハノウの咬合器である．

　ハノウの咬合器は，顆頭間軸を開閉回転軸とし，これが一定経路を移動するというコンダイラー型（**図5**）でスロット型の咬合器である（**図6**）．

　Gysiが全部床義歯咬合論において下顎運動の再現

図7 ハノウH2-O咬合器
　コンダイラー型の構造をもち，上下フレームは分離できない構造となっている．矢状顆路傾斜度（−30°〜+75°）と側方顆路角（0°〜+30°）が調節できるが，再現される顆路は直線である．運動量の調節にはチェックバイトを用い，前方位チェックバイトを用いて咬合器を調節することで矢状顆路傾斜度を実測する．側方顆路角は求めた矢状顆路傾斜度を$L=H/8+12$の公式に代入して求め，この数値に一致するようにコンダイラーポスト全体を内側へ回転することにより調節する．切歯指導部は矢状切歯路傾斜度−20°〜+40°，側方切歯路傾斜度は0°〜+40°の範囲で調節できる．
　また，専用のフェイスボウがあり，眼窩下点を前方基準点とし，後方基準点には平均的顆頭点が用いられてトランスファーすることができる．

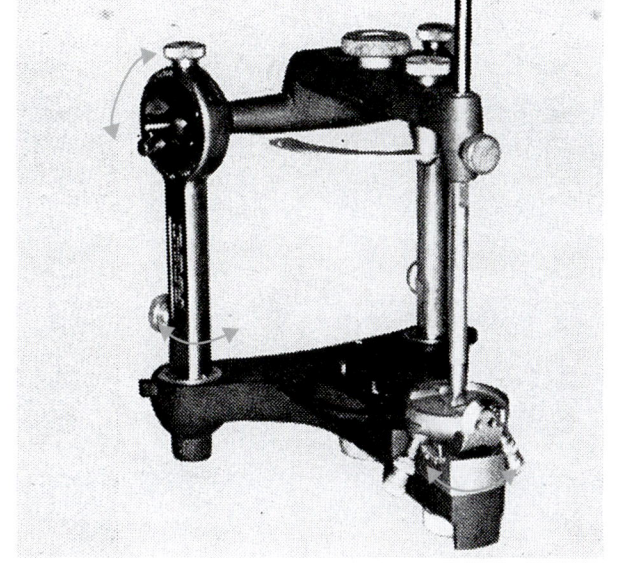

を重視し，口外描記法により咬合記録を行ったのに対し，工学技術者であるHanauは，粘膜や関節部の弾性を重要視し，咬合記録に機能的顆位におけるチェックバイト法を採用し，独自の理論を展開している[6]．

　Hanauは，生体の顆路と咬合器の顆路は同一ではなく，等価なものでよいとしており，1921年にHanauが開発したハノウH型咬合器[5]（図7）は，矢状顆路傾斜度をチェックバイトで調節し，側方顆路角は粘膜の被圧縮性を考慮した公式$L=H/8+12$によって算出して調節することになっている．

　これ以前の咬合器にはなかった，コンダイラー・ポストを直接回転させることにより側方顆路角を調節することで，高い調節性をもつようになり，広く普及することとなった．

　しかし，咬合の問題が有歯顎を中心に検討されるようになりナソロジー学派が台頭するにつれ，この咬合器の側方顆路調節機構は不十分といわれるようになっていった．

　しかしながら，その後開発されたデンタータス咬合器などにも影響を与えるなど，今日まで有床義歯用の咬合器のスタンダードとしての地位を確保し続けている．

3　ハノウの咬合の五辺形

　Hanauはまたハノウクイント（Hanau Quint，咬合五辺形）と呼ばれる総合的下顎運動理論を1926年に発表した[7]．解剖学的な顆路傾斜度と切歯路傾斜度を基盤とし，口腔粘膜の被圧縮性により引きこされる咀嚼時の義歯の沈下を考慮し，義歯にバランスドオクルージョンを与える方法を紹介した．

　①顆路角，②咬合平面傾斜，③矢状切歯路角，④咬頭の高さ，⑤調節彎曲の程度の5要素（図9）の関連を五辺形で図示して説明し，これら5要素が一定の法則のもとに関連しあうとき，義歯は調和のとれた機能を営むと考える理論である．これらの調和が全部床義歯の咬合平衡を得るために重要であるとした．

　図8に示すように，矢印の方向が外側に向かうものは増加を示し，内側に向かうものは減少を示す．顆路傾斜度の関係を例にとると，顆路傾斜が急傾斜であれば，調節彎曲を強くさせ，咬合平面の傾斜度を増加させ，さらに切歯路角を減少させ，また咬頭の高さを増加させる．

　すなわち，人工歯の咬頭傾斜を高くすると咬合平衡が得られることを意味する．

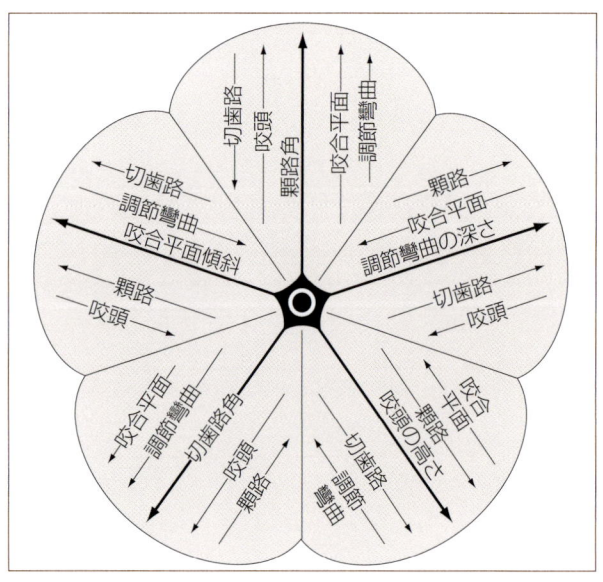

図8 ハノウクイント（Hanauの咬合の五辺形）
　中心から外方へ向かう矢印は増加を示す．外方から中心へ向かう矢印は減少する．たとえば顆路傾斜度を増加した場合，調節彎曲を深くし，咬合平面の傾斜度を増加させ，さらに切歯路角を減少させ，また咬頭の高さを後方歯に向かって漸次増加させる（目で見る咬合の基礎知識．179より）

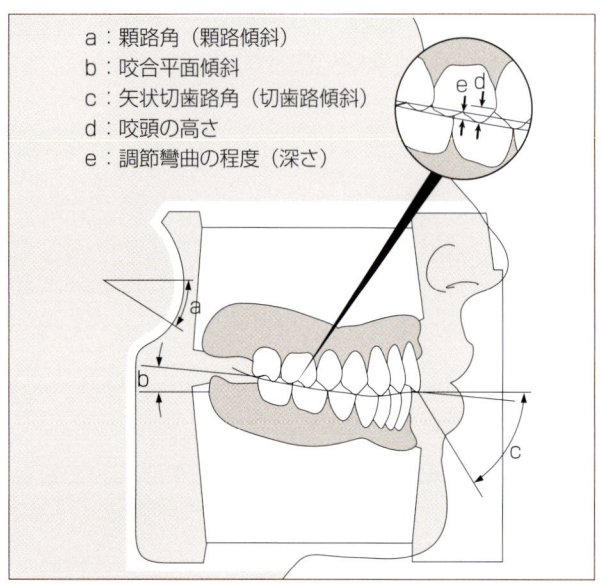

図9 咬合の要素
　①顆路の傾斜，②咬合平面の傾斜，③切歯路の傾斜，④咬頭の高さ，⑤調節彎曲の程度の5要素は互いに密接な関係を示し，一つの要素の変化はすべての要素に影響を与えるという定性的な法則が1926年にHanauによって発表された（目で見る咬合の基礎知識．178より）

　Gysiと比べると，Hanauの理論は五辺形の各要素を定量的にとらえることが難しいため，実証による裏づけに乏しい．しかし，義歯の咬合平衡を得るためにこれらの要素が互いに関連していることを上手く表現しているため，臨床における有用性あるいは簡便性といった点から，特にアメリカにおいて評価され，彼の咬合器とともに広く普及した．わが国ではGysiの咬合理論が広く普及したのと対照的である．

　1920年代のこのGysi，Hanauの二人に至り，全部床義歯の咬合論はその咬合様式としてのバランスドオクルージョンとともに一応の完成をみた．その後，新しい全部床義歯の咬合論が次々と発表されているが，この二人の理論はいまだに臨床に広く用いられている．

4　リンガライズドオクルージョン―ペイン法

　Gysi以後，この両側性平衡咬合以外にもさまざまな全部床義歯の咬合理論が提唱されている．Gysiによる両側性平衡咬合を臨床の場で実際に実現するには，高度の熟練と複雑な作業が必要であり，実践的ではないという指摘がある．また，咀嚼能率も必ずしも両側性平衡咬合が優れているとは限らないとの指摘もある．

　そこでGysi以後も，咀嚼能率，製作の簡便性，義歯の安定性や患者の義歯への適応のしやすさなどの観点から，リンガライズドオクルージョンや無咬頭歯（0°臼歯とも呼ばれる）を用いたモノプレーンオクルージョン，ブレードティースなどの非解剖学的人工歯を用いる考え方などの新しい全部床義歯咬合理論が考案され提唱されてきた．

　リンガライズドオクルージョンという言葉は，Poundが1970年に発表した論文[8]で用いたのが最初とされる．しかしその考え方自体は，1941年に発表されたPayne[9]のModified Set-up法にまでさかのぼることができる．そしてこのPayneの考え方は，Gerber[10]，Sosin[11]やPound[8]，Levin[12]に引き継がれていくこととなった．

PayneのModified Set-up法[9]では，30°の咬頭傾斜をもつ人工歯の中心窩を下顎犬歯の尖頭と臼後パッドの中央を結ぶ線上に排列する．次に，下顎臼歯の頰側咬頭内斜面と舌側咬頭内斜面を削除して咬頭傾斜を約20°にし，さらに上顎臼歯の頰側咬頭を削除するなど，人工歯を形態修正して用いる．そして，側方運動時，作業側では上下顎歯の舌側咬頭同士のみが，平衡側では上顎歯の舌側咬頭と下顎歯の頰側咬頭とが接触するように調整する（図10）．

すなわち，両側性の平衡咬合を与える．近遠心的嵌合関係はフルバランス用の人工歯を使用していたということもあって1歯対2歯の関係であった．

Payneは，この咬合の利点として，粉砕能率が向上すること，咬合力が舌側よりになるため下顎義歯がより安定し，下顎顎堤に対する負荷を減少すること，また舌のスペースが確保しやすいことなどをあげている．

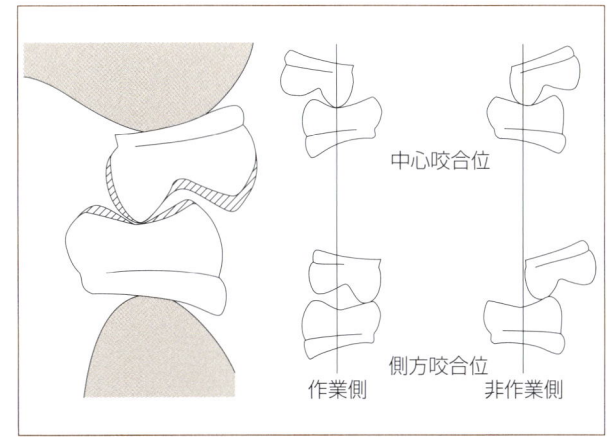

図10　リンガライズドオクルージョン（ペイン法）
　フルバランスに用いられる人工歯の歯冠形態を，図のように斜線部を削除して形態修正する．下顎臼歯は中心窩を残し，上顎は舌側咬頭を残して削除することで，咬合接触面積を小さくし，下顎顎堤に対するストレスを小さくすることができる．この人工歯を用いて両側性平衡咬合を与える

5　リンガライズドオクルージョン ― パウンド法

Pound[8]は，抜歯前のいわゆる天然歯の状態を再現することが重要であるという考えから，臼歯部の排列において下顎の天然歯列上の解剖学的特徴から得た指標であるパウンドライン（図11）を参考にすること提唱している．上下顎の関係を示す歯槽頂間線の法則（図12）とともにパウンドラインは現在でもよく知られている．

しかし，顎堤吸収が進行した症例にパウンドラインを参考にして両側性平衡咬合を与えると人工歯の頰舌的排列位置が外寄りとなり，義歯の安定を得にくいことがある．また，歯槽頂間線の法則では，高度に顎堤吸収した症例において咬合平面に対する角度が80°を越えると交叉排列を行うという考え方も提示されている（図13）．

またPoundは，1970年にリンガライズドオクルージョン（図14）という概念を発表し，さらに側方運動時には片側性平衡咬合を与えることを提唱した．

Poundの片側性平衡咬合は，咬合力の作用点となる作業側の上顎舌側咬頭頂と下顎臼歯の舌側咬頭内斜面の接触点位置が，舌側に入れば入るほど，また舌側咬頭内斜面の傾斜が強くなればなるほど咬合力が舌側化するため，平衡側の接触がなくとも義歯は安定するという理論にもとづいている．この点でPoundはPayneの考えと異なっている．

6　リンガライズドオクルージョン ― その他の考え方

Sosin[11]はペイン法を引き継いでBladed metal teeth（S-A Posterior Bladed Teeth）（図15）を考案した．これは，上顎第二小臼歯，第一大臼歯および第二大臼歯の3歯に，十字のブレードを半球形にした独特の金属歯を人工歯として用いるものである．

一方，Sosinのブレードに似た形で小さくしたものを上顎人工歯の機能咬頭に組み込んだものがLevin[12]のLingual Bladed Teeth（図16）である．

この人工歯は，Sosinの人工歯よりも審美性に優れている．磨耗の点から下顎人工歯咬合面にアマルガムを充填したり，咬合面をメタルで置き換えたりする場合もある．側方運動時には両側性の平衡咬合を与えることを原則としており，この点で基本的な考え方はPayneと同じである．

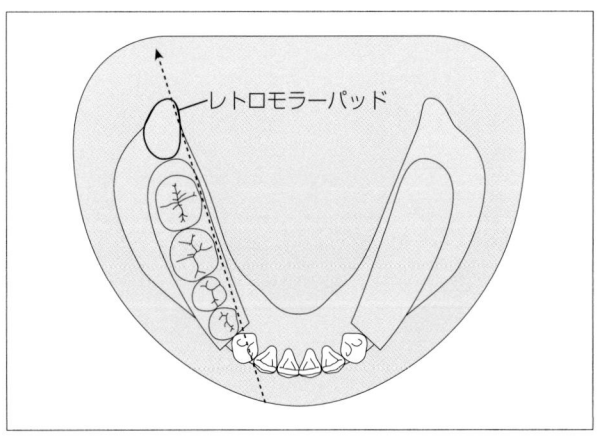

図11　パウンドライン
　下顎犬歯近心隅角と臼後パッドの，舌側縁を結ぶ線のことを示す．舌房を侵害しないための基準．下顎臼歯をこのラインよりも舌側に排列しないようにする（目で見る咬合の基礎知識．215より）

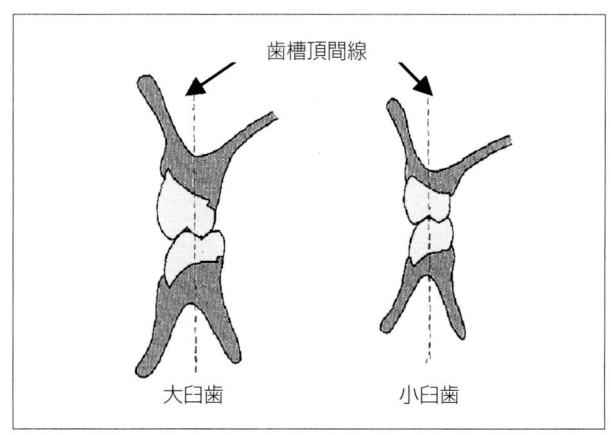

図12　歯槽頂間線法則
　上下顎の臼歯部人工歯は，上下顎の歯槽頂を結ぶ線（歯槽頂間線）をはさんで対抗するように排列するのが原則であり，この法則を歯槽頂間線法則という．これによって咬合力の方向が歯槽頂から頬側あるいは舌側に向かうことを避けることができる

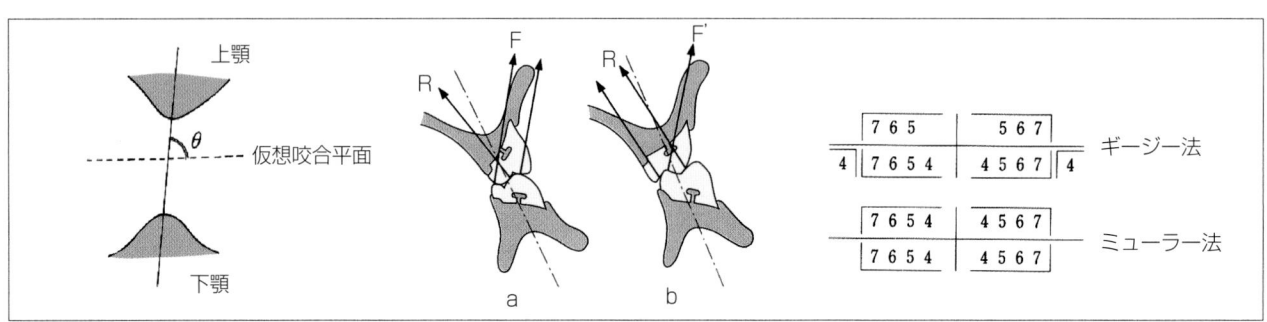

図13　交叉咬合排列
　歯槽頂間線と咬合平面とのなす角が80°以下になった場合は，正常な被蓋とは逆の下顎臼歯が上顎臼歯を被蓋するような交叉咬合排列が必要となってくる．下顎の顎堤弓が上顎に比べて大きくて，臼歯部の顎堤が上顎よりも著しく外側にあると，標準的な臼歯部の排列法では，咬合圧の方向が上顎臼歯部歯槽頂よりもはるかに外方に向かうことになり，上下顎義歯の維持不良や舌運動の障害が起きる．
　ミューラー（Müller）法：上下顎左右側の臼歯部人工歯をすべて逆に用いて，臼歯部全体を反対被蓋にする方法
　ギージー（Gysi）法：ミューラー法に準ずるが，上下顎歯列弓が小さくなるのを想定して下顎両側第一小臼歯を排列せずに，上顎第一小臼歯の位置に下顎第二小臼歯の人工歯を排列する方法

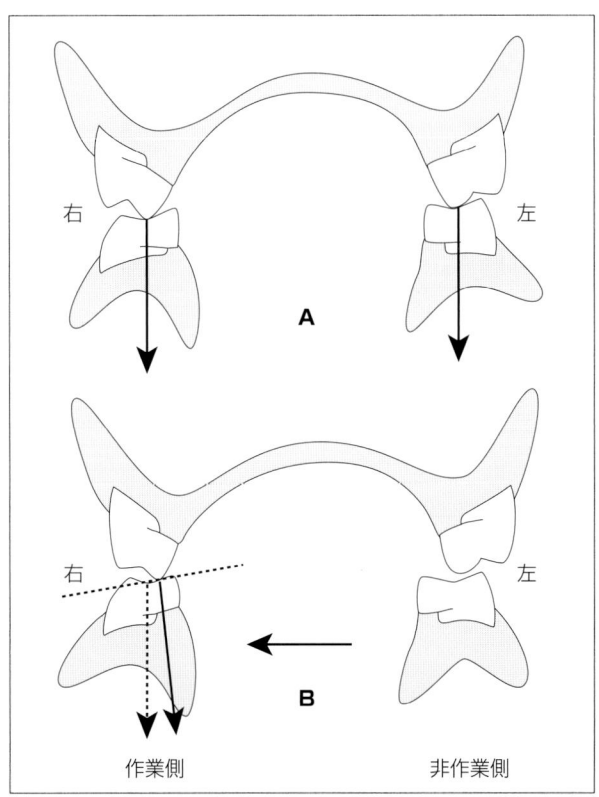

図14　リンガライズドオクルージョン（パウンド法・Pound法）
　ペイン法が両側性平衡咬合を与えるのに対して，パウンド法では側方運動時に平衡側の咬合接触を与えない片側性平衡咬合を採る．しかし，平衡側の咬合接触は最初から全く与えないわけではなく，咀嚼サイクルの範囲内では接触滑走させているため，Payneの提唱する咬合様式と酷似している（目で見る咬合の基礎知識．215より）

嵌合関係は1歯対1歯になっている．咀嚼能率や平衡咬合の得やすさなどからリンガライズドオクルージョン用の人工歯では，臼に対する杵の関係のように1歯対1歯の嵌合関係のほうが望ましい．

Gerber[10]は，1960年にCondylene Theory（顆路説）を発表し，その理論に基づくCondyloform臼歯（図17）を製作した．

顆路説とは，形態的に下顎頭と関節窩の関係と同様の関係が，咬合面上の咬頭と小窩に存在すれば，両者が協調して下顎はスムーズに動くようになるという考え方である．このとき顎関節における関節窩が下顎臼歯の咬合面，顆頭が上顎臼歯の舌側咬頭となる．

このような理論をもとにつくられたCondyloform臼歯の咬合面形態は，リンガライズドオクルージョンに適した形態をしており，排列もペイン法と共通する．

またGerberは，顎堤の吸収状態に応じて咬合接触面積を変更するいわゆるReduced Occlusion（図18）を提唱している．

これは，上下の顎堤が良好な場合はフルバランスドオクルージョンで排列するが，顎堤の吸収が高度な症例では，上顎の舌側咬頭だけをあてることで顎堤の吸収の程度に合わせて咬合接触面積を減らしていくという考え方である．

さらに顎堤の吸収が高度に進んだ症例では，下顎に小臼歯を排列し，下顎頬側咬頭が上顎の中心窩に接触するバッカライズドオクルージョンを用いて舌のスペースを確保するとしている．

7 無咬頭人工歯を用いた咬合様式

咬頭に斜面があると，義歯に側方圧が加わり義歯が安定しないという批判から，非解剖学的人工歯が生まれた．

非解剖学的人工歯（無咬頭臼歯）を用いた咬合様式の代表的なものとしては，モノプレーンオクルージョン（図19）がある．すなわち，咬頭をなくし平坦にした咬合面をもつ無咬頭臼歯，0°臼歯を用いて，咬合面を単一平面となるように排列する．

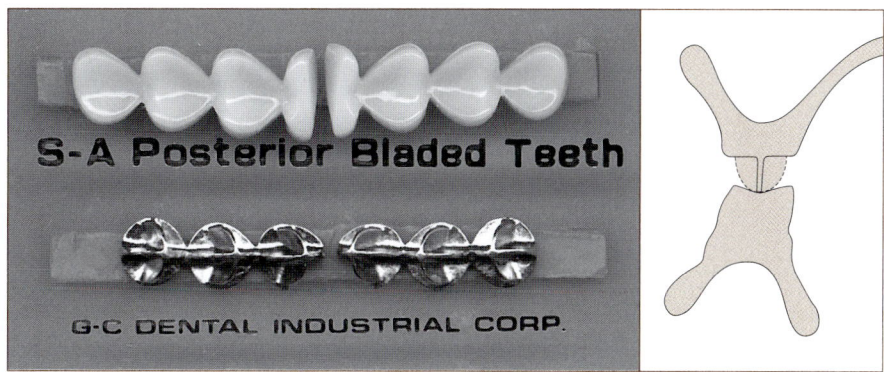

図15 SosinのBladed metal teeth (S-A Posterior Bladed Teeth)
S-A Posterior Bladed Teethは，上顎臼歯としての金属製ブレードと下顎臼歯としてのレジン製オクルーザルテーブルとから構成され，上下それぞれ3歯が連結されている

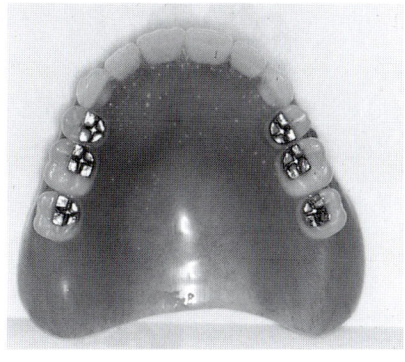 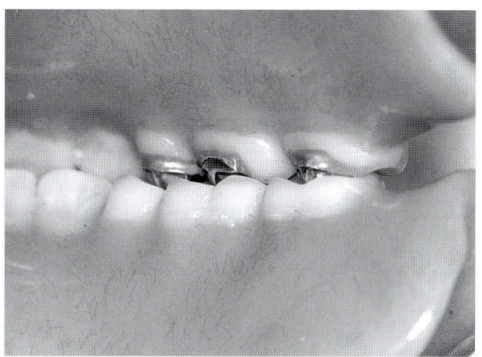

図16 LevinのLingual Bladed teeth
写真はLingual Bladed teethを用いた症例．症例では水平な顎堤の前後長が短いため，臼歯人工歯の数を1本減らしている．リンガライズドオクルージョン用として開発され，一般にブレード部分は第二小臼歯，第一，第二大臼歯に用いる

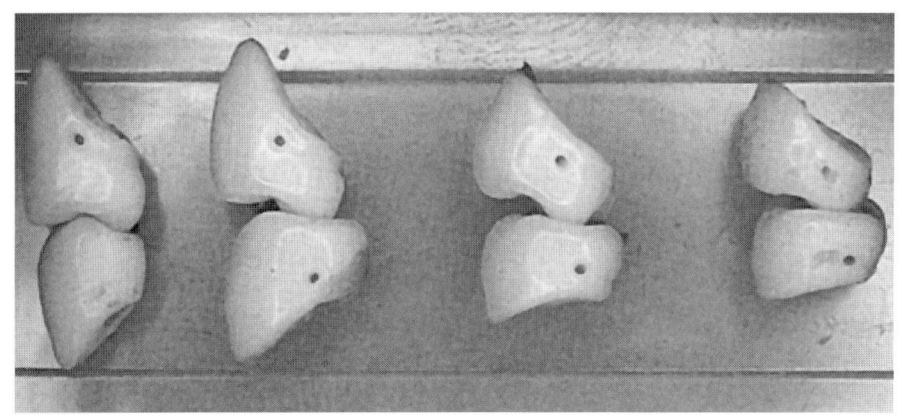

図17 Condyloform臼歯
Gerberの顆路説をもとに作られた臼歯. 上顎近心咬頭頂が下顎の中心窩と嵌合する (松本直之:リンガライズドオクルージョンの実際. GC.1993, 15, 図16より引用)

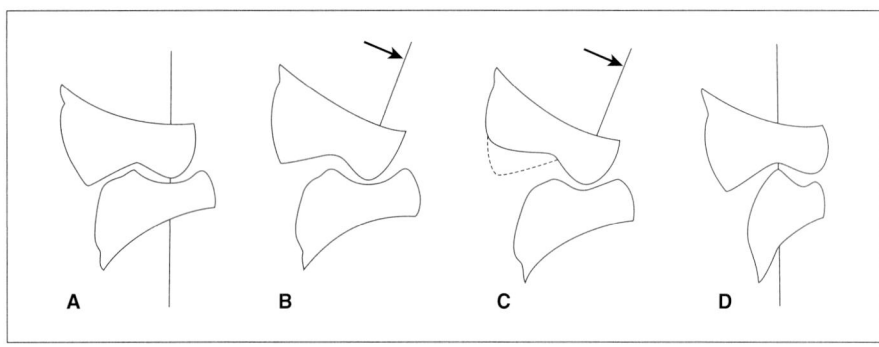

図18 Reduced occlusion
咬合接触面積を顎堤の吸収状態に応じて変える咬合様式. 顎堤の吸収が大きくなるにつれ, 上下顎の頬側咬頭どうしの間隙量を大きくする. 図のDは第一小臼歯であるが, 下顎の頬側咬頭頂が上顎中心窩に嵌合するバッカライズドオクルージョンとなる. (松本直之:リンガライズドオクルージョンの実際. GC,1993.15,図17より引用)

この咬合様式では, 顎堤に対して平行に咬合平面を設定した場合, 咬頭斜面がなく平坦なため, 咬合圧が顎堤に対して垂直的に働き, 義歯床を移動させたり, 動揺させたりするような力がかかりにくい.

また, 下顎の排列では, 人工歯の位置を顎堤頂から舌側寄りにすれば, 片側咬合面に加わる力は義歯を顎堤に押しつける力となり, 義歯が安定する.

以下に, 無咬頭臼歯を用いた咬合理論のなかで代表的なものを記述する.

① 咬合平面を平坦に排列する方法[13]

Hardyは, 無咬頭歯を用い, 咬合平面を下顎の歯槽頂に対してほぼ直線とし, 側方運動時には作業側臼歯の頬側部だけを接触させることで上顎義歯の転覆を防ぐことを提唱した. Jones法はHardyの変法として, 一般に下顎の顎堤後方の斜面上に排列されやすい下顎第二大臼歯 (**図20**) を, 咬合平面と平行に2mm離開させて排列し推進現象を防止する方法である.

② スリーポイント・バランス[13]

Searsは, 両側性平衡咬合をとるために最後方臼歯の後方部にバランシングランプを形成し, 咬合力を顎堤に垂直力として誘導するために無咬頭人工歯をほぼ平行に平坦に排列するスリーポイント・バランスドオクルージョンを提唱した. 前歯部と両側のバランシングランプ (**図21**) のみの3点, すなわちスリーポイントでバランスを図る方法である.

この場合, 臼歯群は基本的に下顎堤の舌側部に咬合力が伝達されるように排列する.

③ 調節彎曲を付与した両側性平衡咬合[14]

矢状面における無咬頭人工歯の咬合面を顆頭と前歯とを結ぶ線と平行にする排列法である.

切歯指導路と顆頭傾斜に連なるような仮想の彎曲に咬合面を一致させるように調節彎曲を付与することによって, 滑走運動時に接触を保てる.

第3章 全部床義歯の咬合

図19 モノプレーンオクルージョン
　非解剖的人工歯の中に属する無咬頭人工歯を用いて，下顎堤に対してほぼ平坦に咬合平面を設定する咬合様式．図はJonesが提唱した方法で，下顎堤後方の斜面に排列しやすい第二大臼歯を上顎から2mm離開させて排列して，下顎義歯の推進現象を防止する（目で見る咬合の基礎知識．209より）

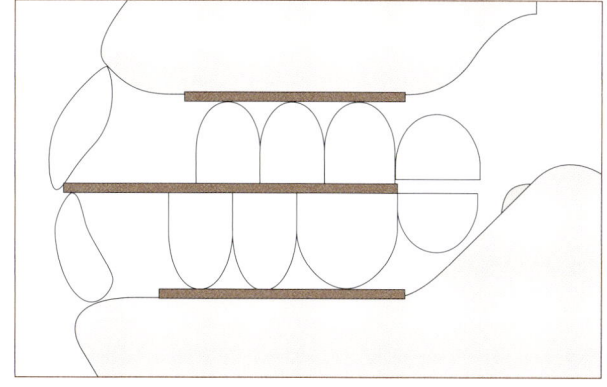

図20　下顎第二大臼歯の斜面上排列
　下顎最後臼歯部の顎堤頂は，矢状面観において斜面となっていることが多い．この斜面に人工歯を排列すると，斜面上排列された人工歯に矢印（白）のように咬合力がかかり，下顎義歯は前方に移動する．このため下顎前歯歯槽堤舌側から，小臼歯歯槽粘膜，傾斜部歯槽頂粘膜などに繰り返し潰瘍を形成する原因となる．粘膜面リリーフを繰り返しても排列の問題から潰瘍の形成が起こる．対処法としては，この部位に人工歯を排列しないことや，近遠心径の小さい人工歯の選択，また咬合検査を行いながら人工歯を削除することなどがあげられる

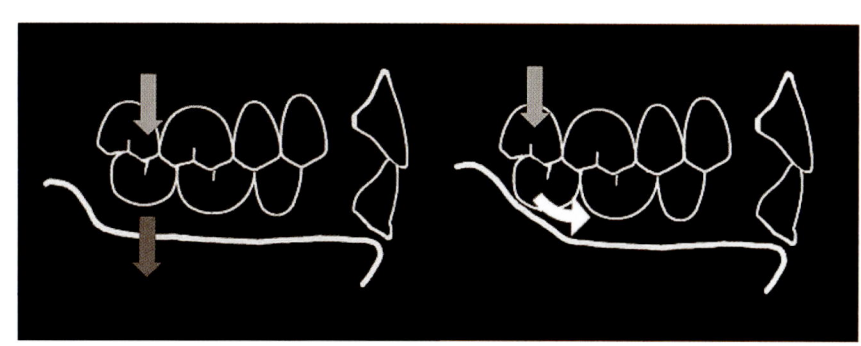

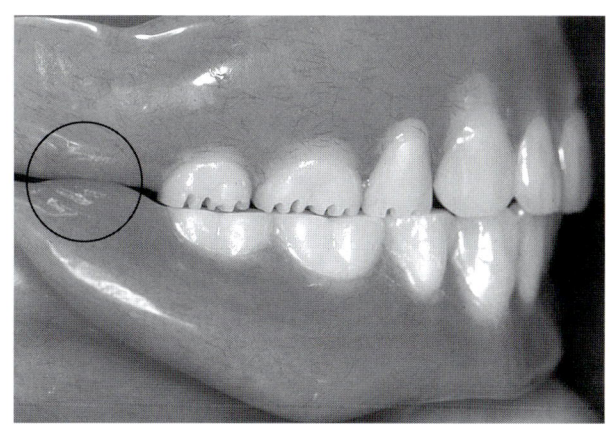
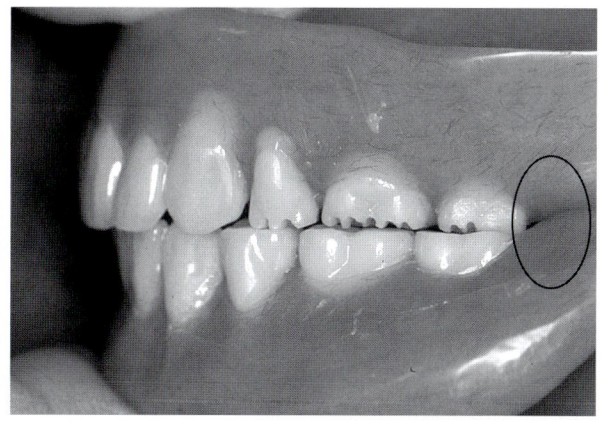

図21　バランシングランプ
　図は0°臼歯を用いて排列した症例．写真のように，下顎最後臼歯の後部に斜面（バランシングランプ）を形成し，前方運動，側方運動時に咬合平衡を図る咬合様式をスリーポイント・バランスという

まとめ

　以上のように，全部床義歯に与える咬合様式は，いろいろなタイプが存在する．現在，教科書的に述べられている臼歯部人工歯の排列の基本原則は，

① 歯槽頂間線法則にしたがって，力学的な点を考慮すること

② 両側性（側方的，前後的）ならびに片側性の咬合平衡が保たれていること

③ 人工歯による歯列弓は頬舌などの運動を阻害しない筋圧中立帯（ニュートラルゾーン）[15]（図22）といわれる位置に構成すること

とされている．

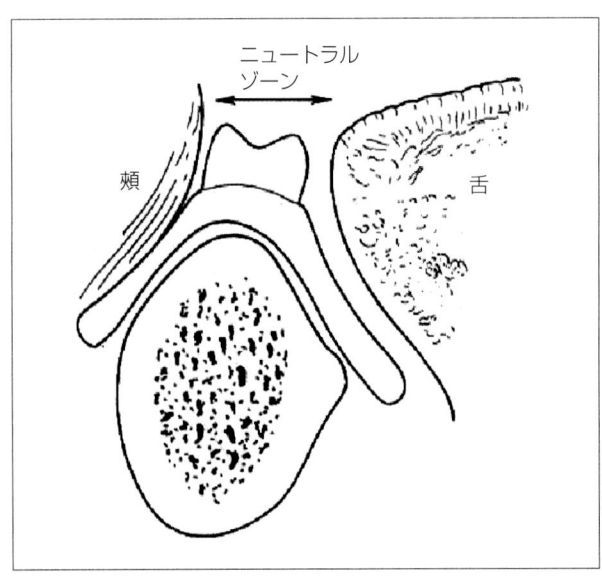

図22 ニュートラルゾーン
全部床義歯において，唇頰側部は口輪筋と頰筋によって，舌側部は舌によって囲まれているため，一側の筋圧が強くなると圧の弱いほうに偏位されることになる．そこで，頰筋圧と舌筋圧の両側からのバランスのとれた空間（ニュートラルゾーン）に人工歯を排列すると，義歯床は頰側と舌側から均等な圧を受けるので安定する

表　本章で述べられている全部床義歯の咬合

咬合様式	提唱者	咬合理論
両側性平衡咬合	Gysi	軸学説，咬合小面学説，口外描記法
	Hanau	チェックバイト法を用いた咬合器調整，咬合の五辺形
リンガライズドオクルージョン	Payne	Modified set-up法
	Pound	パウンドライン，片側性平衡咬合
	Sosin	ブレードメタルティース
	Levin	リンガルブレードティース
	Gerber	condyloform臼歯，reduced occlusion
無咬頭人工歯を用いる咬合様式	Hardy Jones	モノプレーンオクルージョン
	Sears	スリーポイント・バランスドオクルージョン（バランシングランプ）
	Beresin & Beresin	彎曲排列による両側性平衡咬合

　リンガライズドオクルージョンやその他の咬合様式は，高度に顎堤が吸収したケースや，上下の顎間関係が悪くさまざまな法則に準じて排列するとうまくいかない場合や，患者の満足が得られなかった場合に選択されることが多い．

　これまでの研究では，咀嚼能率，製作の簡便性，義歯の安定性や患者の義歯への適応のしやすさなどのどの観点においても，どれか一つの咬合様式が他の咬合様式より優れているとの結論は得られていない．

　したがって，複数の咬合様式を使い分ける場合には，患者の顎堤の状態，対向関係，咬合力，中心咬合位の安定度さらに術者の技術力などを考慮に入れて，症例ごとにどの咬合様式が適しているかを考える必要がある．しかしながら，ある一つの咬合様式を極めるのが，臨床的には有効な方法であろう．

Topics　アイヒナーの分類と宮地の咬合三角

　欠損歯列の補綴処置を考える場合，ケネディの分類などの従来の分類では歯列中の欠損部位によるものが多く，また片顎単位での記載であった．補綴的に機能回復の難易度を考えるには，咬合の要素を取り入れて上下顎を一単位として把握する必要がある．

　「アイヒナーの分類」とは，咬合支持域の数を基本とした欠損歯列の分類で，臼歯の咬合接触を左右側それぞれ大臼歯群と小臼歯群に分け，四つの咬合支持域を基準としている（図1）．歯列の支持については，四つの支持域が安定していれば，欠損歯数はさして影響せず，また欠損の進行と咬合支持域数の推移が密接にかかわっていることを考えると，この分類のもつ補綴学的意義は大きい．たとえば，アイヒナーの分類でいうB3（図3）では，四つの支持域のうち三つに対合接触がないため，唯一残存する1カ所の咬合支持域が将来的に悪くなりやすい．またこの部位は，部分床義歯の支台歯（鉤歯）として利用されることが多いため，予後が悪い部位でもある．さらにアイヒナーの分類でいうC1では，一般に難症例といわれるすれ違い咬合の欠損状態である．

　一方，咬合の要素を取り入れ，症例ごとの欠損歯列の経過を観察していく方法の一つに「宮地の咬合三角」（図2）がある．すなわち，横軸を残存歯数，縦軸を咬合支持数とし，健全な歯列では14カ所の咬合支持があり，無歯顎やすれ違い咬合では咬合支持数が0カ所となる．

　第Ⅰエリアから第Ⅳエリアにグループ分けされるが，特に第Ⅲエリアは10～18歯欠損のうち，咬合支持が4カ所以下となり，「すれ違い咬合」に近い状況であるため，臨床的に難症例に近いと考えられている．

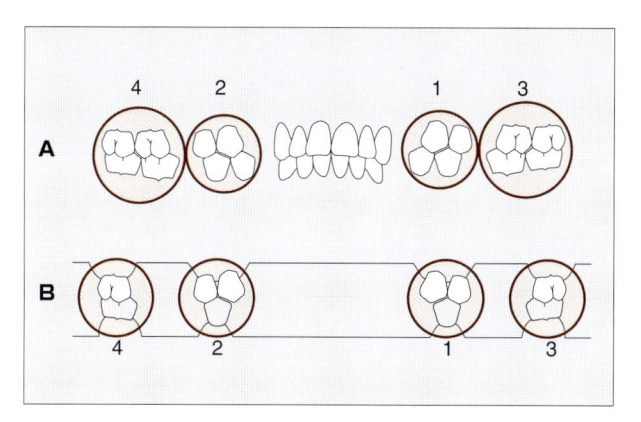

図1　咬合支持域（目で見る咬合の基礎知識．2より）

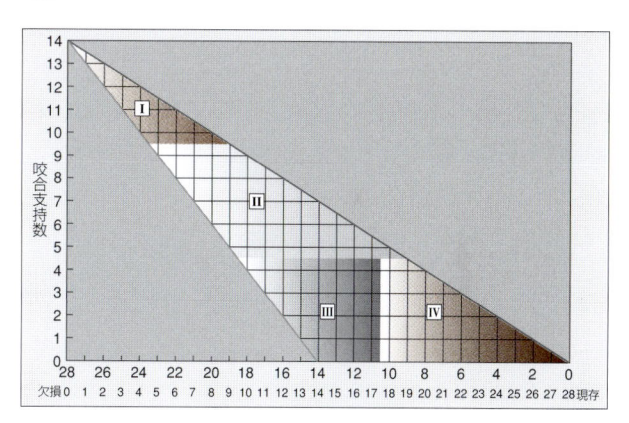

図2　宮地の咬合三角

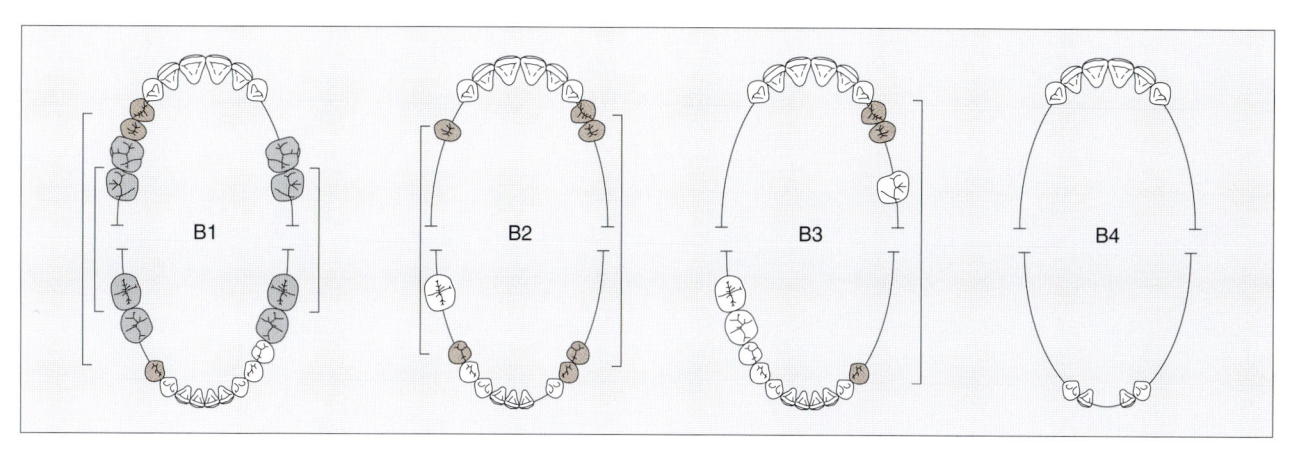

図3　アイヒナーの分類（B1～B4）（目で見る咬合の基礎知識．2より）

第4章

有歯顎の咬合理論の展開

1　ナソロジーの出現

　前章までに解説してきたように，初期の咬合の研究は，主として全部床義歯を対象としていた．そして，全部床義歯の咬合論はGysiとHanauにより一応のピークを迎えた．20世紀に入り，齲蝕治療や切削器具，鋳造修復法の発展に伴い，全部床義歯ばかりでなく有歯顎の補綴がさかんになってきた．そこで，咬合学の興味も全部床義歯からクラウン・ブリッジの咬合へと移ってきた．こうしたことを背景として，1920年代にナソロジーが出現した．

2　ナソロジー（Gnathology）とは？

　1921年にMcCollumは，左右の顆頭を貫く回転軸，いわゆるヒンジアキシス（図1）の存在を実証し，1926年に，そのメンバーにStallardやStuartらを含むカリフォルニア ナソロジカル ソサエティーを設立した．以後このグループを軸に，咬合学が発展した．
　ナソロジーという言葉は，顎を表す接頭語GnathoとPhysiology（生理学）を結びつけてできた造語で，顎口腔系を機能的な一単位として研究，治療することを目的とする学問である．McCollumは，有歯顎の咬合再建において，歯，歯周組織はもとより咀嚼に関連する諸器官の基礎知識に通じ，歯のみではなく，顎関節や咀嚼筋も含め，顎口腔系全体に目を向けなければならないと主張した[1]．
　Stallardは，ナソロジーという造語の考案，天然歯の理想咬合の研究[2]などと理論面でMcCollumに協力した．一方Stuartは，McCollumと協力し1929年にパントグラフの先駆となったナソグラフを開発，1934年にはナソグラフによって得られた測定結果を咬合器上に精密に再現することを目的としたナソスコープという全調節性咬合器を開発するなど，器械面でナソロジーの基盤をつくった．
　以下に初期のナソロジーを支える重要な考え方であるヒンジアキシス理論と中心位，そしてバランスドオクルージョンについて解説する．

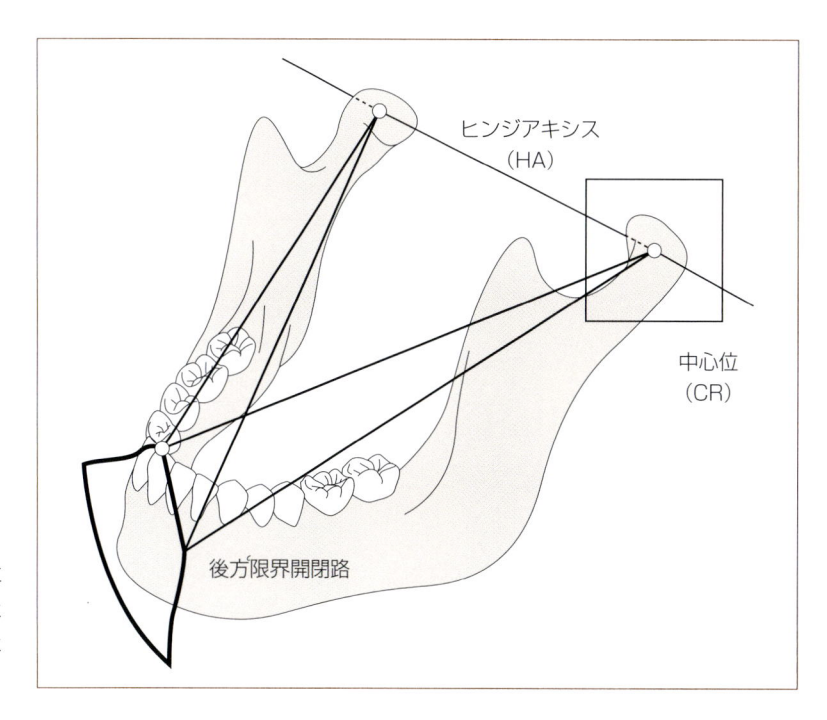

図1　ヒンジアキシスと中心位
　ヒンジアキシスとは，左右側の下顎頭が純粋に回転運動したときの回転中心となる軸．蝶番軸ともいう．中心位はヒンジアキシス理論の基準位となる（目で見る咬合の基礎知識．164より）

3　ヒンジアキシス理論

　ヒンジアキシスとは，左右側の下顎頭が純粋に回転したときに，その回転中心となる軸で，下顎頭が下顎窩内のどの位置にあっても下顎頭が回転すればヒンジアキシスはさまざまな位置に現れる．すなわち，下顎運動はヒンジアキシスを中心とした回転とヒンジアキシスの移動によって成立する．このうち，下顎が最後上方にあるときのヒンジアキシスをターミナルヒンジアキシスと呼び，このとき下顎は回転運動のみを行うが，この下顎位を中心位と呼ぶ．

　ターミナルヒンジアキシスは再現性があり，安定した後方基準点とされ，下顎位の再現や下顎運動の計測に用いられる[1, 3]．

4　中心位

　下顎頭が下顎窩内で緊張することなく最後上方に位置し，そこから自由に側方運動を行えるときの頭蓋と下顎の位置的関係を中心位という[5]．すなわち，中心位は本来，咬合接触とは無関係の，頭蓋に対する下顎の位置である．

　McCollumは，咬頭嵌合位が中心位と一致しない状態は病的であり，このことにより咬耗や歯周病，顎関節障害などが誘発されるとし，有歯顎の補綴に際しては，両者を一致させるべきと主張した．

　ナソロジーの臨床術式では，ターミナルヒンジアキシスを測定して咬合器に正確に移し，さらに下顎運動を計測し咬合器上に再現することが提唱された[4]（図2，3）．

　ターミナルヒンジアキシスの測定と記録は，三つの重要な意味をもつ．すなわち，

　①　生理学的に最適な下顎位（中心位）の記録
　②　咬頭嵌合位の決定（咬合採得）
　③　下顎運動の始発点の決定（生体のヒンジアキシスと咬合器のヒンジアキシスを一致させる）

である．

　さらに，この下顎位では下顎は純粋な回転のみを行うので，下顎がこの位置にあるときには，生理的許容範囲内であれば咬合高径を技工室で変化させても問題ない．こうしたことは，ナソロジーが単に理論的なだけでなく実践的であることの証であり，各方面に影響を与えた理由でもある．

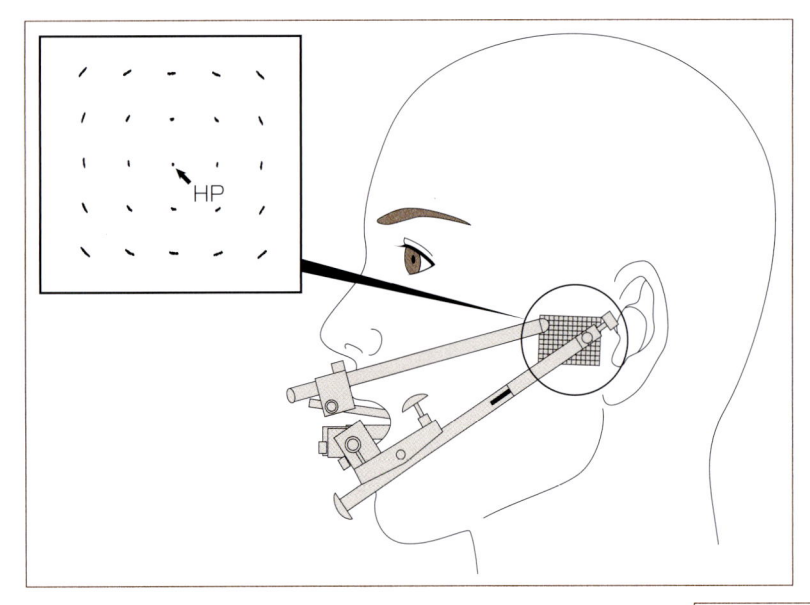

図2 ヒンジアキシスを利用した後方基準点の決定
実際の下顎の開閉運動軸と咬合器の開閉運動軸を一致させるためには，ヒンジアキシスの計測を行い，これを後方基準点とする．患者の下顎歯列にヒンジアキシス・ロケータを固定し，顎関節相当部の皮膚面上に置かれた方眼紙上でスタイラスが描く軌跡を試行錯誤的に測定する．下顎の開閉口運動時に一点で回転する位置を求める．（目で見る咬合の基礎知識．164より）

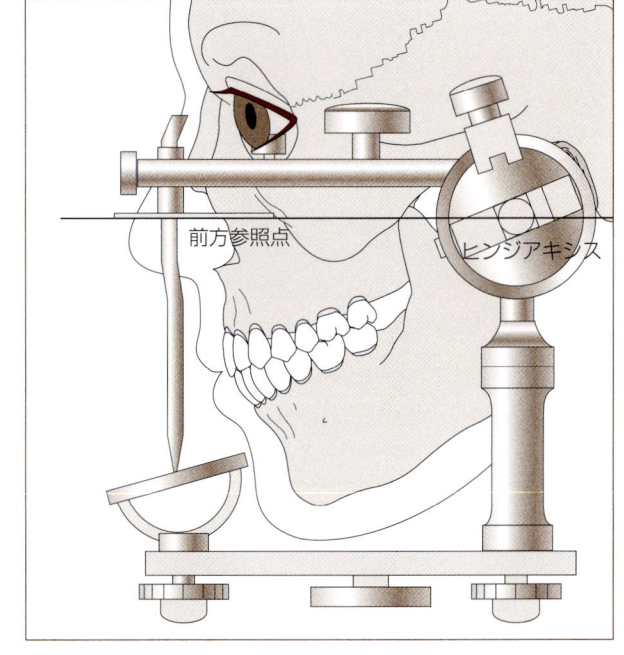

図3 咬合器上でのヒンジアキシスの再現
ヒンジアキシスを測定し咬合器上にトランスファーすれば，咬合器の開閉運動は蝶番運動を正確に再現できる（目で見る咬合の基礎知識．164より）

5 バランスドオクルージョン

バランスドオクルージョン（図4）は，咬頭嵌合位と下顎運動の全過程において，すべての歯が同時に接触するような咬合で，両側性平衡咬合とも呼ばれ，全部床義歯のための咬合として発案された．

McCollumは，この概念を踏襲し，有歯顎においてもバランスドオクルージョンを与えるべきだと主張した．Grangerは，バランスドオクルージョンの特徴を「下顎の偏心運動時にすべての歯が同時に接触し，咀嚼運動中に発生する側方圧と緊張を各歯と各顎関節とが生理的に分担できる範囲内まで軽減するために有効である」と述べている[6]．

初期のナソロジーでは，このバランスドオクルージョンが天然歯の理想咬合とされた．しかし，後にこの考えは修正されることになる．

全部床義歯は柔らかい粘膜の上に装着され，機能時に比較的大きな動揺がある．さらに，全部床義歯には，早期接触などの個々の咬合接触の異常を感知するセンサーはない．

第4章

有歯顎の咬合理論の展開

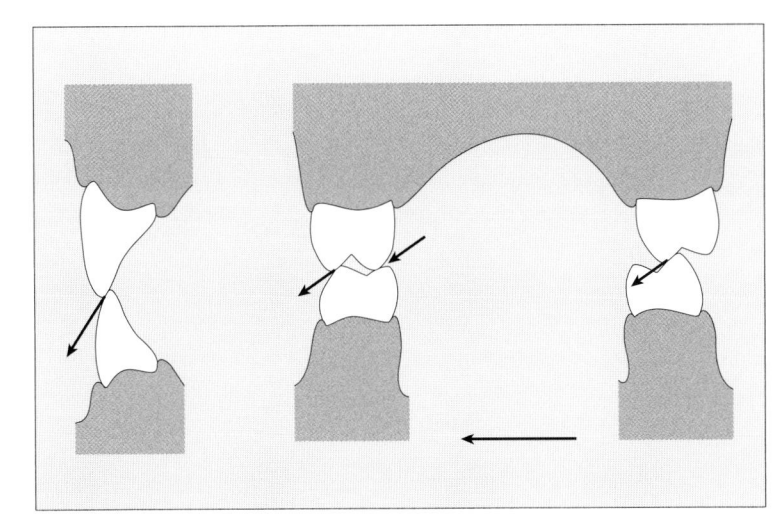

図4　バランスドオクルージョン
　現在では総義歯の理想咬合と考えられているが，初期のナソロジーでは，有歯顎の咬合再建においてもバランスドオクルージョンを採用していた（目で見る咬合の基礎知識．105より）

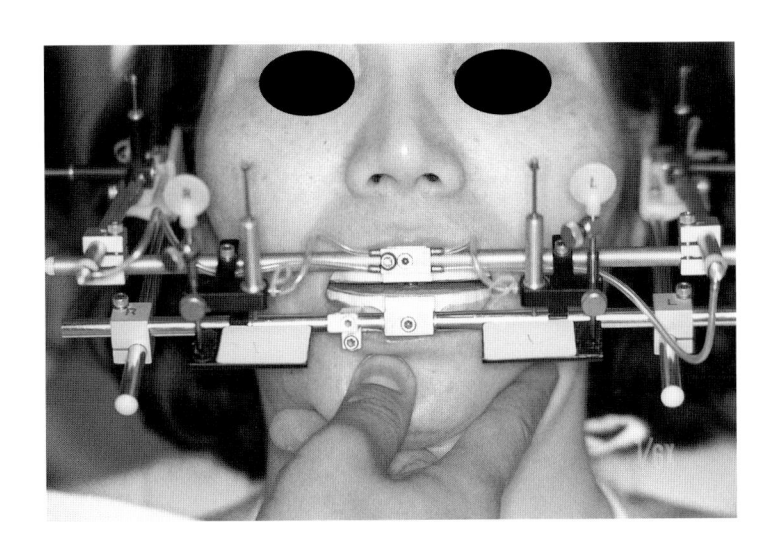

図5　パントグラフ
　下顎運動の測定と全調節性咬合器使用を目的として行われる．下顎の前方，側方運動を口腔外に設けた記録版に描写し，記録する方法．描記される顆路は三次元的な実際の顆路とは異なる可能性はあるが，下顎運動解析の基本であるベネット運動，ベネット角，イミディエイト・サイドシフト，フィッシャー角など可視化される意義は高い

図6　スチュアート咬合器
　Stuartによって1955年に開発された全調節性咬合器．四つの顆頭球と四つの顆路指導板をもつ．内側の二つの顆頭球と指導板は側方顆路調節用に用いられる．Gnathological Computerとも呼ばれ，現存する咬合器中最高の再現精度をもっているといわれる

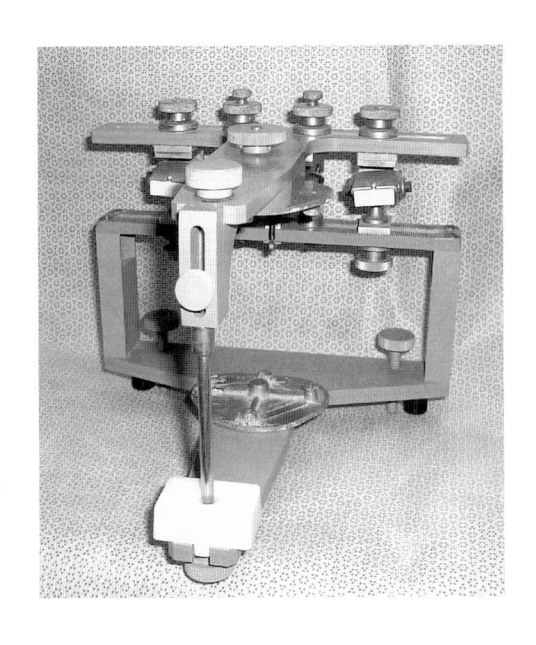

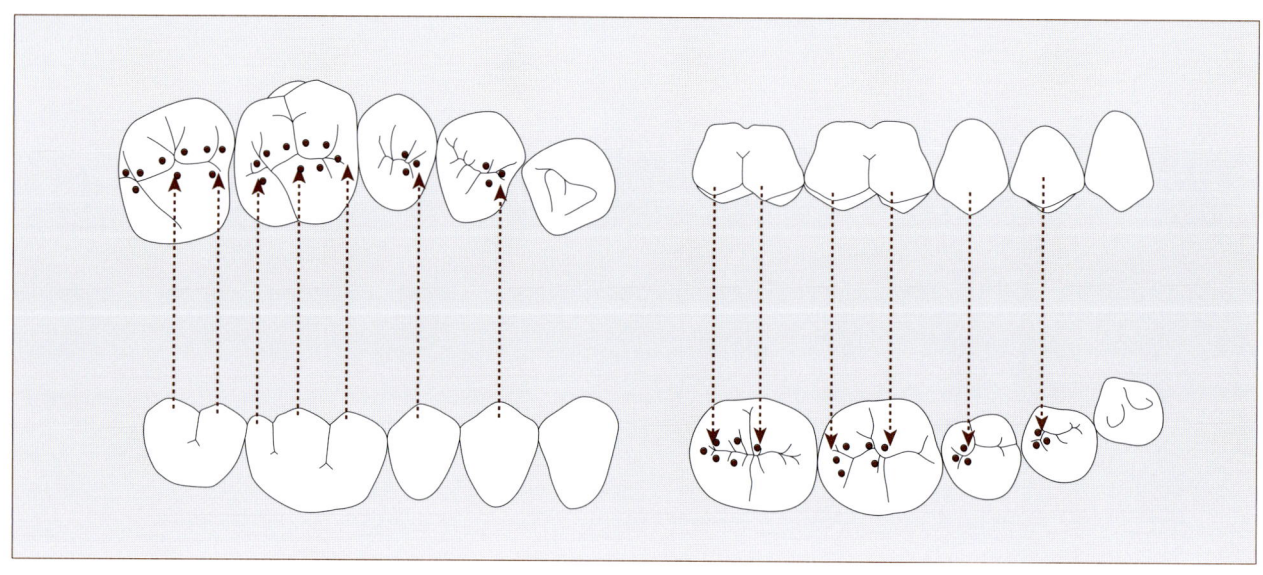

図7 1歯対1歯咬合（カスプトゥフォッサ）
　各臼歯の機能咬頭が，対向する同名歯の咬合面小窩に1歯対1歯の関係で噛み込む咬合様式がナソロジーでは理想とされた．咬合力を歯の長軸方向に向け，歯間を離開させずに食片の圧入を防ぐという利点をもつ．1949年，P.K.Thomasによって，1歯対1歯咬合を再現するためにカスプ・フォッサワキシング法が考案された．

　これに対して，有歯顎の補綴においては，補綴装置の動揺は全部床義歯に比べるとないに等しい．咬合接触は，歯の自己受容器によって感知されるが，これは全部床義歯に比べてはるかに鋭敏で，しかもこの細かな咬合接触の情報が顎運動の調節に関与する．
　したがって，有歯顎においてバランスドオクルージョンを達成するためには，精密な下顎運動の再現と技工作業が要求される．このため，ナソロジーでは，顎運動を再現するためのパントグラフ（**図5**）や精密な全調節性咬合器であるスチュワート咬合器（**図6**）が考案されたのである．

6　ナソロジーを支える理論の変遷

　ナソロジー学派の臨床術式は，ターミナルヒンジアキシスを求めることから始まる．
　ターミナルヒンジポジションでは下顎頭は関節窩内で最後上方にあり，このときの上顎に対する下顎の位置が治療の基準，すなわち中心位である．この中心位と咬頭嵌合位が一致するように，フルマウスリハビリテーションによって咬合を再構成する．そして，偏心運動時の咬合様式として，初期のナソロジーではバランスドオクルージョンが採用されていた．
　しかし，これらの理念は，研究，臨床データの蓄積とともに変更されていくことになる．特に咬合様式の変化は，それ以後の咬合器発展の流れをも変える大きな変革になったのである．

7　バランスドオクルージョンから犬歯誘導へ

　当初McCollumらは，バランスドオクルージョンを治療のゴールと考えていた．しかし，ナソロジー学派の中心人物の一人であるStuart[7〜10]は，1957年，臨床経験に基づきバランスドオクルージョンを天然歯に付与した場合，咬耗が発生し中心位の早期接触，咬合干渉，特に側方運動時に平衡側の咬合干渉が起こり，歯周組織の負担過重や顎機能を阻害する原因となることを指摘した．
　全部床義歯のフルバランスの咬合において，人工歯は経年的に自動削合されていくが，有歯顎では均一に咬耗するとは限らず，早期接触が起こることもあり，なんらかの不具合が生じてくる．また，すべての症例にバランスドオクルージョンを付与するこ

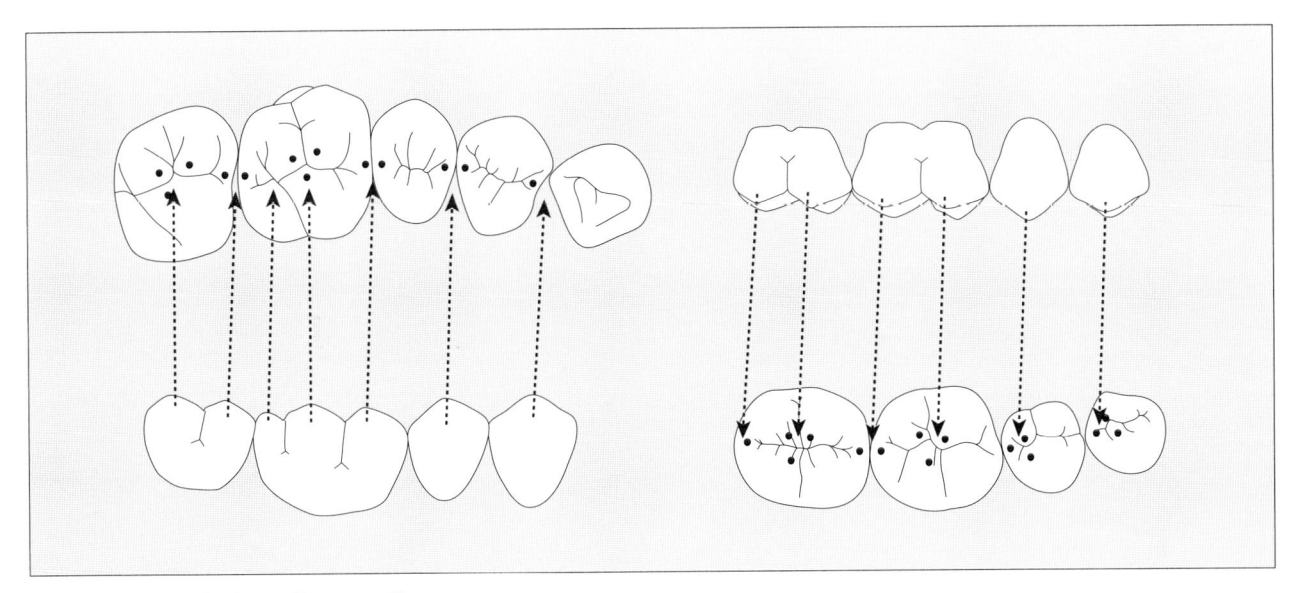

図8 1歯対2歯咬合（カスプトゥリッジ）
　機能咬頭が対向する2歯の隣接面部辺縁隆線に噛みこむような咬合．アングル1級の咬合関係を持つ天然歯列に多く見られる（目で見る咬合の基礎知識．93より）

とは，技術的にもきわめて困難で，無理に付与しようとすると，咬頭が不自然に高くなったり，咬合面の頰舌径が異常に広くなったり，あるいは咬合高径が極端に大きくなったりといった不具合が生ずるケースもあった．

StallardとStuartは，このようにバランスドオクルージョンを与えた多くの症例が失敗に終わったことを知り，このような咬合が有歯顎の理想咬合といえるかどうか疑問を抱くようになったのである．

そこで彼らは，天然歯の咬合様式としてのバランスドオクルージョンを否定し，天然歯の理想咬合としてミューチュアリー（カスピド）・プロテクティッドオクルージョンを提唱し臨床に導入した．

このミューチュアリー・プロテクティッドオクルージョンとは，中心位では臼歯のみがカスプトゥフォッサ（**図7**）の関係で接触し，前方咬合では切歯のみが接触し，側方咬合では犬歯のみが接触するような咬合をさす．

すなわち，中心位では臼歯が前歯を保護し，前方運動時には切歯が，側方運動時には犬歯が臼歯を保護するためこの名称がある．

D'Amicoのいういわゆる犬歯誘導咬合は，側方運動時に上下顎犬歯のみが接触し，前歯，臼歯はすべて離開する臼歯離開を目的とした咬合様式であり，犬歯誘導咬合はこのミューチュアリー・プロテクティッドオクルージョンとは厳密には異なる．

その後，Stallardによって補綴的理想咬合としてのオーガニックオクルージョンという言葉に改められたが，バランスドオクルージョンからミューチュアリー・プロテクティッドオクルージョンに変更されることによって，後に広く普及したナソロジーにおける咬合再構成（オクルーザルリコンストラクション）の術式が確立した．

ナソロジストは，この場合にも下顎運動の正確な記録と再現が必要とし，ナソロジーの技術を用いて精巧な咬合を作り上げるのである．その術式の骨格は，咬頭嵌合位を中心位に設定し，ミューチュアリー・プロテクティッドオクルージョンの咬合を付与することにある．

咬合調整や少数歯の補綴によって簡単に与えられるような咬合ではなく，結局はフルマウスリハビリテーションのための咬合であるため，全顎を一度に支台歯形成して印象採得を行い，全調節性咬合器を使用して間接法により補綴装置を作製する．

表 咬合の概念

- **犬歯誘導咬合**
  下顎の偏心運動を犬歯が誘導すること．その他の前歯，臼歯はすべて離開する咬合様式であり，臼歯離開を目的として付与される．1958年D'Amicoによって提唱された

- **ミューチュアリー・プロテクティッドオクルージョン**
  Mutually（相互），Protected（防御），Occlusion（咬合）．咬頭嵌合位ではわずかに前歯が離開し，前方運動時には切歯が咬合接触し，側方運動時には犬歯が誘導する咬合様式である．すなわち，中心位では臼歯が前歯を保護し，前方運動では切歯が犬歯と臼歯を保護し，さらに側方運動では犬歯が切歯と臼歯を保護するためこの名称がある

- **オーガニック・オクルージョン**
  ① 中心位と咬頭嵌合位が一致
  ② 臼歯群はカスプ・フォッサの関係で対合歯と3点接触で噛み合う（このとき前歯は25μm程度離開）
  ③ 前方運動は前歯群によりガイドされる
  ④ 側方運動は犬歯によりガイドされる

　この修復補綴装置は，間接法によって生ずるすべての誤差を修復するために，セメント合着の前にリマウント操作を何回か行い，理想とする咬合様式が正しく確立できるようにすることになる．

　しかし，臨床的には有歯顎の咬合再建において，バランスドオクルージョンでなくてもよいということになると，McCollumが目ざしたような高い精度の調節性をもつ咬合器は必要ないということになる．したがって犬歯誘導の導入は，咬合器発展の流れを変えた重大な出来事となる．それゆえ，スチュワートインスツルメント以後，これ以上の調節性を備えた咬合器は出現していない．

　また，現在のクラウン・ブリッジ臨床をみても，咬合の概念としてはこの犬歯誘導を基盤としており，準全調節性，半調節性，準半調節性といった広義の半調節性咬合器がおもに用いられているのも，この流れの延長線上にあるといえる**(表)**．

8　グループファンクションとその後の変遷

　ナソロジーの臨床術式と理論体系は，初期のナソロジストらによって確立され，現在に至るまで，補綴臨床に大きな影響を与えた．

　しかし，ナソロジーの手技は複雑で達成が困難であり，また経済的でなく社会性に欠けると批判されてきた．そこでその後，術式を簡素化して一般化する方法が試みられてきた．

　D'Amicoの犬歯の優位性の考え方に疑問をもったSchuyler[11]は，1961年にグループファンクションドオクルージョン**(図9)**を提唱した．側方運動の作業側で上下顎歯が複数同時接触し，グループとして咬合力を分散させる咬合様式と定義され，大多数の成人がもつ咬合様式である．

　当初，側方運動時に作業側の中切歯から最後臼歯までのすべての歯を接触滑走させて，これらの歯によって側方圧を分担させ，バランスドオクルージョンから非作業側における歯の接触（クロス・アーチ・バランス）をすべて除去し，さらに作業側の舌側咬頭どうしの歯接触（クロス・トゥース・バランス）を取り除くのが最良であるとされた．

　咬合様式は以下のように特徴づけられている．
① ロングセントリック理論**(図10)**の導入
② 側方運動時における作業側の全歯による側方圧の分担
③ 側方運動時における非作業側の歯の接触防止

　ロングセントリックとは，中心位と咬頭嵌合位との間に与えられる咬合高径の変化を伴わない，0.2〜0.75mm程度の前後的な"あそび"である．

　1953年にSchuyler[12]によって提唱され，ナソロジー学派が主張するポイントセントリックに対して

第4章 有歯顎の咬合理論の展開

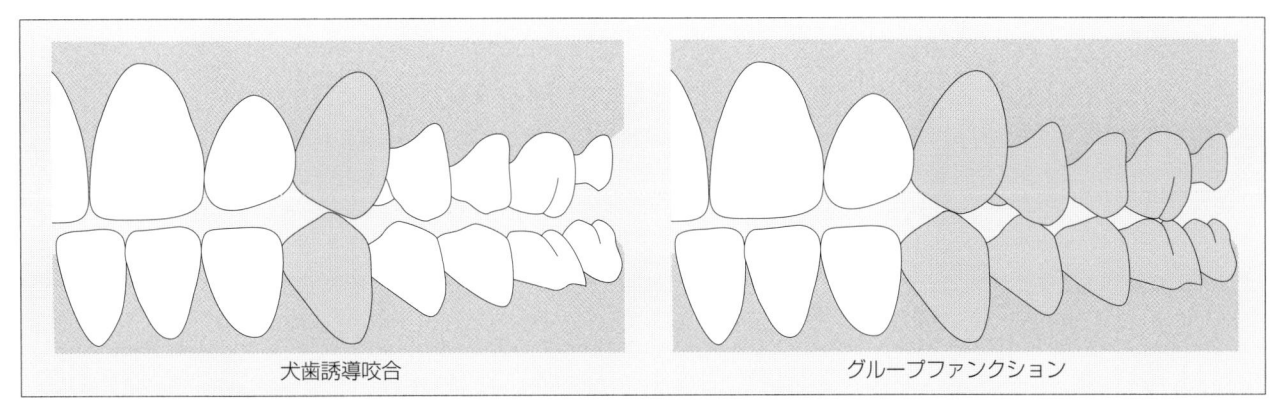

図9 犬歯誘導咬合とグループファンクション
　犬歯誘導咬合は，側方運動時に上下顎犬歯のみが接触し，前歯，臼歯はすべて離開する臼歯離開を目的とした咬合様式である．一方グループファンクションは，側方運動時に作業側で上下顎歯が複数同時接触し，グループとして咬合力を分散させる咬合様式と定義され，大多数の成人がもつ咬合様式である

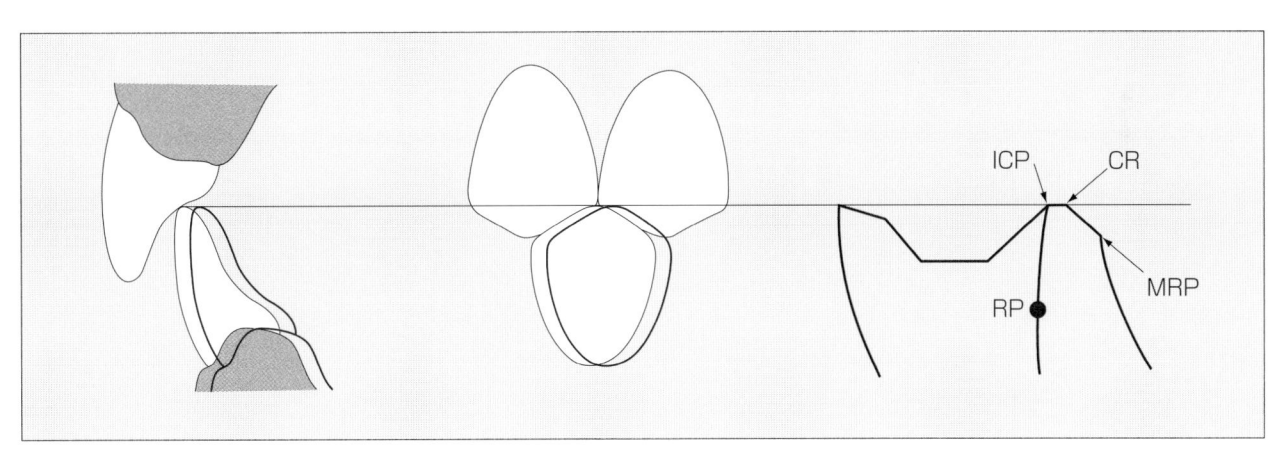

図10 ロングセントリック
　ロングセントリックとは，フリーダムインセントリックオクルージョンの概念の一つ．中心位と咬頭嵌合位との間に与えられる咬合高径の変化を伴わない，0.2～0.75mm程度の前後的な"あそび"を持つ咬合のこと．図ではICP：咬頭嵌合位，CR：中心位，MRP：最後退位，RP：下顎安静位を示すが，必要なロングセントリックの量は中心位CRにおける咬合接触部位と咬頭嵌合位における咬合接触部位とのずれの大きさに相当する（目で見る咬合の基礎知識．218より）

出された考え方である．中心位と咬頭嵌合位が一致しているような人は非常に少ないため，ある程度の領域を設定したほうが現実的であるとした．これによって，中心位と咬頭嵌合位とがともに生理的に機能し両者の不調和が解消され，その結果，咬合処置の完了後，早期に快適な状態が得られると述べている．

　この考え方はパンキー・マン・スカイラー（PMS）システムという術式に発展していく．PMS法はPankey，Mann，Schuylerがその方法を確立

した．基本的にはMonsonの球面説（**図11**），MeyerのFGPテクニック（**図12**）ならびにSchuylerの切歯指導の概念，およびロングセントリックを理論的背景としている．

　ブロードリック咬合平面分析板（broadric occlusal analyzer）（**図13**）の使用やアンテリアガイダンスの決定法，下顎咬合面の製作法などの改良がなされ，独自の変遷を遂げた．

　しかしながら，ロングセントリックを臨床で付与することは容易ではなく，セントリックの保持が不

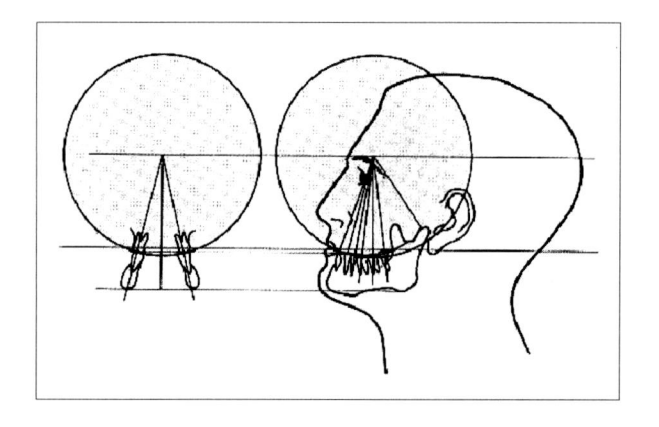

図11　Monsonの球面説
　Monsonは1920年に下顎運動を幾何学的なパターンに当てはめて単純化した球面説を唱えている．これは，下顎第一小臼歯から最後臼歯の頬側咬頭を連ねたスピーの彎曲を前後左右すべての運動にまで拡大し，左右顆頭，下顎切歯点を含むいわゆる一辺10cmのボンウィル三角を含むものとし，歯列や咬合面の状態は4インチ半径のモンソン球面を基準とするという説である．モンソンカーブから発展し，側方的咬合彎曲の方向がそれと一致する彎曲であれば，モンソンカーブ，そうでなければアンチモンソンカーブと呼び分ける場合がある．この理論はPMSテクニックやブロードリック咬合平面分析板などに応用されている

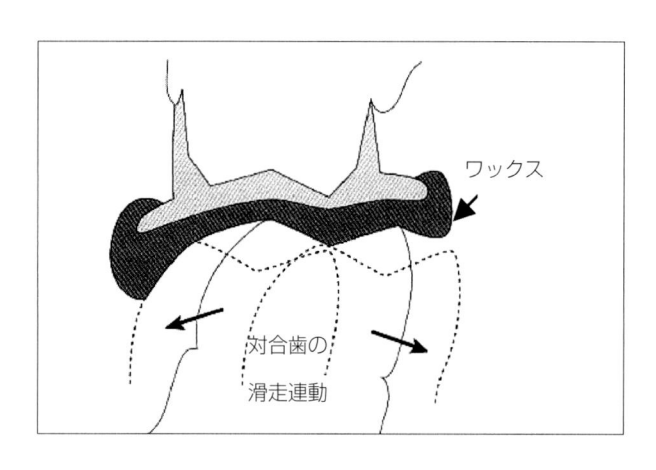

図12　FGPテクニック
　複雑な調節性咬合器を使用することもなく，患者の機能運動に調和した補綴装置を比較的簡単に作製しようとするもの．補綴しようとする歯の対合歯の機能的な滑走運動を口腔内で三次元的にワックスに彫刻させて記録し，このワックス記録に石膏を注入して対合模型とし，補綴装置をワックスアップする方法

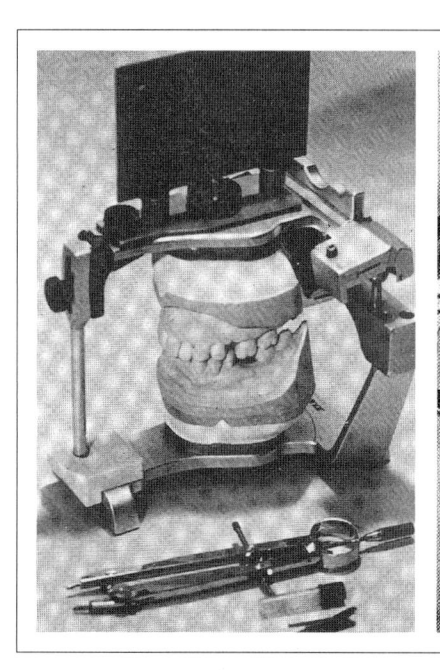

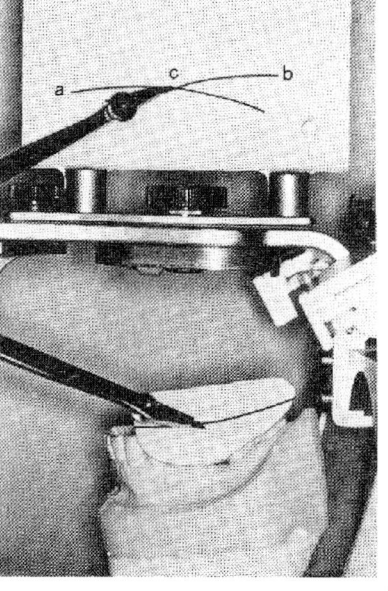

図13　ブロードリック咬合平面分析板
（broadric occlusal analyzer）
　咬合平面の分析や，補綴治療の際に咬合平面を決定するのに用いる装置である．下顎臼歯部の頬側咬頭頂を連ねた彎曲を半径4インチの円弧（彎曲）として分析し，咬合平面（彎曲）と決定する．図のaは犬歯遠心隅角を前方基準点として，bは最後臼歯遠心頬側咬頭頂もしくは咬合器の顆頭球を後方基準点として半径4インチの円弧を描記したもので，両者の交点cを咬合平面分析点として求める（目で見る咬合の基礎知識．102より）

第4章 有歯顎の咬合理論の展開

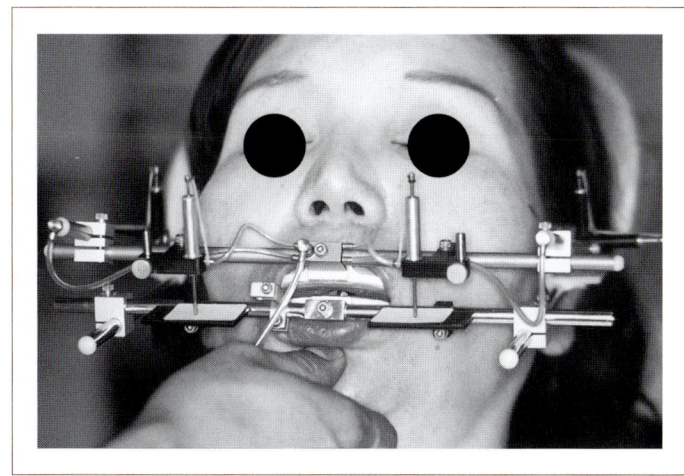

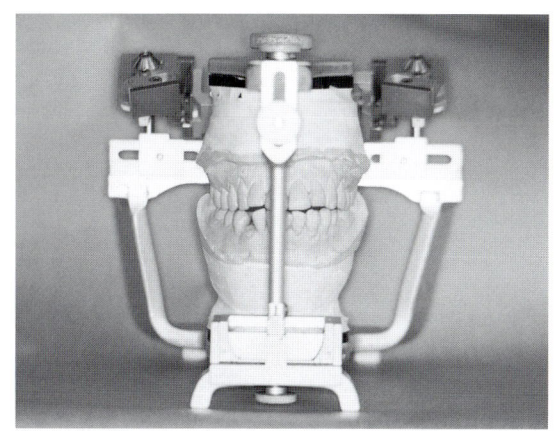

図14 ニューマチックパントグラフとデナー咬合器
Guichetによって開発された弾筆構造をもつニューマチックパントグラフと全調節性のデナーD5A咬合器．D5Aは1974年に発表されたもので，D4Aの改良型である．D4Aはナソロジカルインスツルメントとして初めてマッカラム型の2軸機構から1軸機構を取り入れ，大臼歯咬合面に影響を与えるイミディエート・サイドシフトを容易に再現できるようにした画期的な咬合器である

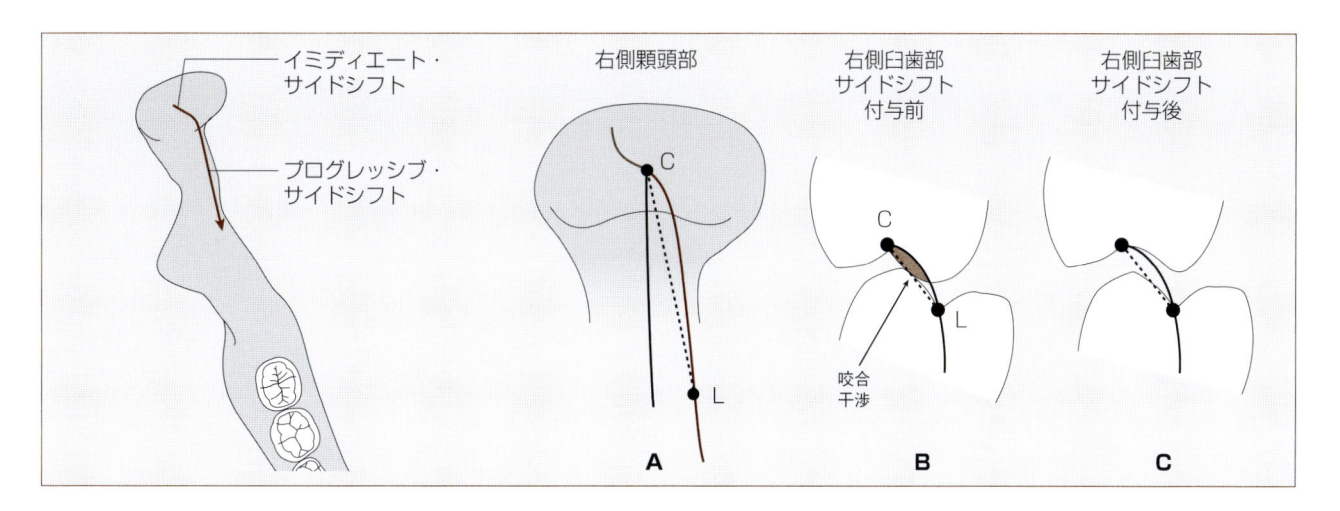

図15 イミディエート・サイドシフト．
サイドシフトとは，側方滑走運動時の非作業側下顎頭の内方への下顎の動きをいうが，早期に側方移動するイミディエート・サイドシフトが大きいと作製する補綴装置の臼歯部咬合面に咬合干渉を生ずることがある．
Guichetはベネット運動を含む側方顆路の再現にあたっては，まず真横にイミディエート・サイドシフトを与え，ついでプログレッシブ・サイドシフトの内側を調節する考えを導入した．イミディエート・サイドシフト機構をもつ咬合器を側方チェックバイトによって調整した場合には，非作業側臼歯部に適切なクリアランスが生ずる（目で見る咬合の基礎知識．44，120より）

確実で，患者は上下歯列を絶えず前後に滑走させる反面，咬合面が咬耗する危険がある．
同じく，側方運動時にベネット運動に適応させるため，左右水平的な遊びを設けるワイドセントリックがSchuylerによって提唱されたが，いずれも技術的に困難な術式である．
また，グループファンクションについても，側方運動時に作業側のすべての歯を接触滑走させる

A. 最後方位　　B. 後上方位

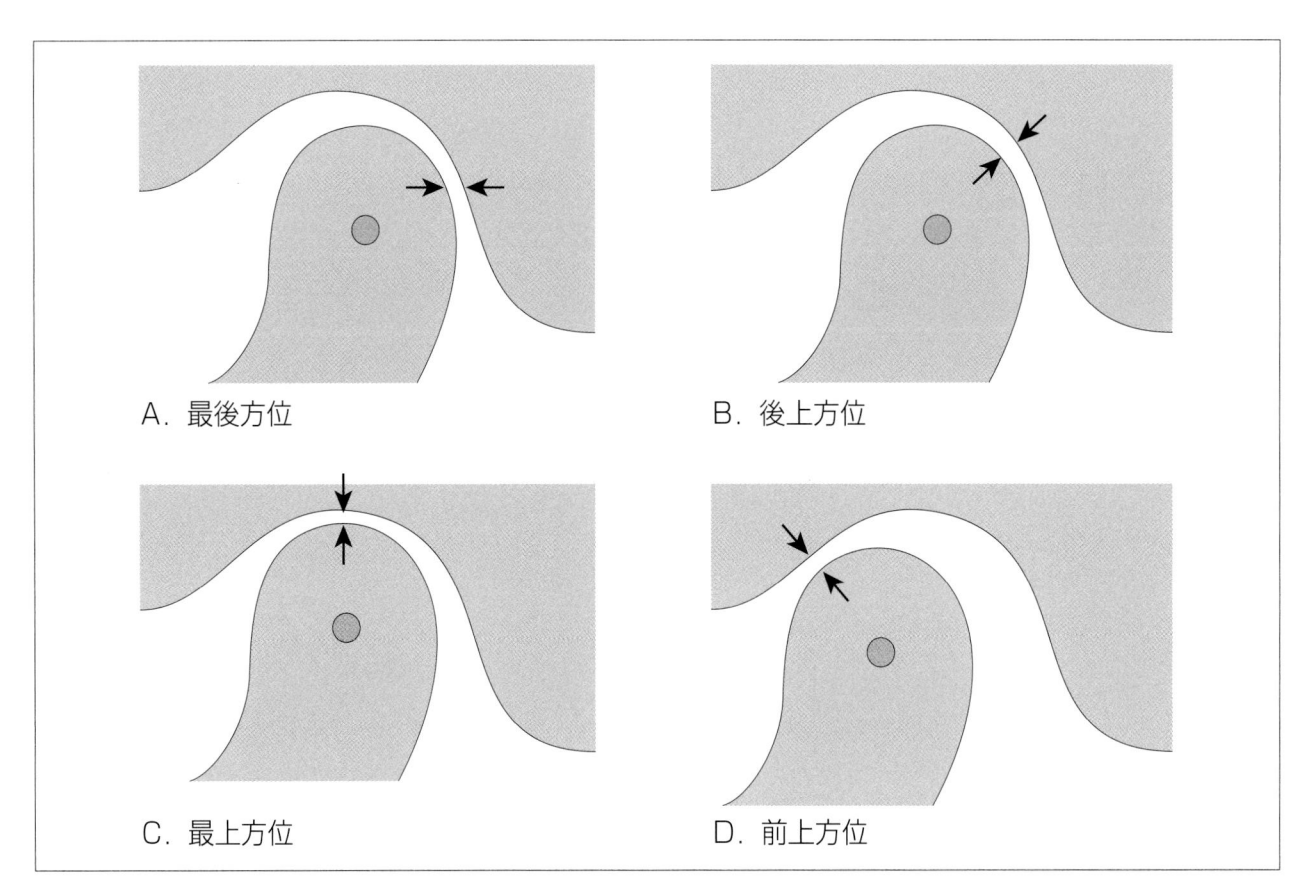

C. 最上方位　　D. 前上方位

図16　中心位の変遷：下顎窩内の顆頭の位置
　A：最後退位．この位置でヒンジアキシスを回転軸とした純粋な回転運動が行われるとされ，顎関節の構造により規制されるため再現性が高いと考えられた
　B：下顎頭を後方に押さえただけでは下顎窩内で安定した位置に固定できないとされ，後上方位で下顎頭を安定させることが主張された
　C：下顎頭を下顎窩内で最上方に位置させるという考えもある
　D：現在では無理なく蝶番回転運動をするには，下顎頭を下顎窩内の前上方に位置させるのがよいとされる（目で見る咬合の基礎知識．163より）

のは困難であることから，「1本以上の臼歯が接触する場合をすべてグループファンクションに含む」とGPT-5（1987）からは定義の拡大がなされている．
　一方，ナソロジーの術式や装置は，その後改良がなされた．
　Guichet[13]は，操作性が飛躍的に向上したパントグラフを発表し，さらに1967年にベネット運動再現のためのイミディエート・サイドシフト機構を採用した全調節性咬合器**(図14)**を開発した．
　イミディエート・サイドシフトの運動量はわずか1.5mm以内[14]であるが，この運動の影響が直接大臼歯部に現れるため，下顎運動が咬合面に与える要素のうちで特に重要視されている．

　Guichetは，この機構により咬合器の平衡側顆路を生体のそれよりも外側を通すことで，平衡側の咬頭干渉を避けることができるとした．
　この考えは，従来からの生体の下顎運動をとにかく正確に再現しようという考え方でなく，咬合器の顆路を生体とはすこし変えて，製作された補綴装置が顎機能を障害する危険性を未然に防ごうとするものである．
　1973年Lundeen[14]は，イミディエート・サイドシフト**(図15)**を除外すると，プログレッシブ・サイドシフトは7.5°の直線とみなすことができるので，イミディエート・サイドシフト量のみを計測し，咬合器に再現すればよいことをとなえた．

デナーマークⅡ, ニューオクルーゾマチックなどの咬合器は, このような考えに基づく機構を備えている.

9 中心位の変遷

一方で, 中心位の定義は時代とともに変化してきた (図16).

ナソロジー学派においては, McCollumが, 下顎窩内において顆頭が最後退位にあるときの顎位を中心位とし, その後Granger[15]によってその位置が後上方位となり, Stuartによって最後上方内側のいわゆる「RUMポジション」が提唱された.

ナソロジーでは中心位と中心咬合位は一致させるべきであるとしたが, Celenzaは, 臨床的に中心位と咬頭嵌合位が一致しない症例が多いという事実に基づいて, 下顎頭は下顎窩内において前上方にある状態が最も好ましいとした.

中心位が最後退位から前上方位に修正されたことによって, ターミナルヒンジアキシスを求めて咬合採得をすることが不可能となり, その後のナソロジー臨床術式は修正を余儀なくされたのである.

このように中心位の概念は変化しており, 研究者や臨床家によって定義が異なる場合もあり, 混乱の原因ともなっている.

現在のアメリカでの状況を知るために,「Journal of Prosthetic Dentistry」が7年に一度改訂して発行している補綴学用語集 (Grossary of Prosthodontic Terms : GPT) の最新版の記載を見てみよう.

アメリカ歯科補綴用語集第7版 (GPT-7 (1999))[16]では, 中心位は以下に示す①～⑦のように定義されている.

① 下顎頭が下顎窩内で関節円板の最も薄く血管の疎な部分に対合し, 関節結節の斜面と向き合う前上方の位置 (GPT-5).

② 上顎に対して下顎が最後方位をとり, そこから側方運動が可能で, かつターミナルヒンジアキシスを中心としてある程度上下顎が離開することが可能な位置 (GPT-3).

③ 下顎頭が下顎窩内で緊張のない最後方位をとり, そこから無理なく側方運動が行える下顎位 (GPT-1).

④ 一定の垂直的位置関係において側方運動が可能な上顎に対する下顎の最後方位 (Boucher, 1953).

⑤ 下顎頭と関節円板が最中央で最上方にあるときの上下顎の関係 (Ash, 1993).

⑥ 下顎頭が下顎窩内の最上方で最後方にあるときの下顎位.

⑦ 下顎頭を前上方に位置させて臨床的に決定される下顎位 (Ramfjord, 1993).

最近では, Celenzaが述べたように中心位を下顎頭が前上方とする考え方が一般的なようにも思われるが, 上述のように多様な定義があることは頭においておくべきであろう.

以上のように, 中心位に絶対的な位置はなく, さまざまなとらえ方で定義されている.

日本補綴歯科学会がまとめた歯科補綴学専門用語集[17]では,「中心位は歯の有無あるいは接触とは無関係で, 任意の顎間距離で存在する上下顎の位置的関係」と表現しているが, GPT-7と同じ定義を用いている.

おわりに

ナソロジーは, 単に補綴治療上の術式とその理論背景という枠にとどまらず, さらに大きな概念を含んでいた. それゆえ有歯顎の咬合理論について今日まで多大な影響を与えている.

ナソロジーでは, 咬頭嵌合位と中心位が一致していない場合や, 犬歯誘導が確立されず咬頭干渉や早期接触がある場合には, 顎機能に異常を生ずるため, これらの場合, ナソロジーの術式に沿ってオーラルリハビリテーションをしなければならないとした. この考えは長らく顎関節症の治療においても大きな影響を与え続けてきたが, 後に修正されることになる.

第5章

咬合と顎関節症，EBM

　咬合と顎関節症の関連性は，昔から議論され続けてきた．

　歴史的には，顎関節症のおもな原因は咬合であるという考えが広く受け入れられ，咬合治療により症状の緩和がはかられてきた．すなわち咬合論と顎関節症の治療は密接に関連づけて語られてきた．

　しかし最近では，Evidence Based Dentistryでいわれるいわゆる「科学的根拠」が少ないという理由から，咬合は顎関節症の病因としては昔ほど重要視されない傾向にある[1〜3]．

1 顎関節症とは

　顎関節症に対する考え方は，特にその病因論とともに変遷してきた．本章では，この顎関節症の概念の変遷を咬合論と絡めながらみていく．しかしその前に，まず顎関節症の概念について整理しておこう．

　顎関節症という病名は，1956年に上野により「下顎運動時の顎関節部の疼痛，雑音発生，開口障害等の症状を伴う慢性疾患の臨床診断名」[4]として報告され，現在でもこの病名が最も広く用いられている．

　顎関節症の病態としては，顎関節（図1，2）を構成する骨，関節円板，関節包・靱帯，咀嚼筋の四つの要素の障害が含まれる．

　顎関節症は，単一の病気ではなく，あるいは症候群でもない．似たような症状を示す複数の疾患群をまとめた総括的診断名である．すなわち，顎関節症という言葉は，集合詞であり，たとえば「かぜ」，「歯痛」などと同じようにいくつかの疾患をまとめたものである．したがって，当然のことながら，原因もマルチファクターだといわれている．

　日本のこの分野の専門学会の一つである日本顎関節学会は，2013年に顎関節症の概念（表1）および病態分類（表2）に関して学会としての考え方をまとめた．それによると顎関節症は，咀嚼筋の障害を主とするⅠ型，顎関節の障害を主とするⅡ型，顎関節円板の障害を主とするⅢ型，顎関節の変形を主とするⅣ型の4型に分類されている．

第5章 咬合と顎関節症，EBM

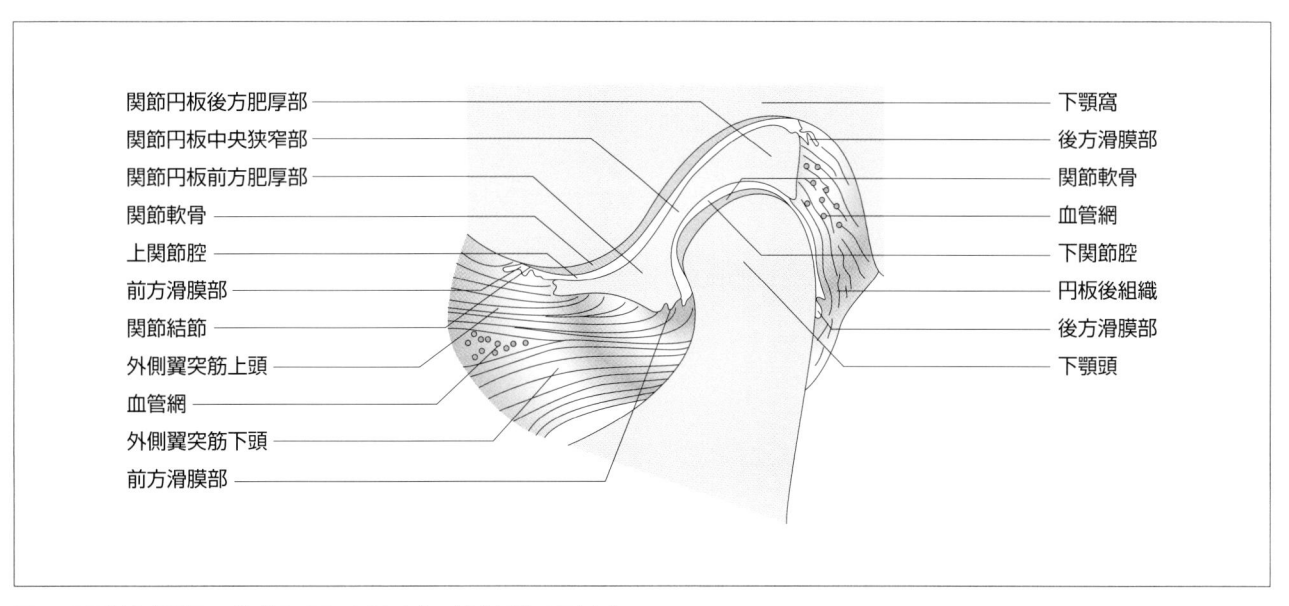

図1 顎関節矢状断面の模式図（目で見る咬合の基礎知識.47より）

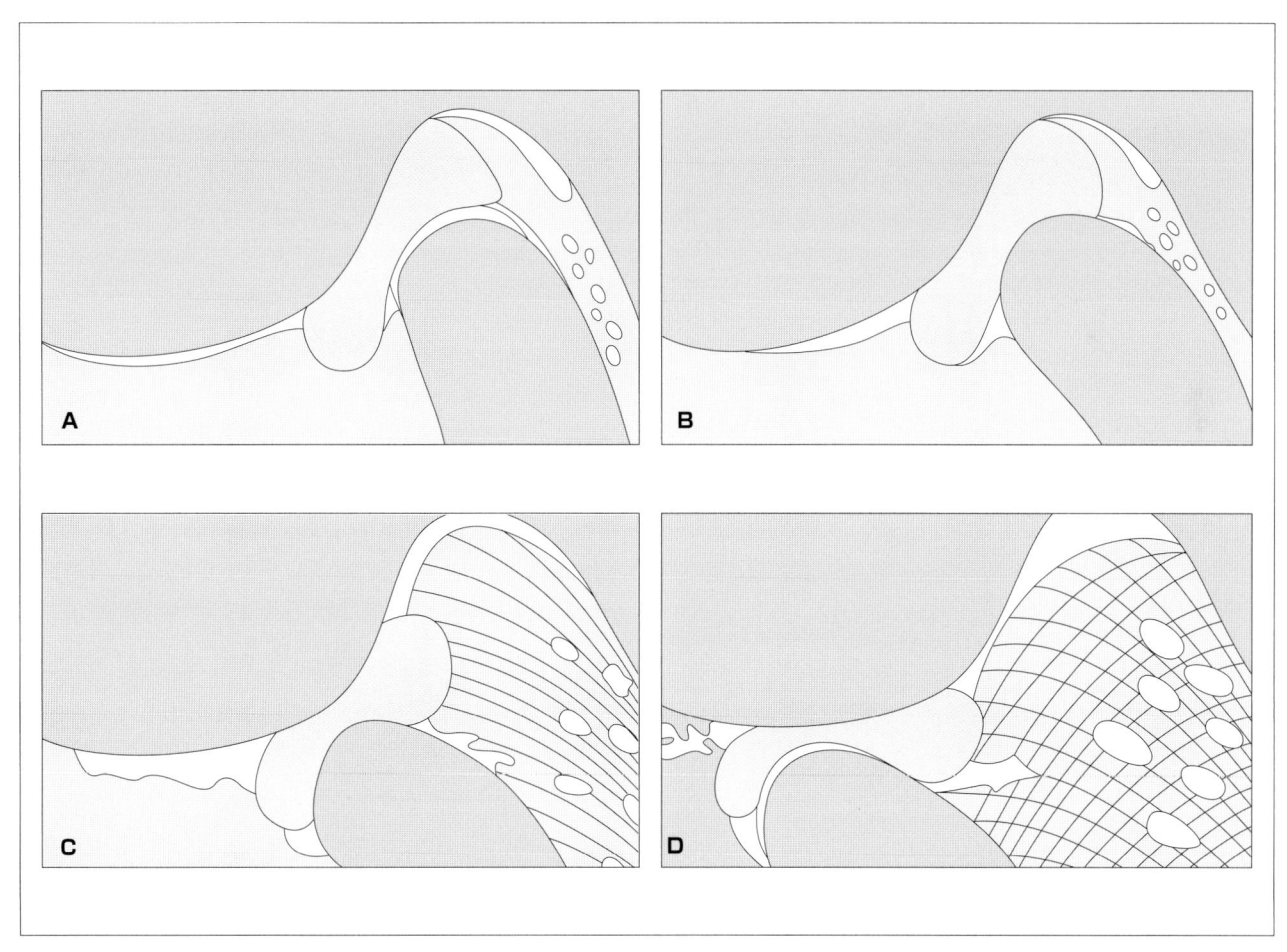

（ラベル：関節円板後方肥厚部，関節円板中央狭窄部，関節円板前方肥厚部，関節軟骨，上関節腔，前方滑膜部，関節結節，外側翼突筋上頭，血管網，外側翼突筋下頭，前方滑膜部，下顎窩，後方滑膜部，関節軟骨，血管網，下関節腔，円板後組織，後方滑膜部，下顎頭）

図2 開口時の関節円板と下顎頭の挙動
　顎関節運動は，回転と前下方への移動からなる．関節円板と下顎頭の間で回転が起こり，関節円板と関節結節の間では移動が起こる
A：咬頭嵌合位，B：下顎頭の回転運動，C：下顎頭は関節円板とともに関節結節後方斜面を移動，D：最大開口位（目で見る咬合の基礎知識．47より）

表1 顎関節症の概念（日本顎関節学会，2013）

顎関節症は，顎関節や咀嚼筋の疼痛，関節（雑）音，開口障害あるいは顎運動異常を主要症候とする障害の包括的診断名である．その病態は咀嚼筋痛障害，顎関節痛障害，顎関節円板障害および変形性顎関節症である．

表2 顎関節症の病態分類（日本顎関節学会，2013）

- 咀嚼筋痛障害
  myalgia of the masticatory muscle（Ⅰ型）
- 顎関節痛障害
  arthralgia of the temporomandibular joint（Ⅱ型）
- 顎関節円板障害
  temporomandibular joint disc derangement（Ⅲ型）
  a. 復位性　with reduction
  b. 非復位性　without reduction
- 変形性顎関節症
  osteoarthrosis/osteoarthritis of the temporomandibular joint（Ⅳ型）

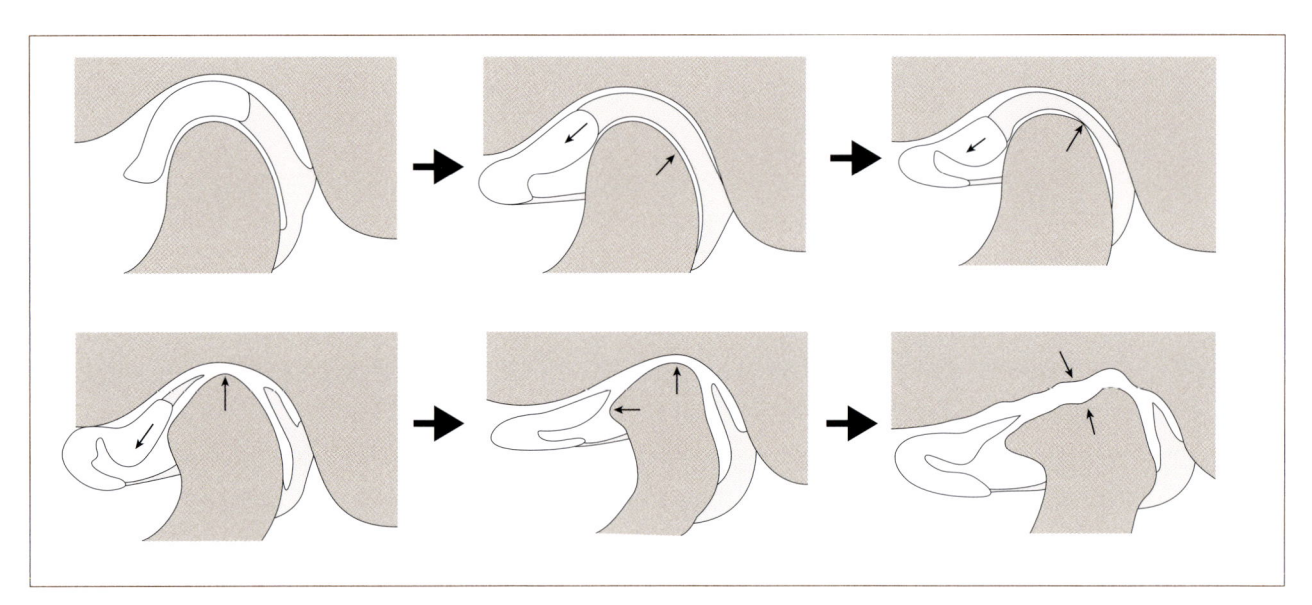

図3 顎関節内障進行の概念図
なんらかの原因で関節円板が前方に転位すると，関節円板は次第に変形し，さらに進行すると関節円板や円板後部組織に穿孔を生ずる．また関節軟骨に変性，破壊が起こり，下顎頭や関節結節の骨吸収によって，その形態が粗造化，扁平化を起こしたりする．さらに進行すると関節円板は断裂し，原型をとどめなくなる（目で見る咬合の基礎知識．50より）

また，顎関節症分類のⅢ型に分類され，顎関節内部に障害のあるものを特に「顎関節内障」というが，顎関節症の患者の6～7割を占めるとされている（図3）．

2　顎関節症の概念の変遷

顎関節症の文献的記載の最初は1842年Cooper[5]に始まるが，この当時の顎関節疾患に対する概念は脱臼とほぼ同じものであったと考えられる．ところが，1920年代に顎関節疾患と咬合の関連性が主張され始めた．

1934年にCosten[6]は，歯の欠損や咬耗による低位咬合が原因となって下顎頭の関節窩内での位置を変化させ，この部の骨の圧迫，穿孔，周囲神経の刺激により頭部，顎関節の症状が発生すると主張し，咬合との関連を主張した．

このことにより，それまで外科領域で脱臼と同様に取り扱われていた顎関節症が歯科疾患として認知されるようになったのである．

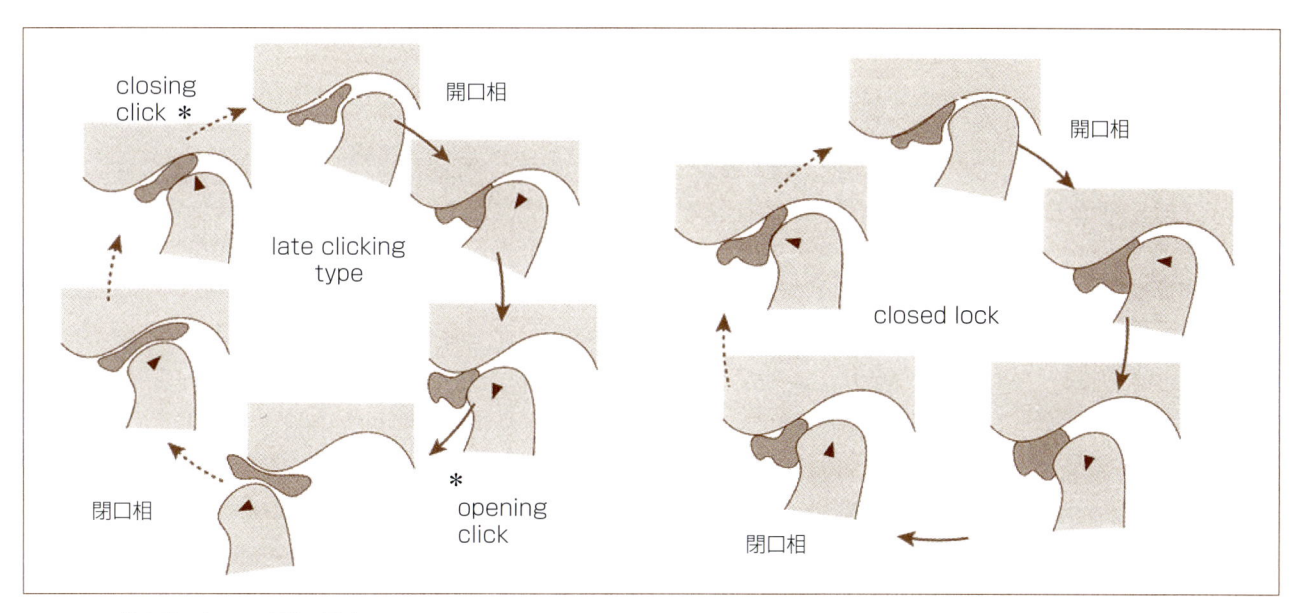

図4 顎関節内障の主要な病態の模式図

　顎関節内障のなかにも細かな病態が存在する．関節円板が下顎頭の前方に転位している状態を「関節円板前方転位」と呼ぶが，開口時に関節円板が正しい位置に戻るものと戻らないものとに大別できる．
　図のレイトクリッキングとは開口時に「コクッ」という感じの関節音，すなわちクリックを生じ，関節円板が正常な位置に戻り，さらに閉口すると鈍いクリックを生じて円板が再び転位してしまうものである．
　一方，クローズドロックとは，どのような下顎運動を行っても関節円板が前方へ転位したままで，下顎頭が運動できず，口が十分に開かないといった開口障害の状態をさす（目で見る咬合の基礎知識．51より改変）

　その後，ナソロジーの発展とともに，顎関節症の治療として咬合調整や全顎にわたる補綴治療による咬合再構成が頻繁に行われるようになった．このような考えをまとめたものとして，ナソロジー学派の一人であるGuichetは，1963年に咬合病Occlusal Diseaseという考え方を提唱した[7]．Guichetによれば，咬合病とは咬合の不調和に起因して生ずる咬耗，ブラキシズム，歯周組織の損傷，咀嚼筋の疼痛や痙攣，顎関節機能障害，肩こり，慢性頭痛などを症状とする症候群とされる．

　ここで原因となる咬合の不調和として，まず第一に重要視されるのが中心位と咬頭嵌合位のずれ，すなわち臨床的には中心位における早期接触である．さらに側方運動時の咬合干渉，歯の過度な磨耗による垂直顎間距離の減少，反射的な歯の食いしばり，歯ぎしりなどを指す．

　この考え方に基づくと，咬合病を治療するためには，原因の除去すなわち咬合改善以外考えられないということになる．そして咬合改善のための補綴学的治療は，前述のように，まずヒンジアキシスを求め，パントグラフで下顎運動を測定し調整された全調節性咬合器上で咬合を診断する．そして，補綴的に咬合再構成してオーガニックオクルージョンを与えるというものである．しかし，このような治療が有効ではない症例も多いことなどから，このような考えはその後は支持されなくなった．

　一方，Kro-Poulsen, Posselt, Schuylerらは，治療法の主体は原因除去としての咬合改善であることは変わらないものの，ナソロジーは機械的すぎるとし，生体のもつ適応性を重要視して咬合病の治療にあたるという立場を主張した．

　彼らは，ナソロジーにおける咬頭嵌合位と中心位のずれが病的であるという考えを踏襲せず，嚥下位における咬合異常を重視した．そして，咬合調整をその治療法の母体とし，模型上で咬合異常を診断し，原因歯の咬合調整を行うというものであった．

　しかし，顎機能に異常がないヒトにも頻繁に咬合異常がみられること，咬合治療以外の可逆的な保存

療法でも顎関節症症状を改善できることなどから，最近では顎関節症の初期治療として咬合調整などの不可逆的処置を行うべきではないという考えが主流となってきている．このあたりの流れについて以下に述べる．

3 単一病因説から多因子説へ

上述のごとく，1930年代のCostenに始まり1970年代までは，顎関節症の病因として普遍的で単一なものが考えられてきた．たとえば，中心位と中心咬合位が一致していない状態は病的なものであり，両者を一致させるべきであるという考えに基づき，必然的に補綴治療が施されることになる．すなわち咬合の異常が病因であるから，まず咬合の異常を発見し，それを補綴的咬合再構成や咬合調整で是正することが治療の基本となってきた．

1970年代にLaskinによって提唱されたMPD症候群（myofascial pain dysfunction syndrome）は，「心理的ストレスが筋緊張を招き，筋緊張が筋痛や顎関節症状ひいては咬合異常を起こす」という考え方である．心理的ストレスが体の反応を引き起こすというストレス学説が医学領域でも注目されるのと前後して登場した．したがって，治療法としても心理的な要因を解除するための薬物や行動療法，そしてスプリント療法が注目された．

一方，医科領域においては特定の細菌感染によって発症するというような単一病因説で説明がつく病気は，19世紀から20世紀前半にかけてほとんど解決され，高血圧や糖尿病のように，複数の病因の関与を考えなくてはならない疾患へと興味の中心が移っていた．

顎関節症においても，この流れと同様に後に多因子説へと考えが移っていくのであるが，普遍的単一原因説の最後を飾ったのが，前述の顎関節内障の考え方[8]である（図3，4）．

すなわち，関節円板が転位することで顎関節症が発症するため，関節円板の位置を元に戻すことによって顎関節症を治療するという考え方である．

そこで，顎関節症患者で円板転位によって症状が生じたと思われる症例に対して関節鏡視下手術にて円板位置の改善を行い，症状を改善する治療が有効であったという治療結果が多く報告された．また，前方転位した関節円板が復位する下顎位で咬合させる下顎前方整位型スプリント（リポジショニング型スプリントともいう）により症状の改善をはかり，円板が整位された新しい下顎位で咬合再構成をするという治療法も頻繁に行われた．

これらの治療の成功は，関節円板の位置が整位されたためだと考えられていた．

ところが，1980年代に入って徐々にMRIが普及して関節円板のイメージ検査を侵襲なしに行うことができるようになり，このような治療の術前・術後の円板位置を検討した研究報告がなされるようになった．その結果，円板位置を戻して治療した症例の長期経過をみると，症状は改善しているのに円板が再び転位しているという症例が多く認められた[9,10]．また，円板の整位が得られなくても症状の改善が認められたという報告もなされた．

このような結果から，顎関節内障においても，治療の目標は円板位置の整位ではなく症状の緩和であるという考え方に変わってきた．すなわち，病因論的にいうならば，顎関節症は単純に単一の原因で起こるものではなく，多因子をからめて考える必要があるのではないかと認識されるようになった．こうした変化が起こったのは，1980年代後半から1990年代後半にかけての10年間となる．

4 科学的な研究を探る

最近の科学的な研究においては，咬合と顎関節症の因果関係はほとんど重要視されていないが，咬合と顎関節症の因果関係を「科学的」に証明するために，これまでどのような研究が行われてきたのであろうか？　以下にそれらを整理してみたい．

1．顎関節症と咬合因子の検証

1980年代以降，咬合要因を改めて検索する動きが

表3 顎関節症との関連が考えられる咬合因子

```
① 中心位と咬頭嵌合位
   中心位と咬頭嵌合位のずれ（距離）
   中心位と咬頭嵌合位のずれ（側方偏位）
   中心位における片側歯牙接触
② 咬合支持の欠如
③ 咬合干渉
   作業側の干渉
   非作業側の干渉
```

表4 顎関節症の病因因子

```
咬合異常
咬合接触の異常
下顎位および下顎頭位の異常
   関節円板の形態，位置の異常
外傷（慢性，急性）
異常習癖・筋の過剰活動
関節の過伸展性
精神心理学的因子・情動ストレス
疼痛を伝達する神経系の異常
全身性因子
```

出てくる[2,11~13]．顎関節症と関係しているとされる咬合要因としてはさまざまなものがあげられるが，ここではどのように考えられていたかについて，**表3**に示すような要因を取り上げる．

① 中心位と咬頭嵌合位

ナソロジー学派の創始者であるMcCollumは，中心位と咬頭嵌合位が一致していない状態は病的なものであり，両者を一致させるべきであると主張した[14]．この考えはアメリカ西部を中心として広く普及した．一方Posseltは，1952年に，いわゆる健常有歯顎者のほとんどに咬頭嵌合位と下顎後退位（中心位）とのずれがあることを報告した[15]．

以来，この問題は補綴臨床においても顎関節症の臨床においても大きな問題として議論されてきた．しかし，その後の研究によりほとんどの人に中心位と中心咬合位のずれがみられることがわかった．また，両者が一致している場合にも顎関節症状がみられたとする報告もある．したがって，両者のずれがあることそのものを病的とするには無理があると考えられる．

また，中心位と咬頭嵌合位のずれが大きい場合や，側方偏位がある場合，あるいは中心位で閉口したときに片側性の歯の接触があると有害であるとする考えもあるが，それらに関するさまざまな研究報告を総合してみると，やはり賛否両論で一定した見解は得られていない．

② 咬合支持の欠如

前述のようにCosten[6]は，臼歯部咬合支持の欠如は咬合高径の低下および下顎の後方への偏位を招き，顎関節症の一連の症状を引き起こすと報告した．この点に関する研究報告をまとめてみると，そのほとんどが臼歯の咬合支持の欠如は顎関節症，特に変形性関節症と関連があるという報告であり，臼歯喪失と顎関節症とは関連があるといえそうである．

しかし，変形性関節症の発生率と臼歯の喪失がともに年齢とともに増加する[16]ことを考えると，変形性関節症は臼歯喪失による咬合支持の欠如ではなく，年齢が大きく関与しているだけという可能性もあり，年齢をコントロールした研究がさらに行われる必要がある．

③ 咬合干渉

側方滑走運動時において，作業側の後方歯に接触があると顎関節症を引き起こすという考えがある[17]．あるいは非作業側の後方歯の接触は，顎関節症の病因として大きな役割を果たしているという考えは，歯科領域で広く受けいれられてきた．この考えを支持する報告もある[18]が，非作業側の歯の接触と顎関節症症状には関連がないとする研究[19]も多く，一方で非作業側の歯接触の有用性を支持する研究もあり[20]，一定した見解が得られていない．

これは，非作業側の歯の接触をどのくらい側方へ移動した顎位で，どのくらいの強さの咬合力で，ど

のような手段で検出するのかといったことが，研究によってまちまちであることが一因と考えられる．

一方，非作業側の歯の接触が健常者に多く認められるという報告が多い[20,21]．非作業側の歯の接触が健常者に多く認められるのならば，それが病気の原因だといえなくなる．とすれば，顎関節症症状をもつ人に非作業側の歯の接触が認められたからといってそれがその人の症状の原因かどうかは疑わしい．

また，咬合干渉によって顎関節症状が起こる場合と，咬合干渉がなくても顎関節症状が起こる場合をどのように理解すればよいのであろうか？

Magnussonらは，実験的に咬合干渉を与えた場合について，術者も患者も与えた咬合干渉が真の干渉なのか模擬干渉なのかわからないように実験を行う二重盲検法を用いて実験を行った．その結果，側方運動時の非作業側の咬合干渉を与えた12名中10名に顎関節症状が生じたが，模擬咬合干渉を与えた12名中の3名にも症状が認められた．

すなわち，咬合干渉が付与された場合のみならずプラセボの干渉でも顎関節症状が生じたわけで，咬合干渉と顎関節症症状の関連は単純なものではなく，咬合干渉に対する反応には，精神的要因や適応力などのほかの要因が大きく関わっていることを示唆している[22]．

2. 顎関節症の病因因子

こうしてみると，咬合要因が顎関節症の病因であることが否定されたようであるが，過去の研究の不十分な点が指摘されているのであって，咬合が関係ないという研究がなされたわけではない．「関係がある」という強い証拠が少ないのが現状である．

現在，一般的に顎関節症の発症に関わる因子として，表4に示すようなものがあげられている．実際の患者では，これらの複数の因子が少しずつ相加的に作用したり，あるいは相乗しあって顎関節症の発症に至っている場合も少なくない．したがって，臨床での患者のマネージメントにあたっては，顎関節症の発症や症状の持続・悪化に関係があると考えられる個々の病因が，実際にどのような形で関与しているかについて把握しておく必要がある．

この点に関して，アメリカの顎関節症に関する専門学会であるアメリカ口腔顔面痛学会（AAOP, American Academy of Orofacial Pain）のガイドライン[23,24]では，顎関節症の病因は，顎関節症のリスクを高める素因，顎関節症の発症に関わる発症因子，顎関節症の進行を進めるあるいは治癒を遅らせる永続化因子の三つに分けて考えるべきとされている．

たとえば，食いしばりなどのパラファンクションや咬合異常などの寄与因子は，この三つのうちのいずれの形でも顎関節症に関与する可能性がある．したがって，顎関節症にはある単一の病因があり，その一つの因子が発症の引き金となり，その因子のみを取り除けば治癒するといった単純な疾病モデルではこの疾患は説明しきれない．ある特定の咬合因子の関与が疑われる場合にも，その咬合の問題が三つのうちどのタイプの因子として関与しているのかについてよく検討したうえで対応する必要がある．

5 EBMとは？

近年になり，医学の分野では科学的証拠に基づいた医療（Evidence-Based Medicine，EBM）という考え方[25]が導入された．すなわち，臨床において，患者にもっとも適切な治療を行うために，直感やあやふやな経験に頼らず，関連する研究結果（科学的エビデンス）に基づいて，最適と判断される治療を選んで治療するという考え方である．歯科においても最近になってEBMの考えが導入されるようになってきた[26,27]．

EBMの実践は，次の五つのステップに従って行われる．

① 臨床的疑問点の抽出
② 問題についての情報収集（文献検索）
③ 情報の批判的吟味（得られた文献の信憑性を評価）
④ 情報の患者への適応（文献の結果を患者に応用することの妥当性を評価）
⑤ ①〜④のプロセスの評価

第5章 咬合と顎関節症，EBM

表5　EBMの考え方に基づく臨床研究の重み

信憑性の強さ	臨床研究	
強い ↓ 弱い	メタ分析（meta-analyses (Structured Overviews)）	そうにちがいない
	ランダム化比較対照研究（randomized controlled trial: RCT）	きっとそうだ
	コホート研究（cohort study）	そうらしい
	症例対照研究（case-control study）	そうかな
	症例調査（case series） 症例報告（case report）	かもしれない
	著名研究者や権威（authority）の意見	なるほど

・メタ分析とは，同じ研究でテーマについて実施された過去の多くの研究をひとまとめにして再解析する研究手法のこと
・ランダム化比較対照研究とは，無作為に分類された無治療経過観察群やプラセボ治療群を治療群の治療効果と比較して，ある治療法が有効であることを証明する研究手法のこと
・コホート研究とは，事前に予測因子が測定されている研究対象者の群を，ある期間にわたって追跡観察するタイプの研究のこと
・症例対照研究とは，対象疾患をもっている群ともたない群におけるリスクファクターの存在率を比較すること

　すべてのステップが重要ではあるが，なかでも3番目のステップである情報の批判的吟味，すなわちエビデンスの信憑性を評価することがとても重要である．そのための基本的な知識として，臨床疫学と臨床研究デザインがある．臨床疫学では，臨床研究をデザインによって分類しているが，**表5**は研究デザインから見た臨床研究の信憑性について示したものである．

　この表によれば，われわれが臨床雑誌などでも頻繁に目にする症例報告は，臨床研究の重みからすると信憑性が低いということが理解できる．したがって，このような臨床疫学と臨床研究デザインの基礎知識を学んでおく必要がある．

　たとえば，ある症例に対して新しいセラミック材料を使用するかどうかをEBMによらずに検討する場面を考えてみよう．

　使用を考えている新しい材料に対する寸法精度の評価はもとより，使用するセメント，色調安定性，破折率などのさまざまな疑問に対して自分なりに雑

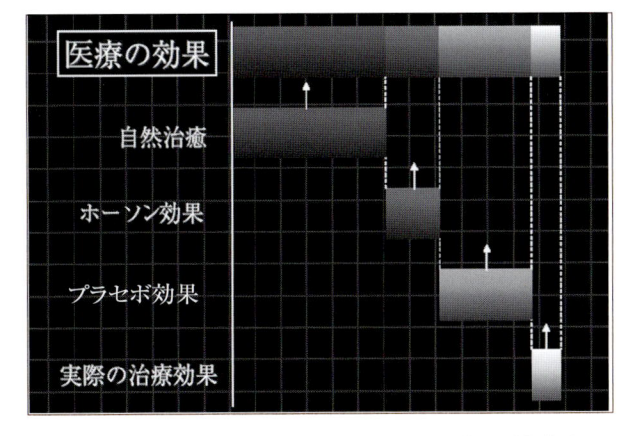

図5　医療効果には，真実の効果と見せかけの効果が存在する．治療によって得られた実際の治療効果のほかに，治療しなくても自然に治癒したであろう自然治癒，対象者が研究の対象になってしまったこと自体によって生ずるホーソン効果，心理的効果やその他の非薬理効果によって得られたプラセボ効果が含まれている可能性を考慮する必要がある

誌を読み，講習会や勉強会に参加することで，これらの疑問を解決しようとする．

　ところが，EBMの考え方からみると，**表5**に示されているように歯科雑誌でよく見られる症例報

告はエビデンスとしての信憑性が低く，講習会などで著名研究者や権威（authority）によって述べられる意見は証拠能力が低いことになる．

ただし，現在の歯科界ではEBMに対して十分な結論を得られるだけの研究が不足しているため，十分な証拠能力をもった情報収集が困難なのも事実である．客観的・科学的結論を得るためには，EBMのステップ③，④に必要な臨床疫学と統計学の標準的な知識を修得し，可能なかぎり数多くの情報を集め，自分なりに吟味する必要がある．

表5において最も信憑性が高いメタアナリシスは，あるテーマについて過去に行われた多数の臨床研究を系統的にレビューするもので，二次的研究といわれている．

次に信憑性が高いのがランダム化比較対照試験（RCT: Randomized Controlled Trial）である．ある治療法が有効であることを証明するためには，無治療経過観察群やプラセボ治療群を治療群の治療効果と比較する必要がある．すなわち，真実の効果と見せかけの効果（**図5**：医療の効果）を見分けることである．

被験者を治療群とするか無治療群とするかはランダムに振り分けられねばならないし，被験者が自分がどちらの群に振り分けられたかをわからなくしておく必要がある．また，治療の効果をみるためには，治療前から被験者を追跡する必要がある．さらに，治療効果の判定は，治療内容を全く知らない他の研究者がする必要がある．

したがって，ランダムなグループ分けを行わなかった場合や，治療内容を知っている歯科医師みずからが治療効果の判定を行ったような報告は，研究者の意図が反映される可能性があるため客観的な判定とはいえない．また，無治療群の経過を観察していない場合は，本来の治療効果がわからないため「科学的」ではないとされる．

このRCT研究は，介入研究ともよばれる強力な疫学研究手法であり，臨床試験のゴールドスタンダードとされている．ちなみに被験者と治療効果の判定者の両者が，どちらの群に属しているか（どちらの治療を行ったか）をわからなくすることを二重盲検法という．

6 咬合と顎関節症に関する研究

これまで述べてきたようなEBMの考え方に基づいて行われた咬合と顎関節症の研究をいくつか紹介する．

Tsolkaらは，二重盲検法を用い，51名の顎関節症患者を無作為に被験群と対照群に分け，おのおのに咬合調整，疑似咬合調整を行い比較したところ，筋活動，顎運動所見に差はなかったと報告している[28]．

また，Vallonらは，50人の顎関節症患者を無治療群と咬合調整群に無作為に分けて，経過を追ったところ，1カ月後には咬合調整は自覚症状の軽減に有効であった[29]が，6カ月後には差がなかった[30]と報告している．

Yataniらは，260人の顎関節症患者の治療の長期成績（平均3.7年後）を後ろ向きに調査したところ，可逆的治療法のみを行った群と，可逆的治療法に加え咬合治療を行った群との間で治療効果に差はみられず，したがって，顎関節症治療における咬合治療の必要性に疑問があると述べている[31]．

このように，咬合の重要性が軽視される傾向のなかで，咬合の重要性を支持する「科学的」研究も行われている．

Kirveskariら[32]は咬合調整が顎関節症を予防できるかという点について，RCT研究（介入研究）を行っている．実験では14歳および18〜20歳の男女計146名を2群に分け，4年間にわたって6カ月ごとに咬合調整または模擬咬合調整を行い，顎関節症の発症頻度を2群間で比較検討した．その結果，模擬咬合調整グループは真の咬合調整グループの8倍の顎関節症発症率を示した．

この研究では，RCTの手法，二重盲検法を用いている点，および4年間という比較的長期間の研究である点で評価に値する．しかし，彼らは結論とし

て，これまでの研究結果では咬合調整を一般的な顎関節症の予防法として推奨するには足らないと述べ，今後も顎関節症と咬合の関連性についてよく練られた科学的方法に基づく研究がなされなければならないとしている．

この研究は1施設からの報告であり，多施設で行われた介入研究の結果ではない．この結果については研究の追試がほかの施設で行われたうえで論ずるべきである．

一方，統計学的手法の一つであるロジスティック回帰分析を用いて，咬合要因が顎関節症発症に与えるオッズ比（odds ratio）を算出した研究がある．

Pullingerらの報告[33]では，①2mm以上のRCPとICPのずれ，②6mm以上のオーバージェット，③臼歯の多数歯欠損，④片側性クロスバイト，⑤前歯部開咬の五つの要因が顎関節症発症のリスクをわずかに高めることが示された（**表6**）．

ただしこの報告は，ある種の咬合異常と特定のタイプの顎関節症との関連を示しただけで，咬合異常が顎関節症の発生原因であることを証明したわけではない．加えて，顎関節症の発症の結果，咬合異常が生じた例（たとえば，変形性関節症の結果，前歯部開咬が生じた場合など）も多く，慎重な解釈が必要であるが，このような考え方は，多因子性の疾患である顎関節症をとらえるのに極めて有用であることにはまちがいない．

肥満ならば必ず高血圧になるとはいえなくても，肥満は高血圧の危険因子であることは広く知られている．

同様に顎関節症においても，咬合が悪いと顎関節症になるといった単純な疾病モデルとしてとらえるのではなく，リスクファクターとしてとらえるべきである．ある咬合要因が直接的原因とはいえないとしても，リスクファクターであり，そのリスクの大きさがどの程度であるかを知ることができればよい．

さまざまな咬合要因のリスクの程度をより正確に評価できるようなエビデンスが望まれる．

現在も顎関節症の咬合治療に関する新しい診断機器や治療方法が提唱されている．それらが紹介されるとき研究データについても紹介されている．研究データのなかに新しい診断法や治療法と別の方法を用いた場合で，100人の患者のうち何人がどのようによくなったかなどの実際の治療結果について比較対照したものがあるであろうか？　前述のRCTがなされていなければ，その新しい方法をすぐに自分の臨床に導入するのは控えたほうがよいかもしれない．

1996年アメリカのNIH（国立衛生保健局）[34]は，顎関節症に対してこの時点で可能なかぎりの客観的・科学的な見解をまとめるためにカンファレンスを開催した．その結果，顎関節症の原因として咬合要因は他の要因と同程度にすぎないと報告された（**表7**）．そのうえで，咬合治療は治療前の状態に戻らない不可逆的治療であり，スプリント治療や薬物療法などの可逆療法に対する優位性は証明されていないため，顎関節症の初期治療としての咬合を変える治療は，現時点でのデータからは推奨しないと報告されている．

顎関節症の診断と治療に関するNIHカンファレンスの報告書だけを見ると，この報告は咬合を全く否定しているかに見える．しかし，この報告は同時に，「顎関節症の診察にあたって，たとえば不適切な修復処置によって咬合異常が起きているかもしれないので，修復処置の結果生じた咬合異常を検出し，それらを是正するために，咬合の検査は必要である」

表6　顎関節症と関連のある咬合異常（文献33）

①　2mm以上のRCPとICPのずれ
②　6mm以上のオーバージェット
③　臼歯の多数歯欠損
④　片側性クロスバイト
⑤　前歯部開咬
Pullingerらの報告で述べられた顎関節症と関連のある咬合異常は，AAOPのガイドラインにおいても採択されている

表7 NIHカンファレンスで得られた結論（咬合と顎関節症に関する記述を要約）

- 咬合治療は不可逆的であり、咬合治療の可逆的治療に対する優位性は科学的に証明されていない。したがって、咬合治療は顎関節症の初期治療の最善の方法とはいいがたい
- 修復処置の結果生じた咬合異常を検出し、それらを是正するための咬合の診査は必要である
- リポジショニングスプリントは非侵襲的であると思われるが、咬合に不可逆的な変化をもたらす危険性がある
- 咬合調整の有効性を確立するための無作為割付臨床試験が必要である
- 疼痛や機能障害が長期化した顎関節症患者に対しても、患者の咬合を永久的に変えるような咬合調整は避けるべきである
- 矯正治療が顎関節症に罹患する危険性を減ずるという明らかなデータはない
- 顎関節症の予防処置の有効性を保証する証拠は不十分である
- "顎関節症の大規模な修復処置による治療は避けなければならない"ことは特に強調されなければならない

とも指摘しており，咬合そのものを全面的に否定しているわけではない．

また，「現時点では」という言葉が随所で使われている．すなわち，この報告は1996年時点での報告であり，顎関節症の治療法が今後の研究によってよりよいものへと改良されると理解すべきである．たとえば，ある種の咬合干渉が特定の顎関節症症状に関連があり，その干渉を取り除くことによりその症状がなくなるのであれば，次回のカンファレンスの際にそのように訂正されるであろう．

われわれは咬合と顎関節症との関連について確固たるエビデンスをあまり有しておらず，そのことが顎関節症治療，特に咬合治療によるアプローチを曖昧なものにしている．しかし，ここで強調しておかなければならないのは，咬合治療は不可逆的な処置であるという点である．

このことを考えると，最初に行う顎関節症の一般的治療法として咬合治療を選択するのは，避けるべきであろう．

まとめ

以上のように最近の臨床研究の多くが「顎関節症と咬合は関係があるとはいえない」といっているものの，「顎関節症と咬合は関係がない」という結論は導き出されてはいない．考えてみるとわれわれは，「顎関節症と咬合の関係」どころか「よく噛める咬合の具体的基準」についての科学的根拠も現在のところ十分には持ち合わせていない．顎関節症に限らず，歯周病と咬合，矯正治療と咬合についてのデータも不十分である．

今後，よく練られた「科学的」な臨床研究に基づく「科学的」なデータが必要である．そして，そのデータに基づき，科学的根拠のあるよりよき治療法を確立して行かなければならない．

こう考えると，咬合学はまだ完成された学問ではない．まして，古びた学問でもない．今後さらに発展する学問である．

Topics 下顎運動と筋との関係

　咀嚼，嚥下，発音などの顎口腔系の機能時には，口腔および前頸部に位置する多くの筋が関与し，調和のとれた運動を行う．それらの筋のなかでも，咀嚼筋や咀嚼筋に関連した筋群についての解剖学的知識は，下顎運動や筋の機能を理解したり，検査したりするのに必須である．

　咀嚼筋は咬筋，側頭筋，内側翼突筋，外側翼突筋の四つの筋を示すが，咬筋，側頭筋，内側翼突筋の三つは閉口筋である．咀嚼筋以外で下顎運動に関連して働く筋肉には，顎二腹筋，顎舌骨筋，オトガイ舌骨筋，胸鎖乳突筋，舌筋などがある．

　通常の開口運動では，閉口筋（咬筋，側頭筋，内側翼突筋）の緊張は抑制され，開口筋である外側翼突筋と顎二腹筋や舌骨筋群が緊張して下顎を下降させる．逆に開口した状態からの閉口運動では閉口筋が緊張して下顎骨をつりあげる．前方運動では閉口筋のほかに，外側翼突筋が緊張する．

　側方への運動では，運動する側の側頭筋後部，顎二腹筋，舌骨筋群および反対側の外側翼突筋が緊張する．

　グラインディングを行う場合には舌骨筋群にかわって咬筋，側頭筋前部，内側翼突筋が緊張する．

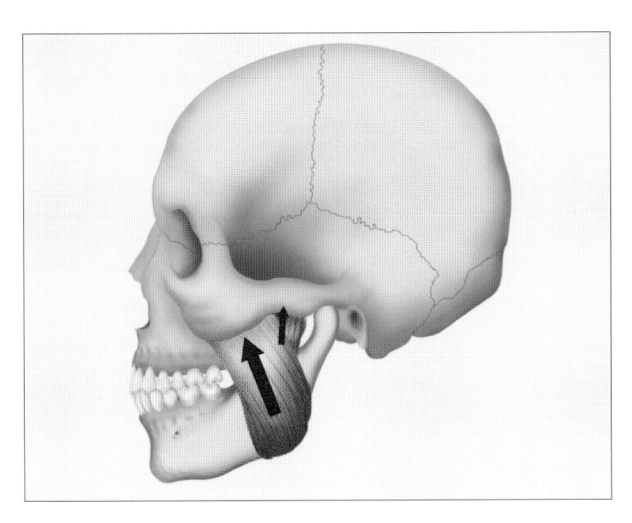

図1　咬筋

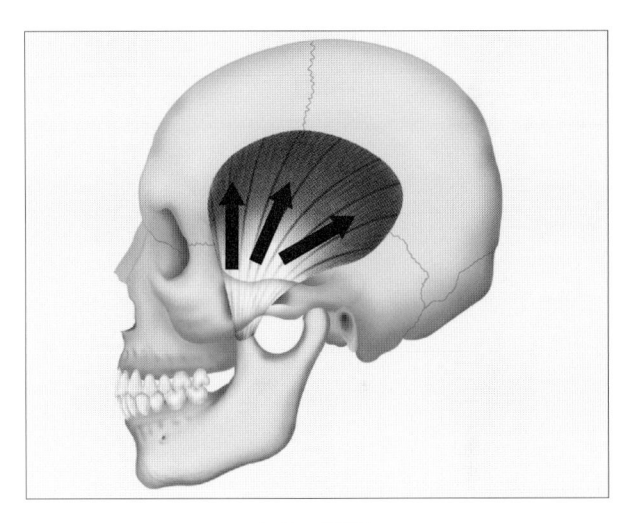

図2　側頭筋

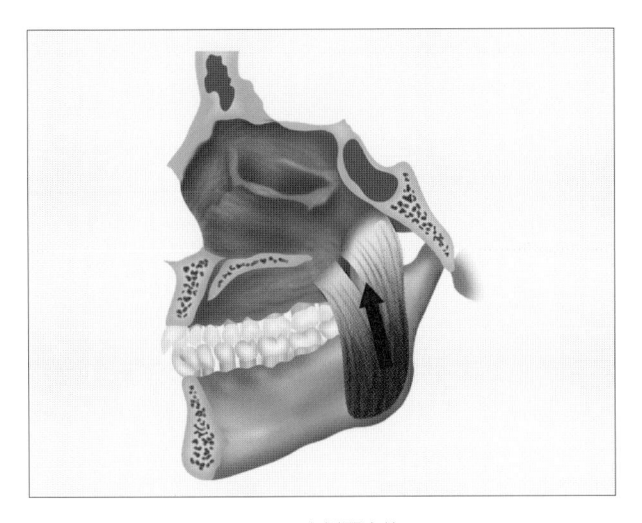

図3　内側翼突筋

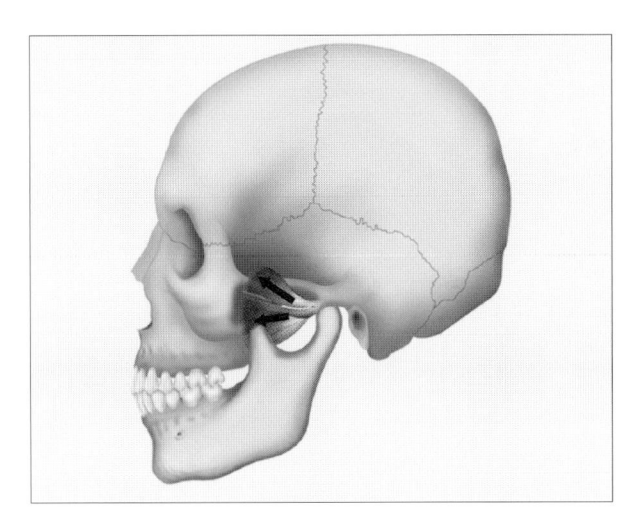

図4　外側翼突筋

（目で見る咬合の基礎知識．152〜153より）

第6章 咬合と力の問題 ―ブラキシズムを中心に―

補綴装置の破折や磨耗を起こさず，また支台歯の健康状態を損なわずに長期的に良好な予後を得るためには，咬合と力の問題，なかでもブラキシズムに着目する必要がある．

従来，咬合について論ずる際には，咬合面の形態，具体的には咬合接触と下顎運動の関係から，咬合様式というものを主体として論じられてきた．しかし，一方でそこにかかる力の大きさや持続時間については，あまり顧みられてこなかった．今後は，咬合を咬合面の形態などの形態的要素をどのようにするかという視点とともに，個々の患者の機能的要素，すなわち力の強さとそのコントロールを視点に加える必要がある．たとえば，ブラキシズムの有無やその強弱は，補綴装置の設計と咬合に影響を与える要因でもある．そこで，本章では咬合と力の問題，特にブラキシズムについてじっくり考えてみたい．

1 ブラキシズムの定義

ブラキシズムは，一般に睡眠中に行われる歯ぎしりとして理解されているが，American Academy of Orofacial Pain（AAOP）のガイドライン[1]では，「昼間あるいは夜間の顎口腔系の非機能運動（nonfunctional activity）または異常機能（parafunction）」**(図1)** と定義されている．ブラキシズムは顎口腔系を構成する歯，歯周組織，咀嚼筋，顎関節といった組織にさまざまな影響を及ぼし，歯の磨耗や歯周組織の破壊，さらには顎関節症と関わる因子であると報告されている **(図2)**．

2 ブラキシズムの発生頻度

ブラキシズムは，いったいどれくらいの頻度でみられるのであろうか？　好発年齢などあるのだろうか？ **(表1)**．質問票によってブラキシズム患者（以下ブラキサー）の出現率を調査した研究によると，夜間のブラキシズムの出現率は8〜16.1％，昼間のブラキシズムを含めると8〜34.2％であると報告されている[2〜5]．

第6章 咬合と力の問題―ブラキシズムを中心に―

図1 顎機能のさまざまな状態（目で見る咬合の基礎知識．197より）

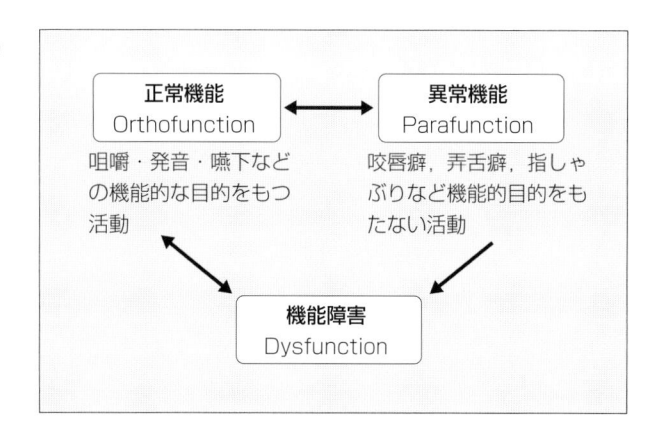

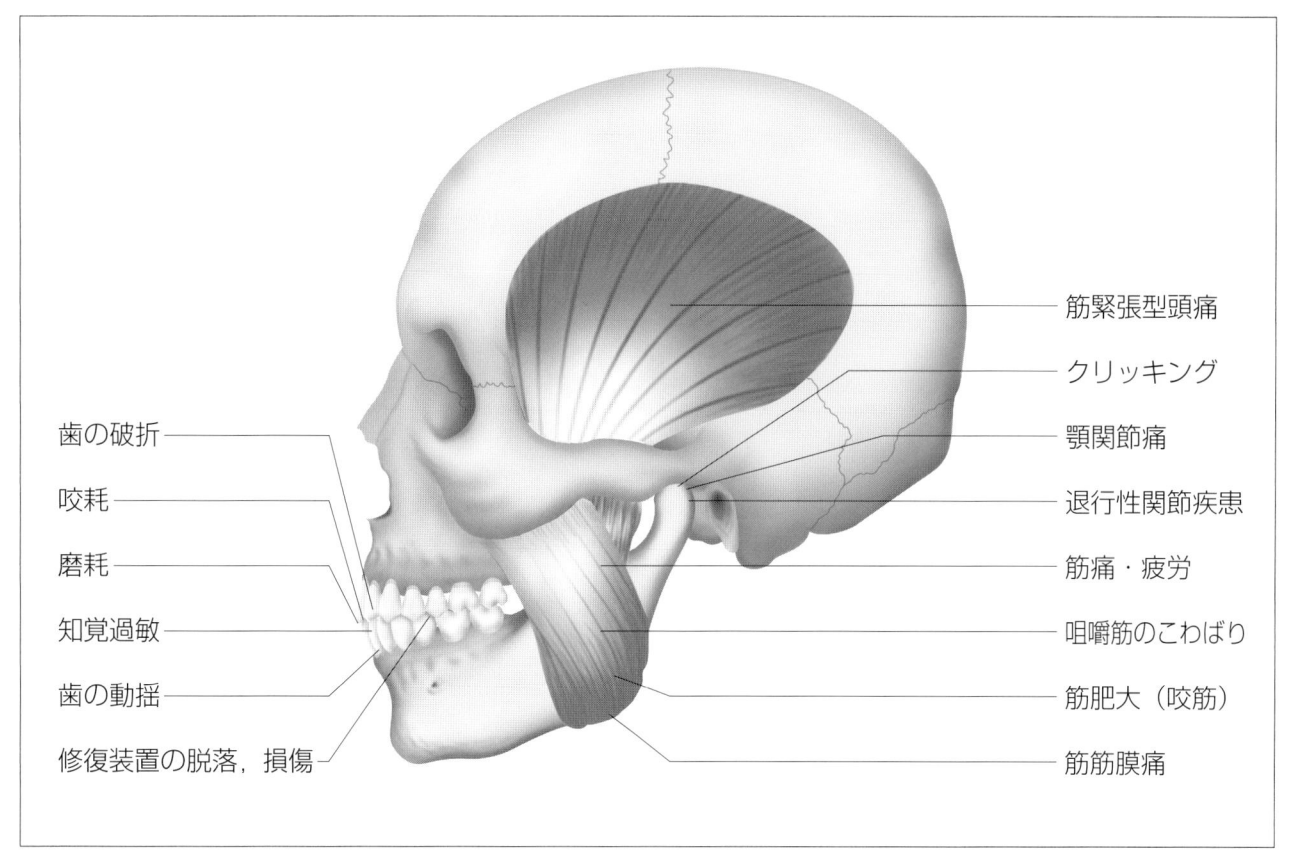

図2 ブラキシズムによるさまざまな影響
（目で見る咬合の基礎知識．197より）

　性差についてはブラキシズムには性差はないとする[4]ものや，女性は夜間のクレンチングが多いが，グラインディングには性差はないとする[6,7]ものもある．小児の発生率は成人よりやや多く[8]，年齢別では20～50歳がもっとも発生率が高く[6,7]，年齢とともに減少する傾向にある[9]．

　しかし，ほぼ毎夜一定してブラキシズムを行う者と一過性にブラキシズムを行う者がいること[7]，音を生じないブラキシズムがあること[8]，ブラキシズムには日間変動があること[1]などから，ブラキシズムの程度や状態を正確に把握することは困難である．また，ブラキシズムは，人から指摘されて気づく場合が多く，人から指摘されることのない環境に生活する者のブラキシズムの有無は見つかりにくい．したがって，これまでに報告されたブラキシズムの頻度が正確であるかどうか判然としない．

表1　ブラキシズムの疫学

睡眠時ブラキシズム	8.0～16.1%
覚醒時ブラキシズム	8.0～34.2%
性差	女≧男（？）
好発年齢	30-50歳

3 ブラキシズムと顎関節症症状、頭痛

ブラキシズムは顎関節症や頭痛と関連があると言われている．この点について文献レビューに基づいて整理してみよう．

ブラキシズムに対する顎口腔系の反応を調査した実験的研究（介入研究）は少なからずみられる．それらの研究により，長期的な低い咬みしめレベルでのクレンチングは，咀嚼筋や顎顔面痛を引き起こす，すなわち，ブラキシズムは顎関節症の痛みの原因の一つであると考えられている[10]．

緊張型頭痛患者に低レベルの持続的クレンチングを行わせると，69%に緊張型頭痛が誘発されたという報告がある[11]．また，ブラキシズムの自覚がある者の約半数に頭痛があるという報告がある[12]．さらに，起床時に発作のある偏頭痛患者にブラキシズムが高頻度に認められるという報告がある[13]．このようにブラキシズムと頭痛には関連があると考えられる．

筋筋膜痛患者は夜に疼痛があるが，ブラキサーは朝，筋筋膜痛患者よりも強い疼痛があることが報告されている[14]．このことから，ブラキシズムによる顎顔面の痛みは起床時に強く，筋筋膜痛患者の疼痛は夕方から夜にかけて増悪することが示唆される．

このように，ブラキシズムと顎関節症症状および頭痛との関連を示唆する研究報告は多い．しかし，ブラキシズムがあるからといって，それが必ず顎関節症や頭痛を引き起こすというわけではない．

4 ブラキシズムと咬耗

ブラキシズムによって歯が磨耗することはよく知られていることである．では，咬耗があったらブラキシズムをしていると判断してよいのだろうか？ブラキシズム以外の要素と歯の磨耗との関連はどうなのだろう？

ここで，ブラキシズムと咬耗の関連について考えてみよう．

ブラキサーの抜去歯のファセットを電子顕微鏡で観察した研究によると，ファセット以外では認められないような深い溝が観察され，その溝は一定の方向を示していたことを報告している[15]．このことから，ブラキシズムによって歯の表面に溝が繰り返し作られ，その結果ファセットが形成されたことが推察できる．

しかし，ブラキシズムと咬耗は関係があるという報告と，関係がないという報告がそれぞれ数多く存在する．これは，一時点での横断的調査では，咬耗が過去のブラキシズムによるものか，あるいは現在のアクティブなブラキシズムによるものかどうかを正確に判断することが困難であることに起因すると考えられる．

無作為に抽出した585人を対象とした横断研究によると，咬耗の増加はブラキシズムに関係があることが示された．しかし，残存歯数，年齢，性別などの他の要因も，咬耗の増加に有意な相関を示し，咬耗の原因は多因子であることが報告されている[16]．

また，模型上から判断した磨耗スコア（ファセットの小面数の合計）と年齢，性別，ブラキシズムの自覚，咬合調整の経験などとの関連を調査した報告では，ブラキシズムの自覚と磨耗スコアとの関連はなく，咬耗の存在をブラキサーであるとの判定に使用すべきではないとしている[17]．

一方，縦断研究によって模型上の2年間の咬耗量を比較した報告では，小臼歯，大臼歯よりも犬歯の咬耗量が多く，またブラキサーのほうがノンブラキサーよりも咬耗量が多かったという[18]．

このように咬耗はブラキシズムと関連があるものと考えられる．しかし，咬耗はそれまでのブラキシズムや咀嚼などの結果であり，いつ，どのようにしてできた咬耗なのかを同定するのは困難である．

咬耗の存在は，過去にブラキサーであり，また現在もブラキサーであるかもしれない証拠となりうるが，咬耗があるというだけで現在ブラキサーであることを判断することは難しい．

5 Dental Compression Syndrome

ブラキシズムによって顎口腔系に大きな力が負荷される．ここでは，その力の大きさやそれによってもたらされる障害についてもう少し考えてみよう．

ブラキシズム時の咬合力（**表2**）については，睡眠中に覚醒時より大きな筋活動があることが確認されている[19]．また，半分以上の睡眠時ブラキシズムは通常の咀嚼力より非常に強く，一晩のうちの10分以上行われることが報告されている[20]．したがって，ブラキシズムによる歯への荷重は非常に大きく，また顎口腔系に与える影響もはかりしれない．このため，咀嚼時の咬合を考えることはもちろん重要であるが，咬合を考える際には，ブラキシズム時の過大な力についても考慮する必要がある．

表3は，過剰な咬合力が歯に及ぼすさまざまな影響とその発生頻度を示したものである．

有限要素法による荷重解析[21]によると，咬合面に加わった力によるひずみ（ストレス）は歯頸部に集中することが確認されている（**図3**）．

歯頸部の楔状欠損はブラッシングによるものと考えられてきたが，最近では歯に繰り返しかかるストレスによるものという考え方が主流となっている．

つまり，ブラキシズムのような異常な力による噛みしめによって繰り返し歯頸部に応力が集中し，歯頸部付近の歯質の実質欠損（アブフラクション）が生ずるのである[22]．このアブフラクションを特徴とする噛みしめに関わる症候群のことをDental Compression Syndrome（DCS）と呼ぶことが，1988年にMcCoyによって提唱された[23]．

DCSが疑われる場合，**表4**に沿って診察する必要

表2 ブラキシズムの力

- 一晩のうち10分以上
- ブラキシズムの半分は通常の咀嚼力より大きな力
- 最大咬合力を越えることもある

表3 過剰な咬合力によって起こる歯科的疾患とその発生頻度（文献40より引用）

歯科的症状	発生頻度(n=100)
Abfractures（アブフラクション）	56　（%）
Broken teeth（歯の破壊）	30
Chipped teeth（歯の部分的破折）	73
Cracked teeth（歯の破折）	20
Gum recession（歯肉退縮）	60
Internal cracks（歯の内部破折）	53
Loose teeth（歯の動揺）	16
Lost teeth（歯の喪失）	6
Root exposure（歯根露出）	56
Sensitive teeth（知覚過敏）	53
Shifting teeth（歯の移動）	16
Worn teeth（歯の磨耗）	96

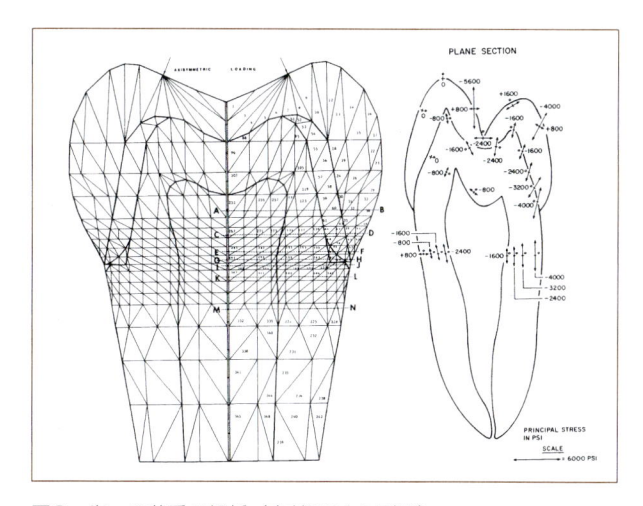

図3 歯への荷重の解析（文献32より引用）
左図の有限要素法による荷重解析では咬合面に与えられた過重負荷は歯頸部付近に応力を集中させている．また，右図では任意の点での荷重の方向および荷重量を示しているが，歯頸部付近の荷重が大きく，側方にベクトルが傾いている

がある．結果としてこれらの徴候がpositiveな場合，DCSということになり，過度の力がかかっているサインであると考えられるが，すべての患者に**表4**に示された症状のすべてが現れるわけではない．

表4 Dental Compression Syndrome(DCS)の徴候

- 咬筋肥大
- 顎関節症
- 顎顔面部の咀嚼筋痛
- 頭痛
- 歯に現れる一般的な症状
  - エナメル質の微小破壊・楔状欠損や咬合面のくぼみ（アブフラクション）
  - エナメル質の波状線
  - 歯の水平的あるいは垂直的破折
  - 前歯部切縁の鋭角化または短縮
  - 犬歯咬頭頂の鈍化
  - 臼歯咬頭の短縮, 平坦化
  - 臼歯咬合面に形成されたくぼみ
  - 修復物の破壊, 変形, 波状の平行線
- 骨吸収, 骨増生（骨の垂直的吸収により歯の動揺が起こることがあれば, 舌下, 口蓋, 歯根周囲などに骨増生が見られることもある. Exostosis）
- 口腔の鉱味, あるいは酸味
- 軟組織の変化, 辺縁歯肉の退縮

表5 睡眠時と覚醒時のブラキシズムの特徴

睡眠時	グラインディングを中心とした活動 基本的に中枢性の問題 情動ストレスあるいは咬合や顎関節などの末梢要因の影響も受ける
覚醒時	クレンチングを中心に無意識のうちに行う獲得された習癖

一方, ブラキシズムのみで臼歯部にクラックが起こる誘引とはならないが, ブラキシズム, 緊密な咬合があり, 修復された歯であった場合はクラックが起こる可能性が示唆されている[24].

すなわち, ブラキシズムがある患者については歯の修復の際, 咬合の与え方に十分配慮する必要があると考えられる.

また, インプラント患者の補綴装置予後調査がいくつか報告されているが, インプラントの失敗や, 補綴的問題（ポーセレンの破折, スクリューの緩みなど）の発生がブラキサーに多いことが報告されている[25].

ブラキシズムが顎口腔系に与える影響やブラキシズムと補綴装置の破損や脱離との関係は古くから重要視されているにも関わらず, EBMに沿った研究が少ないのが現状である. これはブラキシズム保有者の診断基準が曖昧であることが一因である.

ブラキシズム保有者の診断基準を「咬耗があること」にすると約9割の者があてはまり,「ブラキシズムがあるかどうかについての問診結果」とすると, 約1割弱がブラキサーと判断される. すなわち, ブラキサーの診断が異なると被験群が異なった集団となってしまうのである.

今後は, 広く共有できる客観的なブラキシズムの診断基準を確立することが望まれる.

6 ブラキシズムの診断

前述のごとく, 咬合を考えるうえでブラキシズムの存在は大変大きな要素である. 具体的には, ブラキシズムの有無や強さ・頻度などを知ることは, 咬合を考えるうえで不可欠である. そこで, 以下にブラキシズムについて調べる際の考え方と方法について述べる.

ブラキシズムには, おもに睡眠時に起こるグラインディングを中心とした活動と, 覚醒時に無意識のうちに行うクレンチングなどがある（表5）. 睡眠時のブラキシズムは, 基本的には中枢性の問題であり, 情動ストレスあるいは咬合や顎関節などの末梢要因の影響も受けると考えられている.

一方, 覚醒時のブラキシズムは, さまざまな条件に伴って獲得された習癖であると考えられている[26]. 歯科疾患により引き起こされる痛みや咀嚼障害などが原因で, 偏咀嚼を行ったり, 顎を一定の位置に常に保持したりする癖を習得する場合がある. また, 欲求不満や不安は咀嚼筋を緊張させることが知られており[27], このことが覚醒時のクレンチングと関連があると考えられている.

このような覚醒時の筋活動をブラキシズムという言葉で示される現象に含むかどうかは研究者によって異なるものの, 少なくとも覚醒時と睡眠時に起こる異常機能を一括りにできないことは共通の認識の

表6 覚醒時のブラキシズムの診断

- 問診（自己観察）
- 舌・頬粘膜への歯の圧痕
- ポータブル筋電計（EMG）
- 10分間の筋電図測定（EMG）

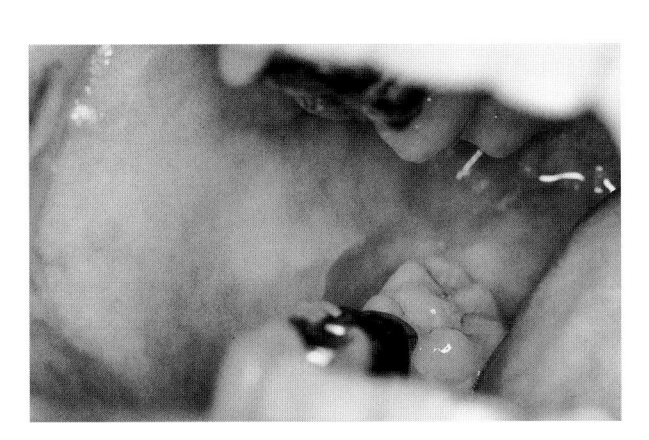

表7 睡眠時のブラキシズムの診断

- 患者の自覚（同居人の指摘）
- 咬耗
- 舌，頬粘膜の歯の圧痕
- 歯の動揺
- 知覚過敏
- 歯の破折
- 修復物の脱落，損傷
- 筋肥大（咬筋）
- 咀嚼筋のこわばり，疲労感，疼痛（起床時）
- 顎関節のこわばり，疲労感，疼痛（起床時）

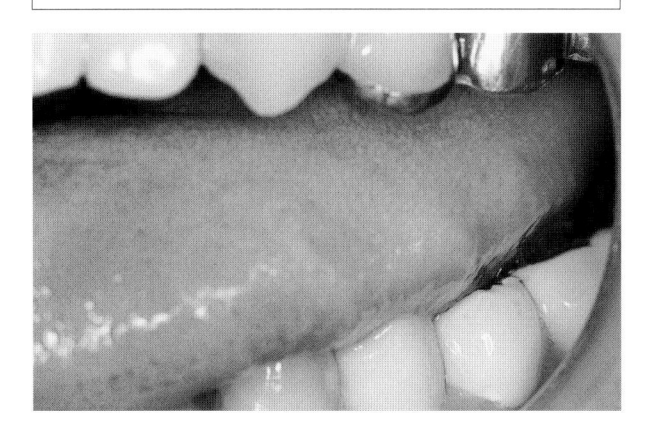

図4 舌・頬粘膜の圧痕

ようである．実際にこの両者は，病因論的に異なる原因をもつ二つのはっきりした別個のもので，治療法も別なものが要求されるであろう事が明らかになっている[26]．

そこで，夜間（睡眠時）のブラキシズムと昼間（覚醒時）のブラキシズムは，区別して取り扱う．

覚醒時のブラキシズムの診断は，基本的には問診による．患者は，覚醒時のブラキシズムを行っていることに気づいていないかもしれない．そこで，初診時に，無意識のうちに歯を食いしばったりすることがあることを患者に説明する．または実際にクレンチングをさせ，筋にかかる疲労度やその時の状態を認識させたうえで注意深い自己観察を行わせておき，再来院時に再度問診すると，ブラキシズムの検出率は向上する[26]．また，簡便な筋電計によって直接覚醒時のブラキシズムを検査することも可能であるが，舌や頬粘膜への歯の圧痕はブラキシズムの存在を示唆するものである（**表6，図4**）．

一方，睡眠時のブラキシズムの診断は**表7**に示した項目のとおりであるが，やはりまずは問診による．睡眠時のブラキシズムは，同居者に歯ぎしり音を指摘されて自覚する場合がほとんどである．しかし，歯ぎしり音のないクレンチングが主である場合や，グラインディングでも歯ぎしり音が他人に聞こえない程度の場合もあり，同居者の指摘がないからといって，ブラキシズムをしていないとは言い切れない．したがって，患者の自覚のみではブラキシズムの診断には不十分である．そこで，客観的所見を探し，問診結果と合わせて判断することになる．

ブラキシズムのサインの第一に重要なものとして咬耗がある．咬耗は，ブラキシズムによって生じたものや，通常の顎口腔機能によって生じたものの総和であることから，咬耗と実際に起こっているブラキシズムとの関係を診察のなかで可及的に明らかにする必要がある．上顎犬歯の咬頭頂の平坦化はブラキシズムによるものと考えられている[26]．

上下の前歯や犬歯などの切縁，咬頭がぴったり合うような咬耗はブラキシズムによって生じたと考え

図5 ブラキソファセット
上下顎の犬歯のファセットがぴったりとかみ合っている

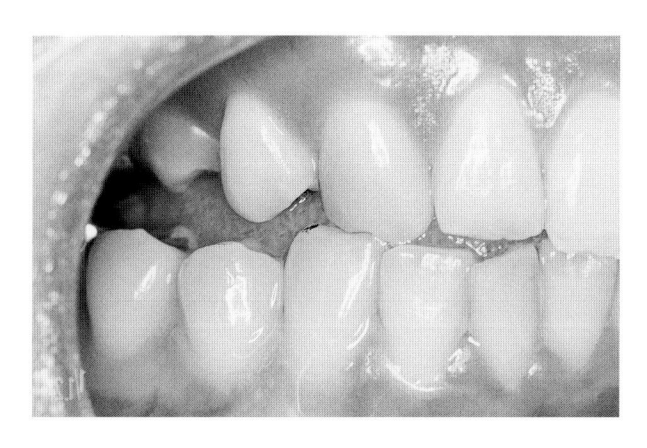

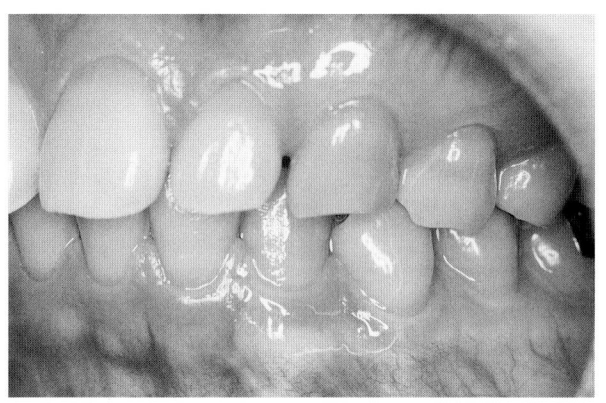

表8 ファセットの鑑別診断

現在アクティブなファセット	過去にできたファセット（現在はアクティブでない）
辺縁が鋭利 表面は滑沢，光沢がある	辺縁は鈍 表面性状は他のエナメル表面と変わらない

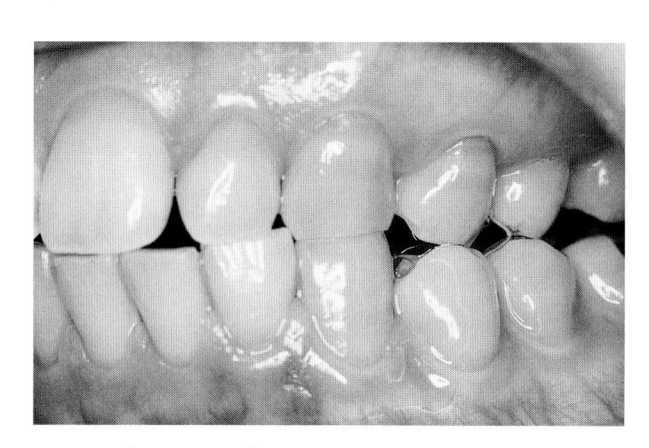

表9 睡眠時ブラキシズムの確定のための検査

スリープラボ（ポリソムノグラフ） ポータブル筋電図計測 症状誘発テスト スプリント上の咬耗面の観察

られることから，ブラキソファセット（bruxofacet）とも呼ばれて，診断上注目されている（**図5**）．

犬歯のファセットもさることながら，上下顎のファセットを咬み合わせることで，どの顎位までブラキシズムを行っているかを知る手がかりにもなる．これは治療の際のスプリントを作る場合の情報の一つにもなる．

また，ブラキソファセットであっても，現在アクティブなものと，過去にできたもので現在はアクティブでないものがある．この両者の鑑別は，前者の場合にはファセットの辺縁は鋭利で，表面は滑沢で光沢があるが，後者の場合には辺縁は鈍になり，表面性状も他のエナメル表面と変わらない[28]（**表8**）．

その他のブラキシズムの存在を示唆する項目として，舌，頰粘膜への歯の圧痕や，歯周疾患と関連のない歯の動揺，知覚過敏，歯の破折や，修復物の脱落，損傷などがある．また咬筋の肥大（顔貌）もブラキシズムを疑わせる所見である．さらに，起床時に，咀嚼筋や顎関節のこわばり，疲労感，疼痛を感じ，その後時間の経過を追って症状が軽快するといったエピソードは，睡眠時のブラキシズムの存在を強く示唆する．

上述の所見はいずれも，ブラキシズムの存在を示唆するが，確定するものではない．ブラキシズムの存在を確定するには，直接的にブラキシズム

第6章 咬合と力の問題―ブラキシズムを中心に―

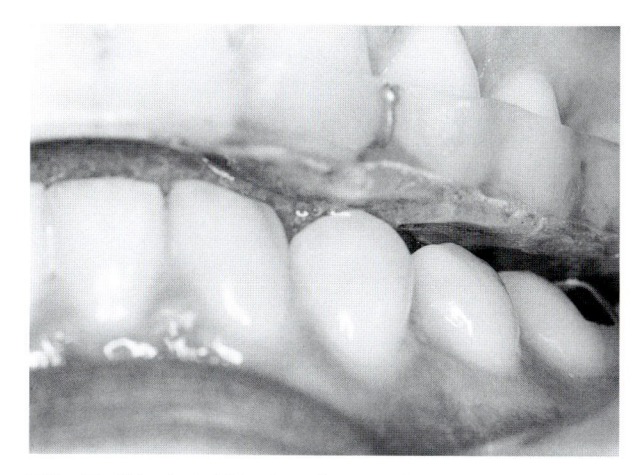

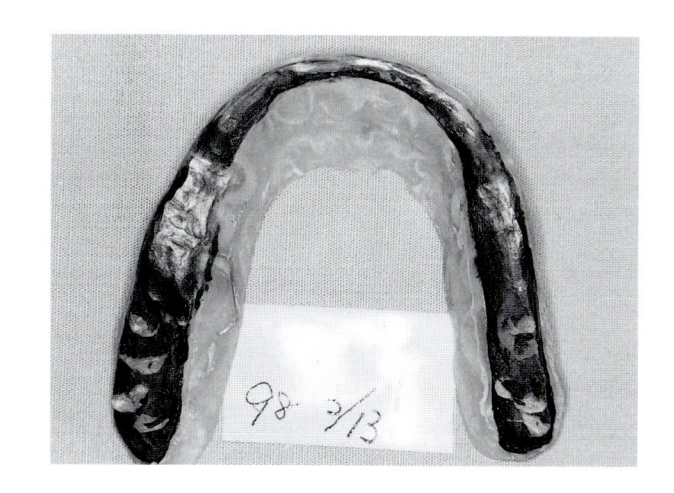

図6 スプリントの咬耗によるブラキシズムの観察
左：スプリント装着4週間後．スプリントに左側犬歯，小臼歯による咬耗が観察される
右：スプリント表面に黒マーカーを塗布しておくと，ブラキシズムによる咬耗がわかりやすい

を記録し，客観的かつ定量的情報を得ることである．

　ブラキシズムの病態を細かく記録するのに，一般にスリープラボといわれる検査がある．脳波，筋電図，眼球電図，呼吸曲線，心電図，およびaudio，video等を同時に記録できる[29]．実験室効果を排除するためにポータブル筋電計を自宅に持ち込み，患者の日常環境下での咬筋の筋活動を記録する方法もある[30]．

　現在，臨床的にブラキシズムの存在を確定するものとして，症状誘発テストやスプリント上の咬耗面の観察がある（表9）．

　症状誘発テストは，ブラキソファセットがあり，起床時の筋痛などの症状がある場合，上下顎のブラキソファセットをあわせてクレンチをさせる．このとき訴えと同様の症状が発現した場合には，ブラキシズムがあり，しかもそれが現に筋痛などの顎関節症症状を引き起こしていると判断できる簡便で直接的なテストである．すなわち，症状誘発テストは顎関節症とその病因としてのブラキシズムを診断する方法である．

　ブラキシズムの存在を確定するためにスプリントを装着し，その咬耗を観察する方法は，比較的簡便でどの診療機関でも実行可能であるという利点がある（図6）．その一方で，スプリントを装着すると，ブラキシズムの軽減が約半数にみられたとする報告

表10 ブラキシズムの診断で重要なこと

・ブラキシズムが現在アクティブかどうか
・顎口腔系にどのような影響をどの程度及ぼしているかを知ること

があることから，この方法によってブラキシズムがなかったとは言い切れない欠点がある．

　しかしながら，簡便さもさることながら，治療で使用されることが多いため，スプリントの有用性は高い．今後，診断用のスプリントの観察期間，観察間隔，咬耗面の評価法，スプリントの調整法，使用するスプリントの材料などがさらに検討されることによって，さらに実用性の高い方法になるものと思われる．

　いずれにしろ，ブラキシズムの診断で重要なことは，ブラキシズムが現在アクティブかどうか，そして，それが顎口腔系にどの様な影響をどの程度及ぼしているかを知ることである（表10）．

7 ブラキシズムの治療

　ここまで，ブラキシズムの疫学，影響，診断法などについて考えてきたが，日々の臨床において，ブラキサーに対して歯科治療を施さなければならない場面に遭遇することも多い．そこで，ブラキシズムに対する対処法について考えてみよう．

表11 ブラキシズムの治療

- ナイトガード（スプリント）
- 咬合調整
- バイオフィードバック療法
- ストレスマネージメント療法
- 薬物療法（SNRI）

表12 ブラキサーの咬合を考慮する際の要件

- 歯に動揺がある場合
- 咬合様式
- 側方力を回避できる形態
- 咬合力を歯軸方向に向ける
- 偏心運動時の誘導路

　覚醒時のブラキシズムは覚醒下の活動であり，睡眠時のブラキシズムほどの過大な筋活動が生ずることはまれである．また基本的には習癖であるから，本人にそのことを気づかせ，それに気づいたときは中止するよう指導し，その習癖行動の是正を図る．

　一方，睡眠時のブラキシズムにはナイトガード（スプリント）を用いることが多いが，ほかに咬合調整，バイオフィードバック療法，ストレスマネージメント療法，薬物療法などが試みられている(表11)．

　ブラキシズムに対する咬合調整は，早期接触や咬合干渉によってブラキシズムが引き起こされるという病因論に基づいている．しかし，実験的咬合干渉の付与によってブラキシズムが増加したという報告[31]がある一方で，実験的に咬合干渉を付与してもブラキシズムは誘発されなかったという報告[32]もある．また，ブラキシズム患者に咬合調整を行ったところ，ブラキシズムの消失が認められた[33]と報告されている一方で，咬合調整を行ってもブラキシズムに影響を与えなかったという報告[34]もみられる．

　ブラキシズムに対する咬合異常の原因論，咬合調整の有用性については，ブラキシズムの定義，被験者の選択基準などの実験条件が異なるため，現時点で結論づけることは困難である．また，どのような咬合調整がブラキシズムの治療に効果的なのかについても明確でない．咬合調整は不可逆的治療であるため，ブラキシズムの治療を目的とした咬合調整は避けるべきと考えられる．

　前述のごとく，従来よりブラキシズムの原因の一つに早期接触などの咬合因子が考えられていた[35]が，最近では，咬合不調和とブラキシズムは関連が低く，中枢性の要因が大きいという考え方が提唱さ

れている[36]．また，ストレスレベルに対応してブラキシズムレベルが上昇することが報告[37]されており，治療法としてのストレスマネージメントは効果があるといわれている[31]．しかし，その有用性の評価は不十分である．

　スプリント装着中の睡眠時筋活動が減少するとの報告[26, 38]から，ブラキシズムの軽減を目的として，スプリント治療が試みられてきた．しかしながら，スプリントはすべての患者に有効というわけではなく，スプリント装着を中止するとブラキシズムは再燃する[35, 36]という報告がある．また，長期的にスプリントが有効であるかどうかはわからない．しかし，スプリントが咬合力の分散と歯の磨耗の防止に効果があるのは確かである．少なくともこの点に関してはスプリントを装着する意義があると考えられる．

　ブラキシズム治療に軟性スプリントが用いられることがある．しかしながら，軟性スプリントは半数の被験者における睡眠時筋活動を増加させ，さらに，関節痛や筋疲労を起こしたという報告[39]がなされており，その使用には注意が必要である．また，軟性スプリントは咬合調整が困難であり，咬合力分散ができているかどうか確実ではないため，硬性スプリントを用いたほうがよい．

8　ブラキサーに与える咬合

　ブラキシズムの改善を目的とした咬合調整や咬合治療は避けるべきであるが，ブラキサーに対して咬合調整や補綴治療が必要となる場合がある．

　この際，現在の咬合状態を注意深く観察したうえで治療を始める必要がある．表12にブラキサーの

咬合を考えるうえで必要な事柄をまとめた．

　基本的に患者固有の咬合状態，咬合様式で異常がなければ変える必要はない．接触点，誘導面の近くを切削する必要があれば，修復物に含めるか，含めないかを判断する．また，要治療歯と他の歯との接触様式のバランスを考慮する必要がある．

　レジンやメタルにて犬歯の誘導路を急にすることでブラキシズムの改善を図ろうとする考えがあるが，現在のところ，その治療効果は明らかではない．側方運動時の臼歯離開咬合を得ようとするなら，犬歯誘導を与えられる咬合状態なのかどうかを確認する必要がある．犬歯の骨植が弱い場合，犬歯が欠損している場合はグループファンクションまたは臼歯でガイドを与えるか，連結を行ったうえで犬歯部で誘導するようにする．急な犬歯のガイドは顎の窮屈感を与え，ひいては筋痛を招くことがあるため，プロビジョナルレストレーションで確認したうえで進める必要があろう．

9　その他の力の問題

　ブラキシズムは，機能時以外に，場合によっては機能時よりも長時間にわたって歯に大きな負荷を与える．しかも，その力は機能時よりも大きい場合もある．

　従来，咬合は，よく咬めるということ，下顎運動機能と調和すること，機能時の力をよく支持することを主体に論じられてきた．しかし，ブラキシズムによって非機能時に機能時以上の大きな力が，長時間負荷されるのであれば，咬合を考えるうえでブラキシズムは必ず考慮しなければならない重要な要因であることは明らかである．

　ブラキシズム以外で，同様に力の問題から考慮すべきことがもう一つある．すなわち，咀嚼時に強い力で咬む人々の存在である．臨床的には，「バイトが緊密」などと表現される一群である．これは，咀嚼時に通常よりも強い力で咬んでしまう人たちのことを指す．

　この人たちは，ブラキシズムと違って，機能時に強い力を発揮してしまうのである．このような人たちの場合，通常では問題とならないような咬合状態であっても，歯の動揺を招くこともありうる．これらの人たちをどのように診断し，どのように対処するかについては，まだまだ未知のことが多いが，今後これらの視点を加えなければ咬合論は完成しないと思われる．

　インプラント治療を受けた患者のなかにもこうした特徴を示す患者がいる．これらの患者は，インプラント周囲には，天然歯と違って自己受容器がないことと関連づけられるかもしれないが，詳細についてほとんど解明されていない．

　従来，咬合論は下顎運動機能とリンクして論じられてきたが，結果としては，咬頭嵌合位や偏心運動時に一定の咬合接触を達成するための咬合面形態という形態的目標が設定されてきた．しかし，咬合接触の強さについてはあまり論じられてはこなかった．

　補綴装置や支台歯，そしてインプラントの予後を考えるには，咬合接触の強さを規定する力の問題について考える視点が必須である．そうした考えの一つの端緒がアイヒナーの分類をはじめとする対向関係（咬合支持）についての考察である．

　しかし，対向関係（咬合支持）ですら，力そのものに焦点を当てているわけではなく，力のアンバランスを生じやすい形態的な特徴を記述しているにすぎない．今後は，ブラキシズムや「咀嚼力の強さ」という，機能時・非機能時の力の問題にも目を向ける必要がある．

　われわれは現在，やっとその入り口にたったところであり，今後ますます多くの研究成果が得られ，それに基づく臨床的指標が提唱されることが期待される．

まとめ

　咬合は確立された古いトピックと思っている読者もいるかもしれないが，このように咬合には新しいトピックや課題そして展望がある．相変わらず魅力的な分野なのである．

第7章 咬合論の発展

1 近年の咬合論の変遷

　咬合論は，現在も発展し続けている．過去の咬合理論は機械的，静的観察によるものが中心であったが，最近では生理的な観点が重要視され，新たな咬合論が唱えられている．1970年以降ナソロジーの流れは，より生体の機能を意識した考え方に変化してきた．顎関節の問題が大きく注目され，顎関節内障や口腔顔面痛に対する研究が進むと同時に，これまで考えられていた咬合を見直す動きがある．

　わが国では保母らを中心としたナソロジー咬合論が広く普及したが，現在では，保母らは，新術式として臼歯の咬頭傾斜を咬合の基準として補綴臨床を展開していく臼歯離開咬合を採択している[1]．

　一方，オーストリアンナソロジーというオーストリアのSlavicekが提唱した咬合理論がある．欧州を中心とする「スカンジナビア学派」（生体機能を重視した理論）と米国を中心とする「ナソロジー学派」（機械論的咬合理論）を融合させた理論体系であり，自然にあるべき咬合を，歯列不正，咬合崩壊，ないし顎機能に支障をきたした患者の口腔内に再構築するというものである．

　この理論では，真の咀嚼機能とは，咀嚼・嚥下はもとより，発音，呼吸の支援，審美性，姿勢の維持およびストレス管理といった全身の肉体・精神と深く関連するとしている（図1）．この理論のなかで特に着目されているのが，ストレス管理であり，ストレスを発散させる役割をもつブラキシズムを許容するような咬合再構築を行うことが重要としている．

　具体的には，平均的な骨格の形態や咬合平面の傾斜を示す場合，後方歯から順次に離開する「順次誘導咬合」（シークエンシャルオクルージョン）の様式を示すとされる．この理論は，天然歯の咬合面の形態観察による解剖学的な根拠に基づいており，日本人の正常咬合者の示す咬合様式にもあてはまるとされている[2]．

　さらには，1990年代に入って，全身と咬合との関わりについて注目されるようになった．咬合治療が

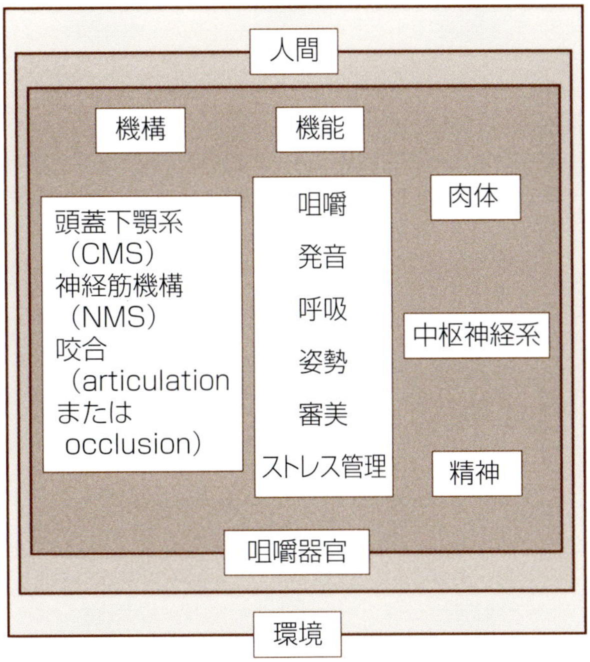

図1 オーストリアンナソロジーの考え方
　Slavicekは咀嚼システムの構成要素として，頭蓋，下顎系（CMS:Cranio-Mandibular System），神経・筋機構（NMS），そして咬合をあげている．それらは肉体，中枢神経系，精神と関連して咀嚼機能を営んでいる（目で見る咬合の基礎知識．25より）

身体症状の軽減に役立つかということについては，日本全身咬合学会を中心に積極的に研究が行われている．しかしながら，全身的な身体症状を軽減するのに，どのような咬合治療が有効であるのかについてのコンセンサスはいまだ得られていない．

2　EBMと咬合論の発展

　現在，エビデンスに基づく咬合論の提唱が求められる時代となっているが，そのためにはどのようなことを考えるべきか，また今後咬合論はどのような発展を遂げていくのかについて以下考えてみたい．

1．治療結果を左右する因子

　歯科医院に来院した患者が，ある補綴治療を歯科医師に勧められたとする．患者は，本当に治療の必要があるかどうかの判断に迷う．また治療するとすれば，保険治療や私費治療を含めて治療オプションに何があるのか，さらにはどれを選択するかのがよいのか，などといった点について程度の差こそあれ迷うであろう．
　Carr[3]によると，歯科治療のなかでも特に補綴治療の効果に対しては，

① どの程度長持ちするか（再治療までの時間；longevity/survival）
② どの程度客観的に上手く機能するか（functional）
③ どの程度主観的に満足か（患者の満足度；psychologic）
④ 費用はどの程度か（economic）

ということが治療を行う際の患者の関心事であり，治療結果を左右する因子（outcome variable）であるという．
　従来，医師が最高であると信じる医療を患者に施すという医師/診断中心主義（Doctor/Diagonosis - Oriented System; DOS）に基づいて医療が行われてきた．検査のコスト，ベネフィット，リスクなどについて十分な説明も受けずに，医師に指示されるままに種々の検査を受け，治療結果がどの程度のものなのかも十分に理解せずに，患者はとにかく医師に従うことが多かった．場合によっては治療費がどれぐらいになるかすら十分に認識しないまま，治療が開始されることもある．
　一方，近年新しい医療概念である患者/問題中心主義（Patient/Problem- Oriented System; POS）が提唱されている．

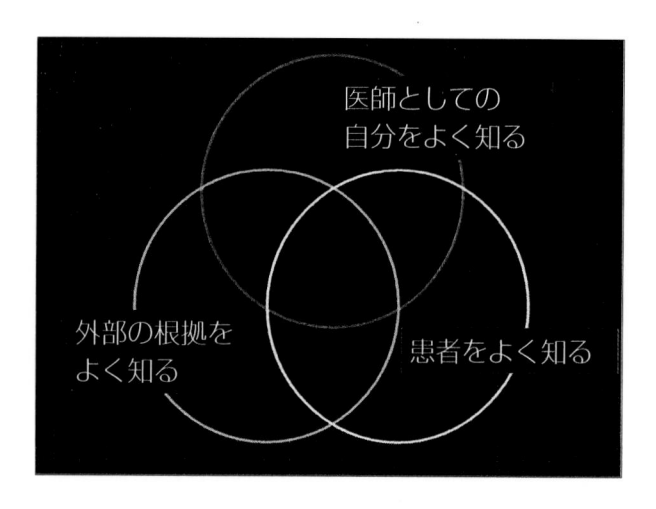

図2 根拠に基づく医療（EBM: Evidence-based medicine）
根拠に基づく医療とは，最近までのデータのうち，信頼できるものに基づいて理にかなった診療を行うこと（福井 1998）と述べられているが，外部の根拠をよく知ることはもちろんのこと，患者に対してその医療が行えるかどうかを検討し，また医師としてその診療ができるかどうか自分をよく知ることが重要である

表1 EBMの実践

① 臨床的問題点の抽出
② 問題についての情報収集（文献検索）
③ 情報の批判的吟味（得られた文献の信憑性を評価）
④ 情報の患者への適応（文献の結果を患者に応用することの妥当性を評価）
⑤ 1～4のプロセスの評価

POSでは生活の質（QOL）が重視され，患者の自主性，自己決定権，不可侵権，守秘権が尊重される．そしてインフォームドコンセント，すなわち医療者が医療の内容を説明し，かつ患者が理解したことを確認することが重要となる．

Carrの視点は，この患者／問題中心主義（POS）に基づくものであり，補綴治療に関わる者であれば，どの程度長持ちするか，上手く機能するかなどの因子についての根拠をもつべきことを示唆している．

2．EBMの実践

たとえば，欠損状態，残存歯の状態などによって膨大なバリエーションがある部分床義歯が，どのくらいの期間機能するのか説明できる必要がある．その際，転帰に関する信頼できる研究報告があれば，それを利用できる．

ところが，現在の歯科界ではこの根拠となるような臨床的に有用な研究が不足しているといわれている．したがって，どの患者にもよく質問を受ける補綴装置の予後についても，明確な根拠が見つからないことが多い．

また，たとえ科学的根拠があったとしても，その文献上のデータを自分の臨床にそのまま当てはめることはできない．なぜならたとえば，文献上のデータを生み出した診療環境とそれを応用しようとする自分の診療環境とでは，歯科医師，歯科技工士，あるいは歯科衛生士の技能レベルが異なる可能性があるからである．

したがって，われわれ自身の個々の臨床施設においても臨床データの蓄積が必要となる．自分がこれまで行ってきた医療行為に対して，実際の治療効果，たとえば修復物の生存率や残存歯数，患者の満足度などを評価する姿勢が重要となる．

すなわち根拠に基づく医療（**図2**）を実践（EBMの実践）するためには，文献などから得られる臨床的根拠（external clinical evidence）だけでは不十分で，文献から得たデータやガイドラインなどの外部の根拠を自分の患者に適応するかどうか，もし適用する場合はどのように臨床判断に組み込むかは，個々の医療者の臨床的技能（clinical experience）に応じて決定されなければならないのである．

たとえば，ある部位のある条件のインプラント治療の成功率は90％を超えると報告されていても，自分が同じようにインプラント治療を実際に90％以上成功に導けるかどうかということなのである．

表1に示すようにEBMのステップ3で，収集したエビデンスを批判的に吟味し，自分の患者に適当と思われる具体的な治療法を決定する．そしてステップ4で，その治療法を自分の患者に適用する．治療の多くが薬物療法である内科などでは，治療法

表2 補綴治療における咬合治療方針の決定に影響を及ぼす因子

① 現代咬合論の正しい理解
② 中心位採得を始めとする咬合，補綴に関する術者の臨床能力
③ 咬合に起因するTMDを含む各種の病的状態に対する鑑別診断力
④ 患者の治療に対する要求と協力度
⑤ 患者の全身健康状態
⑥ 必要に応じた包括的診療アプローチの可能性

を決定することが重要で，ひとたび治療法が決定されれば，治療行為は薬物を処方するということであり，医師によって治療効果に差はでない．

しかし，歯科治療は臨床技能に左右されるため，ステップ3で決定した治療法が同じであっても，治療する医師の技能によって治療効果に差が生ずる可能性がある．

臨床研究から得られる科学的根拠と治療者自身の臨床的技能を統合することではじめて，正確で有効かつ安全な新しい概念を構築することができるのである．

本書では，もっぱら理論的なことに焦点を当ててきたが，この意味において，技能レベルは，理論と同等かそれ以上に重要な因子であり，軽視されるべきでないということを，ここで改めて強調しておきたい．

3 咬合の検査

藤本[4]は，補綴治療における咬合治療方針の決定に影響を及ぼす因子（**表2**）の一つに，咬合・補綴に関する術者の臨床能力をあげている．咬合に対する治療を行う者であれば，まず自身の臨床的技能を自己評価する必要がある．

多くの臨床では，咬頭嵌合位で補綴装置が製作される．まず，現在の咬合状態が病的なものでないかという点について判断し，問題がなければ新たな顎位を求める必要はないかもしれない．

しかし，明らかに顎位が偏位しているケースや，大きな欠損を補綴するようなケースでは，どうしても新たな顎位を模索する必要が出てくる．また，早期接触や咬合干渉の検査の際には，咬頭嵌合位と中心位をみたうえで，どこに早期接触があるのか，下顎位がどのように変化するのかなどを確認する必要がある．

一方，どの顎位で咬合採得を行うのか？　どのような咬合器を用いて下顎運動を再現する必要があるのか？　という問題も出てくる．

咬合の検査を模型上で間接的に行う場合は，模型の寸法精度，咬合器の選択，咬合採得の術式，そしてチェックバイトなどの顎運動計測の精度などが重要となってくる．口腔内の状況を模型上で再現するには，過去の研究で確かめられた精度の高い手技，材料，器具を採用したうえで，自分の診療環境でも，実際に同様の精度が達成できるまで熟達する必要がある．

よいといわれる器具や材料の使用によって高い精度が得られるのではなく，術者の技能も含めたオーバーオールの精度が要求されるのである．

4 補綴装置に与えるべき咬合

種々の患者を治療する日常臨床のなかで，歯冠修復治療を行う際には咬合に関してどのようなスタンダードで臨めばよいのだろうか？

これまでの咬合学のテキストの多くでは，ヒトに

表3 咬合の分類三つのタイプ

生理学的ステージによって咬合は三つの一般的タイプに分類できる

① 生理的咬合：一般に治療を必要としない正常咬合と呼ばれるもの

② 非生理的咬合：一般に治療を必要とする病的（異常）咬合

③ 治療咬合：理想咬合または治療咬合

総合的な診断基準は，患者の既往歴，臨床診査など十分に集められた情報に基づく．この三つのタイプに対するそれぞれの治療法の確立や，特定の診査法によってさらに明確に分類できるようになることが望まれる．

表4 生理的咬合

- 咬合関係が安定している
- 咀嚼機能に問題なく，満足している
- 発音機能に患者が満足している
- 審美性に患者が不満を感じていない
- 歯周組織に問題がない
- 歯に問題（咬耗，破折など）がない
- 顎関節，神経，筋組織に問題がない

は唯一無二の理想的な咬合があり，どんな患者であれ一義的な理想的咬合を構築するという考え方が強調されてきた．しかし，すべての患者に同一の形態的目標を設定して治療に臨んでもよいのだろうか？

理想的下顎位でなくとも機能的になんら問題なくすごしている場合も多いことを考えれば，この考え方は不自然ではないだろうか？ 厳密な形態的基準にとらわれ，その基準からすこしでもはずれると異常と考えるのではなく，生体の許容範囲あるいは正常範囲というものを考え，機能的側面からの咬合をみつめるべきではないだろうか？

すなわち，個々の患者の状態に応じて，

① 生理的咬合（正常咬合）

② 非生理的咬合（病的・異常咬合）

③ 治療的咬合（理想咬合）

の三者を明確に区別して臨床に臨むべきではなかろうか（表3）．

生理的咬合（表4）とは，咀嚼系の諸組織の機能的調和が取れている状態のことを指し，健康で快適に生活し，歯科治療を必要としない人に見られる咬合状態のことをいう．また，生理的咬合では，形態的にはさまざまなバリエーションが見られる．

図3に示すように，臨床症状から顎機能健常者と顎機能障害患者と分類できても，咬合の正常さの度合いはオーバーラップしており，たとえ形態的に異常であったとしても生理的には問題とならないことも多い．

非生理的咬合とは咀嚼系の組織の機能的平衡が失われている状態のことを指す．この咬合変化の原因は，外傷（パラファンクション），炎症，顎口腔の疾患などのほかに医原性によるものも考えられる．顎関節，神経・筋組織，歯（補綴装置），歯周組織が障害されている状態であり，治療的咬合が必要となる．

治療的咬合とは，咬合治療によって達成された咬合，またはこれから咬合治療上の目標として達成される咬合のことを指す．

従来は，どのような患者でも，どのような状態でも，画一的に理想咬合を与えることが唯一の目標とされていた．しかし，咬合治療の目標を以下のように仕分けして考えてはどうだろう．すなわち，

① 現在の咬合を維持すること

② 現在の咬合を修正すること

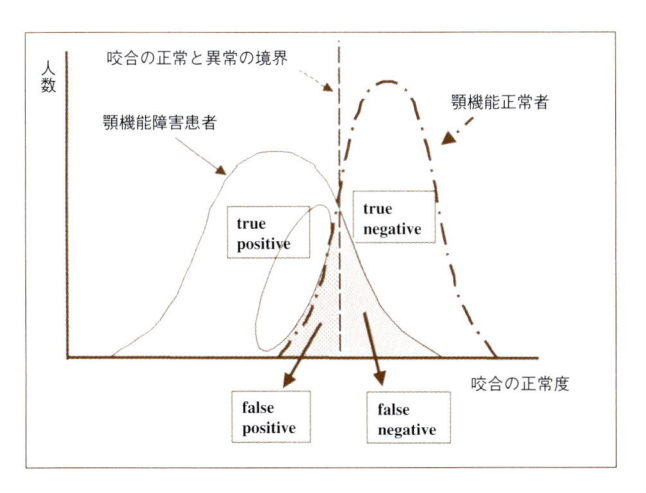

図3 咬合の正常さの度合いはオーバーラップしている
（大阪大学矢谷博文教授のご厚意による）

表5 補綴治療の弊害

① 補綴治療は不可逆的治療である
② 健全歯質が犠牲となる
③ 二次カリエスや歯周病のリスクが高くなる
④ 顎関節症の原因因子となる可能性がある
⑤ 場合によっては精神的問題を発生させる
⑥ 治療によっては高額な費用と時間がかかる

③ 咬合を再構成すること（理想咬合）

の三つである．三つの目標のどれを選択するかはPOSの立場に立ち，患者の状態，ニーズなどを考慮して柔軟に対応する．

この際の咬合の要件として具体的には，McNeill[5]が述べているように，

① 咬頭嵌合位において左右均等に最大限の咬合接触がある
② 歯の長軸方向への咬合力の誘導
③ 咬合平面が許容範囲内にあること
④ 適切な側方および前方ガイド
⑤ 咬合高径が許容範囲内にあること

などを考慮に入れ，あくまでも，よりよく噛めるように，よりよく機能するようにといった観点から，補綴装置の咬合を考えるべきである．また補綴治療には弊害があり（**表5**），この弊害を極力少なくする努力が必要である．

咬合治療を行うのであれば，上記の原則に従って治療目標を明確に立て，いったん目標を設定したら，その目標を患者さんの口の中で実現するために，最大限のテクニックを用いて，最大限の労力を使って，確実に寸分の狂いもなく達成しなければならない．

5 顎関節症症状がある場合の咬合

顎関節症症状がある場合の咬合治療はどう考えればよいのだろうか？ 基本的には上述の一般的原則と同様だが，顎関節症症状がある場合に考慮すべき事項がある．すなわち，顎関節症症状がある患者の補綴治療は，術者の信ずる理想形に合わせて行うのではなく，組織の障害，欠損，機能障害，不快の程度など，患者の状態に合わせて治療を進めなければならない．

具体的には以下に記した六つの指針に従うことが推奨される．

① 症状または機能を改善することを一次的な目標とし，形態（咬合）を正常（理想）にすることは二次的目標とする．

② 形態回復の一次的目標は発症直前の状態にすることとし，正常（理想）状態にすることは二次的目標とする．

③ ただし，臼歯部の咬合支持がなく，それが永続化因子または増悪因子であると考えられる場合は，咬合支持の回復を優先する（暫間補綴）．

④ 患者に対し咬合要因を強調するあまり，患者を咬合に対する過敏状態（咬合への意識集中）に導かないようにする．

⑤ 患者に見いだされた咬合異常と症状の因果関係に確信がもてなければ，患者に咬合が原因であるという暗示を与えない．

⑥ 治療効果に確信の持てない修復（不可逆的）処置を，症状改善のために行わない．

表6　インプラントの特殊性

生体力学的特徴

骨と直接接触：生理的動揺がない，歯根膜の緩衝作用がない

・早期接触（厳密な咬合調整が必要）

・強い咬みしめ時に過負荷（沈下しない）

・側方力でインプラントネック部に応力集中

生理学的特徴

自己受容器の欠如：咬合の下顎運動へのフィードバックがない

・咬合力のコントロール

6　インプラントの咬合

　近年インプラントが急激に普及してきている．インプラントは骨と直接接するので，生理的動揺を有する天然歯と異なり，ほとんど動揺しない．また，インプラント周囲には天然歯の歯根膜に存在する自己受容器もない．

　インプラントの咬合を考えるうえでは，生体力学的，生理学的に天然歯と異なるこれらの特殊性（**表6**）を考慮に入れなければならない．

　インプラントの咬合では，インプラントのみに支持させた歯列あるいはインプラントと天然歯が混在した歯列，さらにはインプラント・天然歯・義歯が混在した歯列の3種の異なった支持様式があり，従来の咬合論に変わる新しい考え方が必要だといわれている．現在のところ，これまでの咬合論とインプラントの特殊性を基礎として，**表7**に示す原則が提唱されている．

　インプラント補綴の咬合は，天然歯列の欠損補綴の場合と同様に，咬頭嵌合位の安定性，そして，アンテリアガイダンスによる臼歯部離開咬合の確立が重要である．したがって，臼歯部インプラント補綴を行う場合，まず，アンテリアガイダンスについて評価し，確立することが重要である．

　アンテリアガイダンスの条件が悪い場合は，滑走運動時の臼歯部離開量に影響を与え，側方力が大きくなり悪影響をもたらす．過剰な側方力は，上部構造の変形や破損，スクリューの緩み，さらにはインプラント周囲骨の吸収などを生じさせることがある．

　一方，上顎前歯部にインプラント補綴を行う場合，咬頭嵌合位を長期間維持安定できるかどうかが大きなポイントとなる．臼歯咬合面が不安定であったり，平坦な咬合面であったりすると咬頭嵌合位が不安定となり，顎の偏位を起こしやすい．

　実際の臨床では，犬歯にインプラントを単独植立するケースや，どうしても側方力がかかる場合もある．治療成績の調査を行って予知性を高めていくといった臨床疫学的なアプローチも非常に重要であるが，咬合力を直接計測する機器を用いて，実際にどこまでが限界であるのかについて調査する必要がある．

　さまざまな研究室においてインプラントにかかる力をシミュレーションし，また直接測定した結果が報告され，治療決定のための基礎的データが蓄積されつつある．

　咬合力に関連した報告によると，過大な咬合力を与えられたインプラントの多くがオッセオインテグレーションの喪失を生じている[6]という結果が得られている．

表7 インプラントの咬合（文献9より引用）

> ・インプラントの長軸方向に直接力が加わる
> ・インプラントに加わる側方力を最小限に抑える
> ・側方力を与える必要がある場合は，できるかぎり歯列の前方であたえるようにする
> ・側方力を最小限に抑えたり，歯列の前方に移動させたりすることが不可能な場合はできるかぎり多くの歯・インプラントに分散させる

しかしながら，機能時における咬合圧は，天然歯もインプラントもさほど大きな差異が認められないことが観察されている[7]．

このことから，インプラントに与える咬合が十分吟味されたものであれば，ある程度の成功が得られることは想像にかたくない．

これまで，インプラントの補綴装置の予後について調査されているが，インプラントの失敗や，補綴的問題（ポーセレンの破折，スクリューの緩みなど）の発生がブラキサーに多いことが報告されている[8]．

したがって，ブラキサーに対するインプラント治療は注意が必要である．ブラキサーへの対応については「第6章 咬合と力の問題」を参考にしてほしい．

どのような咬合を目標とするかは，症例ごとに，あるいは術者の考え方によって異なるとしても，インプラント治療を進めるにあたっては，補綴主導型治療（トップダウントリートメント）を行うべきである．

すなわち，最終的な補綴治療が完了した状態をイメージして治療計画を立案したうえで治療がなされるべきである．

具体的には，治療を開始する前に，診断用ワックスアップを行い，理想的な咬合を付与するために必要な補綴装置の位置，形態を決定する．

ついで，決定された補綴装置に見合ったインプラントの埋入位置，本数，径，長さを決定する．そして，もし，決定されたインプラントを埋入するのに必要な骨が存在しない場合は，骨移植，GBRなどの併用により，環境を整えたうえで，計画したインプラント治療を進めるのである．

インプラントは，今後ますます頻用されるようになることは自明である．しかしながら，前述のごとく，インプラントの咬合について現在までに十分なエビデンスは得られておらず，どのような咬合を与えるべきかについて十分なコンセンサスが得られているとは言いがたい．今後，この分野の研究が熱望される．

まとめ

補綴分野での「科学的エビデンス」が不足していると言われて久しいが，たとえそれらが得られたとしても，これをどう活用するかは，歯科医師および歯科技工士の知識と良心にかかっている．またどのような場合でも，治療の目標をいったん定めたら，それを具現化する確かな"腕"が必要なことを再度強調しておきたい．われわれは，患者の生活の質（QOL）を高めるために，それぞれの立場で常に研鑽しつづけなければならないのである．

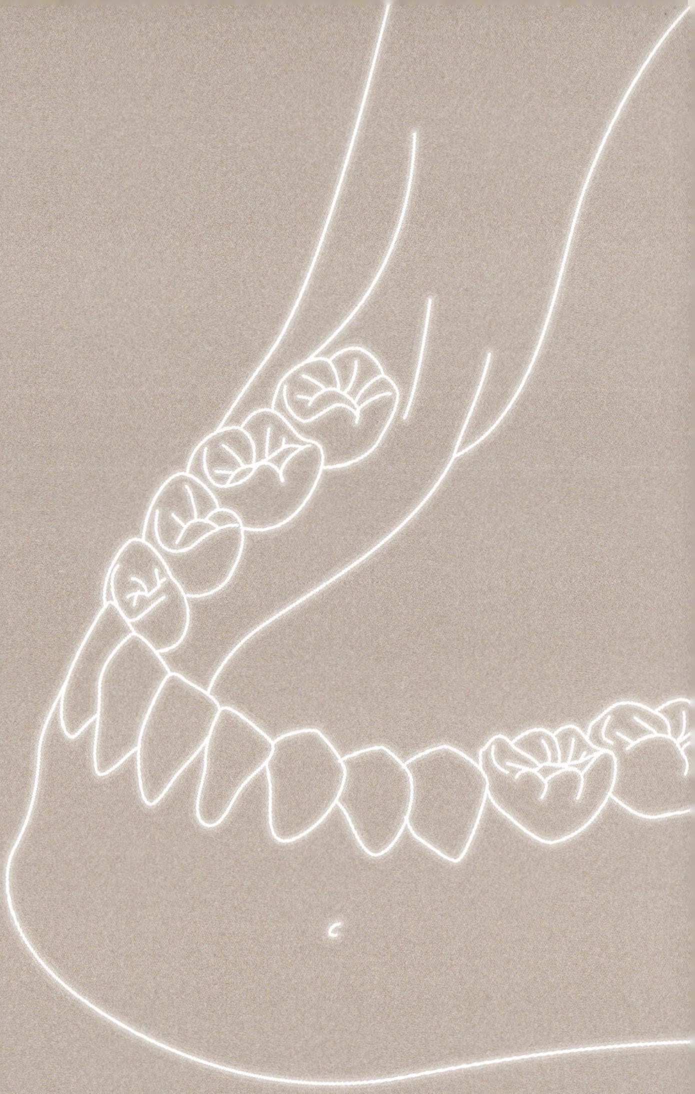

臨床編

第1章 顎機能の検査
第2章 咬合の検査
第3章 診断用模型の作製
第4章 中心位記録とフェイスボウトランスファー
第5章 プロビジョナルレストレーション
第6章 オクルーザルスプリント

第1章

顎機能の検査

1　顎機能に関するスクリーニングテスト

　咬合治療はもちろんのこと，歯科治療を行うにあたっては，顎機能障害に関する自覚症状の有無に関わらず，顎機能に関する必要最低限のスクリーニングを行う必要がある．このスクリーニングには，①質問票による調査，②簡単な問診，③顎関節および咀嚼筋の検査が含まれる．

　特に，咬合の検査を行う際には，顎関節や筋の疼痛や機能障害の有無に関する検査を必ず行わなければならない．咬合の検査と顎機能の検査はワンセットで行うものと考えるべきである．というのも，顎関節や筋に障害が認められる場合，疼痛や機能障害によって咬合状態が一時的に変化していたり，顎関節部の骨変化により咬合が将来も変化しつづけたりすることがあるからである．

　このため，顎機能障害の有無およびその程度が，咬合の検査はもちろんのこと，その後の治療に大きな影響を与える可能性がある．また，「治療の評価」や「予後の評価」においても，この顎機能検査は不可欠である．

　顎関節や筋の検査は，基本的には特殊な検査機器を必要とせず，短時間で行えるため，臨床上きわめて有用である．しかし，実際には，ほとんどの医療機関においてこの重要な顎機能検査が実施されていないのが現状である．

　そこで，ここでは，臨床の場で比較的簡単に行える顎機能検査法について紹介し，読者が基本的な顎機能の検査を臨床でルーチンに行えるようになることを目標とした．

2　質問票による調査

　表1は当科で用いている顎機能障害とパラファンクションに関する患者自記式の質問票である．この質問票は，記入に要する時間はほんのわずかであるが，患者の問題点をおおむね把握するのに大変有効である．

第1章 顎機能の検査

表1 顎機能障害とパラファンクションに関する質問票

調 査 票

記入日：　　　　　年　　月　　日

氏名＿＿＿＿＿＿＿＿＿＿＿＿　年齢＿＿＿＿　男・女　職業＿＿＿＿＿＿＿＿＿＿＿

次の質問の各項目についてあてはまるところに○印をおつけください．

① 顎の痛みについて	なし	少し	かなり	ほとんど耐えられない	全く耐えられない
1) 大きく口を開けたりあくびをすると痛いですか					
2) ものを咬んだり顎を使うと痛いですか					
3) ものを咬んでないときや、顎を使っていない時も痛いですか					
4) 起床時のほうが痛みはひどいですか					
5) 耳や耳の前が痛いですか					
6) 顎(頬)の筋肉が痛いですか					
7) こめかみが痛いですか					
8) 歯の痛みはありますか					

② 顎の機能について	なし	少し	かなり	ほとんどいつも	ずっと
1) 自分自身や他の人までが嫌になるほど顎の音がしますか					
2) 大きく口を開けにくいことがありますか					
3) 今までに口が開かなくなったことがありますか					
4) 今までに口が閉じなくなったことがありますか					
5) 咬み合わせが不快ですか					

③ 顎の習癖について	なし	少し	かなり	ほとんどいつも	ずっと
1) 昼間、歯を咬みしめてますか					
2) 寝ている間、歯ぎしりをしていますか					
3) 顎や顔の筋肉が緊張していますか					
4) もっぱら片側だけで咬んでいますか					
5) よくガムを食べますか					

■症例1
- 主　訴：咬み合わせが悪く，右顎が痛い．
- 現病歴：3ヵ月前に右下のブリッジを作製してから咬み合わせが悪く，顎全体に痛みがあり，特に右側の咬筋に痛みを強く感じることがある．時々肩こりや頭痛がある．ブリッジ作製前から顎がガクガクいう時があり，最近ガクガクいう回数が増えた．

① 顎の痛みについて	なし	少し	かなり	ほとんどいつも	全く耐えられない
1) 大きく口を開けたりあくびをすると痛いですか	○				
2) ものを咬んだり顎を使うと痛いですか		○			
3) ものを咬んでないときや，顎を使っていないときも痛いですか	○				
4) 起床時のほうが痛みはひどいですか	○				
5) 耳や耳の前が痛いですか	○				
6) 顎(頬)の筋肉が痛いですか			○		
7) こめかみが痛いですか	○				
8) 歯の痛みはありますか	○				
② 顎の機能について	なし	少し	かなり	ほとんどいつも	ずっと
1) 自分自身や他の人までが嫌になるほど顎の音がしますか	○				
2) 大きく口を開けにくいことがありますか		○			
3) 今までに口が開かなくなったことがありますか	○				
4) 今までに口が閉じなくなったことがありますか	○				
5) 咬み合わせが不快ですか				○	
③ 顎の習癖について	なし	少し	かなり	ほとんどいつも	ずっと
1) 昼間，歯を咬みしめてますか	○				
2) 寝ている間，歯ぎしりをしていますか	○				
3) 顎や顔の筋肉が緊張してますか		○			
4) もっぱら片側だけで咬んでいますか				○	
5) よくガムを食べますか	○				

- 解　説：「かなり」「ほとんどいつも」「ずっと」の項目だけに着目すると，本症例では症状の程度はさほど高くないことがわかる．痛みを訴えているが，質問票では痛みの程度は低い．咬み合わせの不快感が強いことは主訴，質問票の両方から理解できる．

　この症例のように，身体症状の訴えがある（特に強い場合）が質問票では痛みや運動障害などの身体症状が重篤でない場合，身体表現性障害などの精神心理学的問題の可能性が疑われる．十分な検査をしないうちに，安易に「咬合がおかしいかもしれない」などと言わないように注意して，診察に臨むべきである．

　また，このようなケースは治療に難渋することが多いので，最初からそのつもりで診察に臨むほうが，患者との良好な関係を築きやすい．

■症例2
- 主　訴：右顎が痛い．
- 現病歴：1週間前に右側顎関節付近の疼痛に気づき，次第に痛みが増加してきたため受診した．

① 顎の痛みについて	なし	少し	かなり	ほとんどいつも	全く耐えられない
1) 大きく口を開けたりあくびをすると痛いですか				○	
2) ものを咬んだり顎を使うと痛いですか					○
3) ものを咬んでないときや，顎を使っていないときも痛いですか				○	
4) 起床時のほうが痛みはひどいですか				○	
5) 耳や耳の前が痛いですか					○
6) 顎(頬)の筋肉が痛いですか			○		
7) こめかみが痛いですか		○			
8) 歯の痛みはありますか		○			
② 顎の機能について	なし	少し	かなり	ほとんどいつも	ずっと
1) 自分自身や他の人までが嫌になるほど顎の音がしますか		○			
2) 大きく口を開けにくいことがありますか		○			
3) 今までに口が開かなくなったことがありますか	○				
4) 今までに口が閉じなくなったことがありますか	○				
5) 咬み合わせが不快ですか	○				
③ 顎の習癖について	なし	少し	かなり	ほとんどいつも	ずっと
1) 昼間，歯を咬みしめてますか			○		
2) 寝ている間，歯ぎしりをしていますか				○	
3) 顎や顔の筋肉が緊張してますか		○			
4) もっぱら片側だけで咬んでいますか	○				
5) よくガムを食べますか	○				

- 解　説：顎機能とパラファンクションに関する質問票では，「かなり」「ほとんどいつも」「ずっと」の項目に着目する．主訴は「右顎が痛い」であるが，症例1と異なり，質問票でも痛みに関してそのとおりの記載が認められる．

　このような場合，患者の病識は，痛み（身体症状）にフォーカスされていることが理解できる．身体症状に病識がある場合は，症例1のようなケースと異なり，治療は比較的短期間で奏効することが多い．また，質問票を用いると，問診をとる前に痛みの部位や痛みの程度がある程度予測できる．

　本症例では，顎関節周囲の痛みが強く機能時に痛みがあることがわかる．また，パラファンクションが関与している可能性が高いことも質問票から推測できるので，問診の際，この点について詳しく聞く必要があることを事前に察することができる．

第1章 顎機能の検査

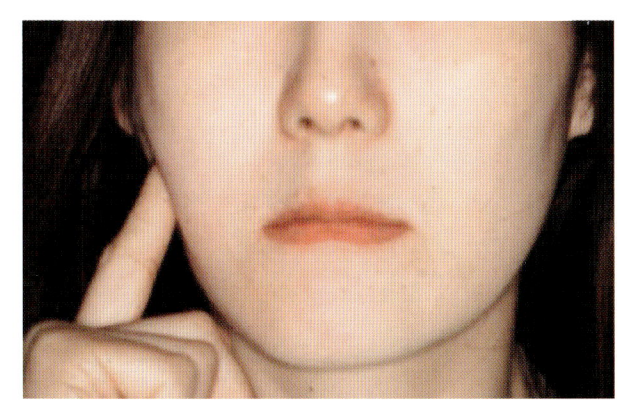

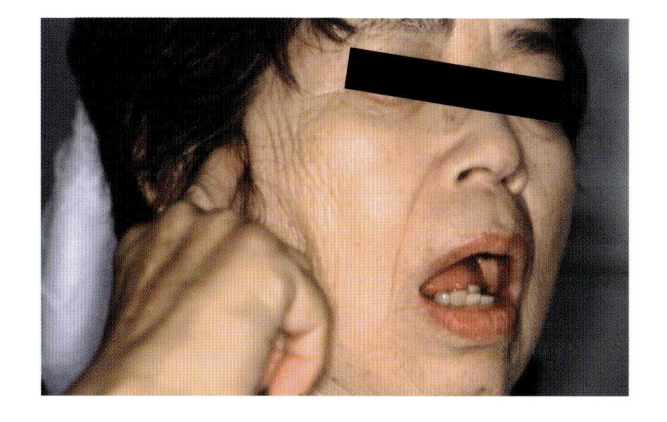

図1 患者本人による疼痛部位の指示と再現
左：咀嚼筋痛症例．右側咬筋深部の最大開口時の疼痛（VAS=60）．
右：顎関節痛症例．右側顎関節部の開口時痛（VAS=37）．開口障害があり，図のように開口すると右側顎関節部に疼痛を生じた

表2 顎関節および咀嚼筋の検査

① 疼痛の検査
② 顎関節雑音の検査
③ 顎関節および咀嚼筋の圧痛検査（触診）
④ 下顎運動範囲の検査

表3 疼痛の検査．咀嚼筋，顎関節部の自発痛，運動痛の評価のステップ

① 問診（質問票）で得られた情報を確認
② 患者本人による疼痛部位の指示：患者自身に痛む部位を指で差してもらう（**図1**）
③ 下顎運動（開口，側方運動など），咬みしめ負荷などによる疼痛の再現（**図1**参照）
④ 部位の図示：チャートに部位を記入（**図3**参照）
⑤ VAS（Visual Analog Scale）による疼痛のスコア化［0～100］

咬合や顎機能に関する訴えが強いにもかかわらず，この票の左側の列に○が多く，右側の「ほとんど」，「ずっと」などの列に，ほとんど○が見られない場合は，身体表現性障害などの精神的バックグラウンドについても考慮しなければならない．この質問票は，こうした患者のスクリーニングにも大変有用である．

患者は「顎関節が痛い」と訴えているのに，実際に疼痛部位を指示させると，乳様突起部や咬筋部を指示することもしばしばである．すなわち，患者は身体の特定の部位を正確に言葉で表現できるとはかぎらないのである．

3 簡単な問診

質問票の結果に基づいて，安静時痛，運動時痛，咀嚼時痛，開口制限，顎関節雑音などの有無やその程度について，術者が簡単な問診を行って確認することにより，患者の症状のより具体的な把握が可能となる．また，痛みを訴える場合は，<u>患者に指1本で疼痛部位を指示させ，疼痛部位の確認をする必要がある</u>（図1）．

4 顎関節・咀嚼筋の検査

顎関節および咀嚼筋の検査（**表2**）にあたっては，①疼痛の検査（**表3**），②顎関節雑音の検査（**表4**），③顎関節部および咀嚼筋の圧痛検査（**表5，図2～4**），④下顎運動範囲の検査（**表6，図5，6**）などを行う．具体的な検査方法は，表および図に示したとおりである．

これらの項目のなかでも，開口制限（開口量40mm未満）や開口時痛の有無は，実際の歯科治療に直接影響する．

表4 顎関節雑音の検査

① 聴診：まずは耳で聞き，次に，聴診器を頬骨上に当てて聴診
② 触診：示指，中指を顎関節上に当てて，下顎頭の動きを触知し，振動を感じとる
③ 患者に確認：患者本人に雑音があるかどうかを確認し，術者がまちがって雑音を拾ってしまう可能性を排除
④ 雑音の種類（クリック，クレピタス）を確認
⑤ 雑音発生時の疼痛の有無を確認
⑥ 軽減，増大の有無：ある方向から圧迫したりすると軽減・増大するかどうかを調べる
⑦ 雑音の記録：開閉口路上に雑音の発生位置を記録（**図6**参照）

表5 顎関節および咀嚼筋の圧痛検査（触診）

1）触診部位（**図2**参照）
　① 咀嚼筋（および頸部筋）：咬筋浅部，咬筋深部，側頭筋前部，側頭筋中部，側頭筋後部，胸鎖乳突筋，僧帽筋
　② 顎関節部：関節包外側部，関節包後部
　　おもに，部位が明瞭で口腔外から加圧できる部位を触診する．口腔内から触診しなければならない部位，たとえば外側翼突筋などは，加圧部位の再現性が低く熟練を要するため，ルーチンの触診部位としては適さない
2）検査の方法
　① 手指にて加圧
　　・咬筋，側頭筋は指で骨面に押しつけるようにして加圧（**図3-a**）
　　・胸鎖乳突筋，僧帽筋は2本の指（拇指と示指）で挟んで加圧（**図3-b**）
　　・関節包後部は開口させて顎関節の後方から加圧（**図3-c**）
　② 筋は約2kg/cm²，顎関節は約1kg/cm²の力で，それぞれ約2秒間加圧
　③ 圧痛の程度を0～3（0=なし，1=軽度，2=中等度，3=重度）の4段階でスコア化
　④ 各部位のスコアをチャートに記入（**図4**参照）

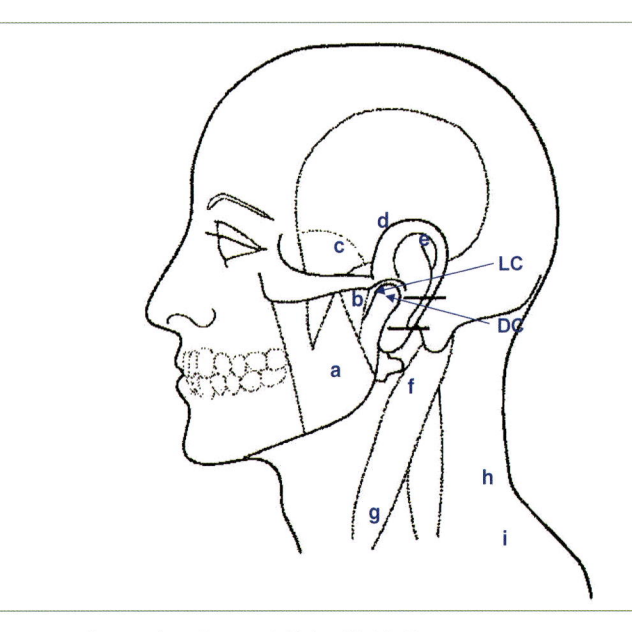

咀嚼筋（および頸部筋）
　a：咬筋浅部
　b：咬筋深部
　c：側頭筋前部
　d：側頭筋中部
　e：側頭筋後部
　f：胸鎖乳突筋（上部）
　g：胸鎖乳突筋（下部）
　h：僧帽筋（上部）
　i：僧帽筋（下部）

顎関節部
　LC：関節包外側部
　DC：関節包後部

図2 顎関節および咀嚼筋の圧痛検査：触診部位

第1章 顎機能の検査

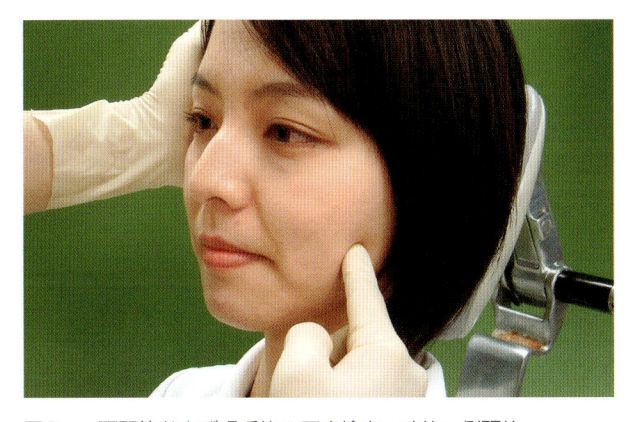

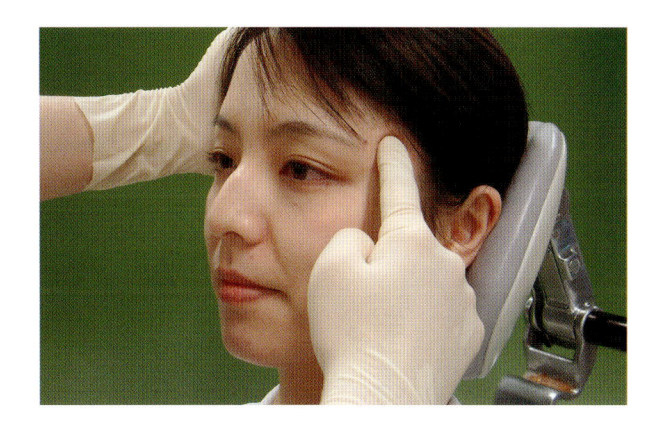

図3-a 顎関節および咀嚼筋の圧痛検査：咬筋，側頭筋
咬筋，側頭筋は指で骨面に押しつけるようにして加圧する．左図は咬筋浅部，右図は側頭筋前部を示す

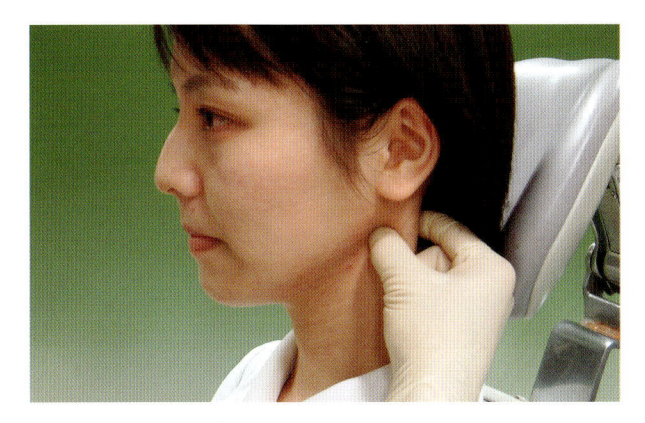

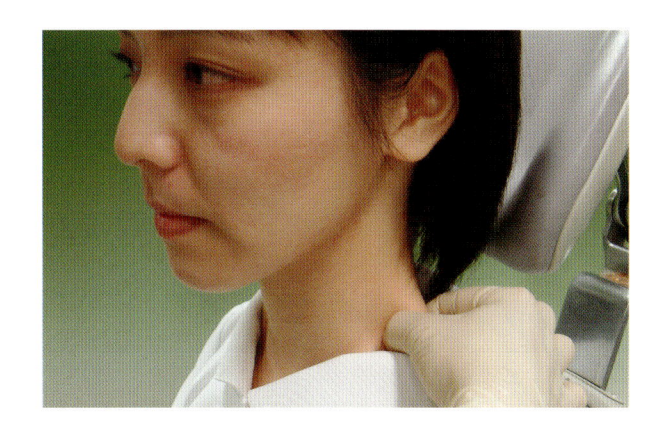

図3-b 顎関節および咀嚼筋の圧痛検査：頸部筋
胸鎖乳突筋，僧帽筋は2本の指（拇指と示指）で挟んで加圧する．左図は胸鎖乳突筋上部，右図は僧帽筋上部を示す

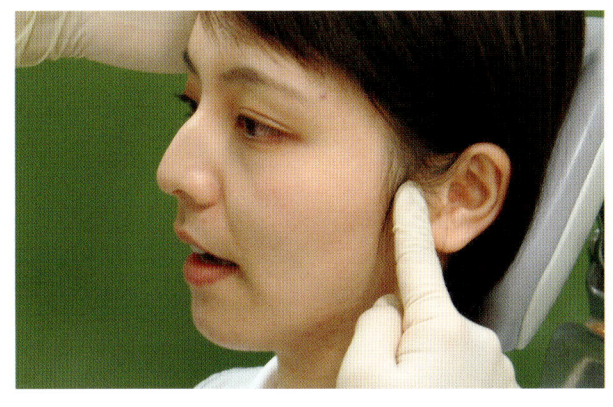

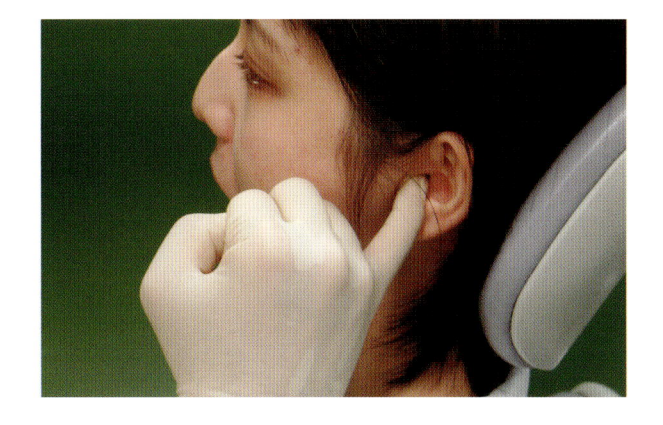

図3-c 顎関節の圧痛検査：関節包外側（左），関節包後部（右）
関節包外側はわずかに開口させて顎関節の側方から加圧する．関節包後部は，開口させて小指を外耳孔に挿入し，軽く加圧した状態で閉口させる．その際，過度に圧迫しないように注意する

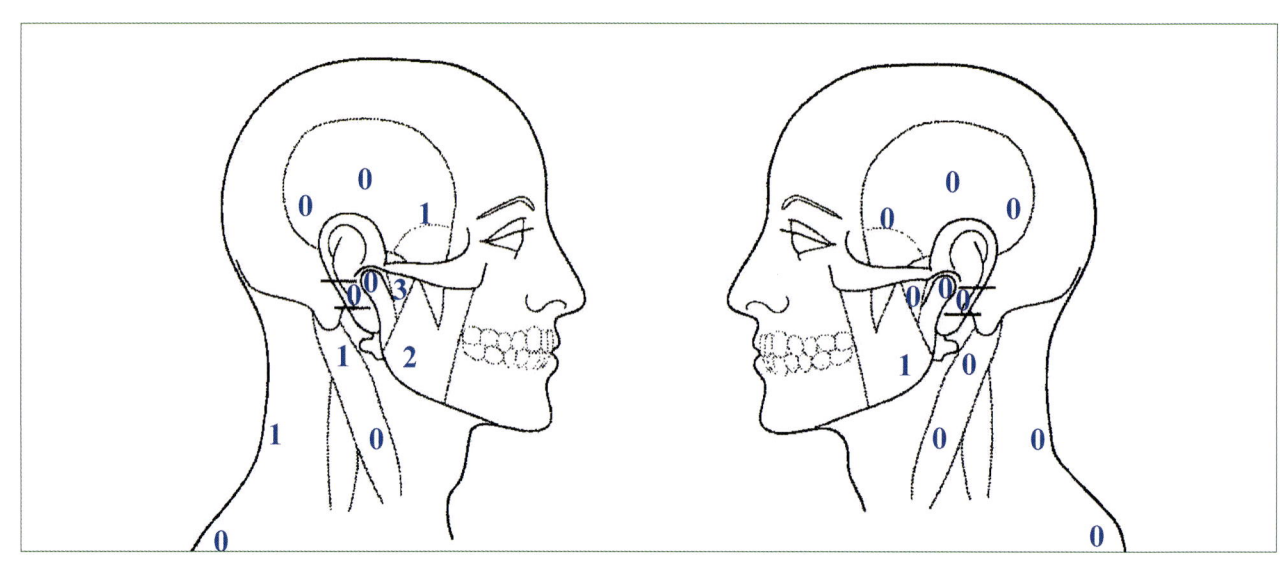

図4 顎関節および咀嚼筋の検査結果例（咀嚼筋痛症例）
　右側咬筋部の筋痛を訴えた患者の圧痛検査の結果．右側咬筋深部に重度，右側咬筋浅部に中等度の圧痛がみられた．図中の数字は圧痛の程度を表す（0＝なし，1＝軽度，2＝中等度，3＝重度）

表6 下顎運動範囲の検査（図6参照）

1）開口量：上下顎中切歯の切端間距離を定規で測定
　①無痛開口量：痛みなしで開けられる開口量
　②自力最大開口量：自力で開口できる範囲，いわゆる最大開口量
　③受動開口量：術者が手指にて強制的に開口したときの最大開口量
　※運動時痛があれば部位と程度を記録
2）開閉口路：下顎切歯点部の前頭面開閉口路（正面からみた経路）を描記
　　　　　　左右への偏位に注目し，顎関節雑音があれば経路上に記録
3）水平面運動路：下顎の前方・側方への移動可能距離を定規で測定，その経路を記載

　というのも，一般的に歯科治療は比較的長時間の開口を必要とするため，開口制限や開口時痛がある場合は，治療に支障を生ずる場合が多いからである．また，無痛開口量が35mm未満，および咀嚼時痛や有痛性の顎関節雑音がある場合は，患者の日常生活に影響を及ぼすと考えられるため，注意すべきである．

　この一連の検査の所要時間は5〜10分程度である．わずかの訓練で習得できるので，治療に先立ち必ず行う．

　顎機能検査の結果は，治療方針・治療計画を立案する際の貴重な情報となり，インフォームドコンセントに大いに役立つ．すなわち，顎機能に軽度の障害がある場合には，一度の治療時間の短縮など，顎関節や咀嚼筋への負担軽減法を講ずる必要がある．また，顎機能の障害の程度が歯科治療によって一時的に悪化する可能性についても十分に説明しておく必要がある．

　さらに，顎機能に中等度から重度の障害が認められる場合には，顎関節症の包括的な検査を行うべきであり，障害の程度によっては，治療が必要となる．そして場合によっては，顎関節症・口腔顔面痛の専門医に紹介する必要がある．

　本検査は基本的には初診時に行うが，歯科治療が長期にわたる場合には，定期的に行うことが望ましい．すなわち，歯科治療の進行中に行う全身状態や服薬状況の更新と同様に，患者の顎機能の状態をアップデートすることが望まれる．

第1章 顎機能の検査

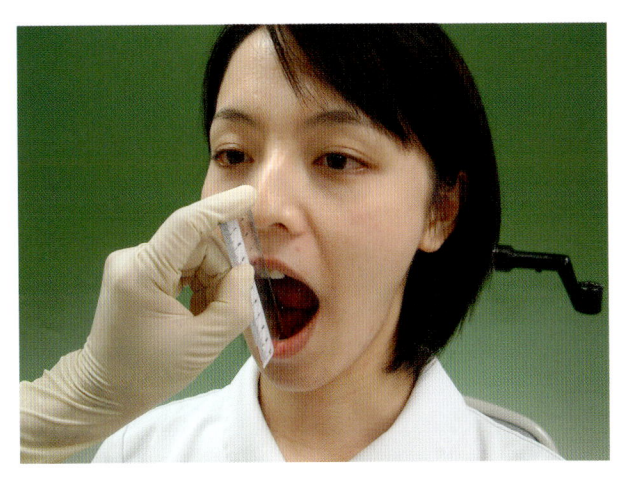

図5-a 開口量（無痛開口量，自力最大開口量）の測定

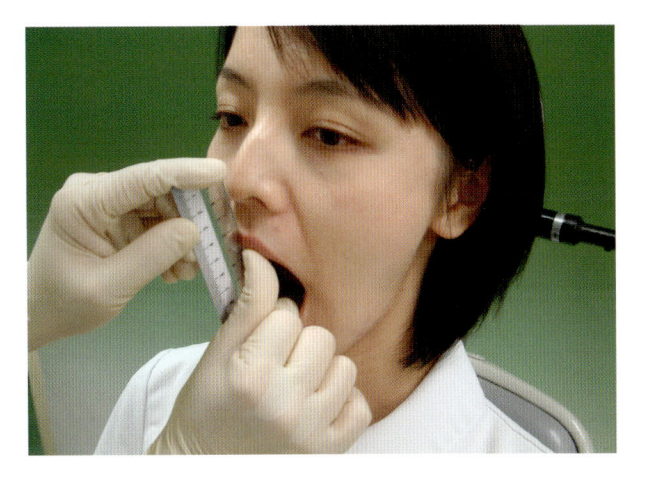

図5-b 受動開口量の測定
拇指を上顎前歯に，示指を下顎前歯に当てて強制的に開口させる

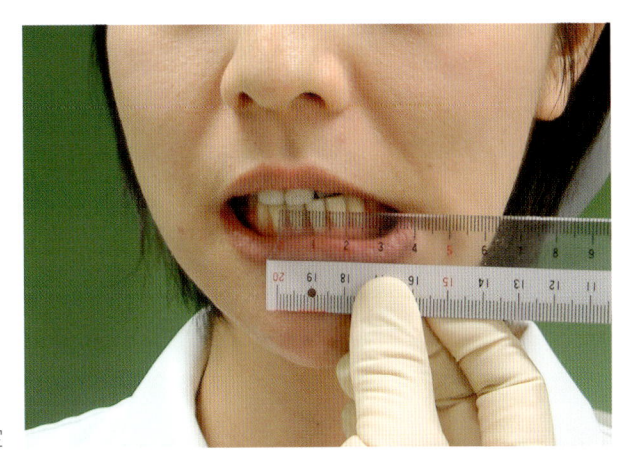

図5-c 側方運動の測定

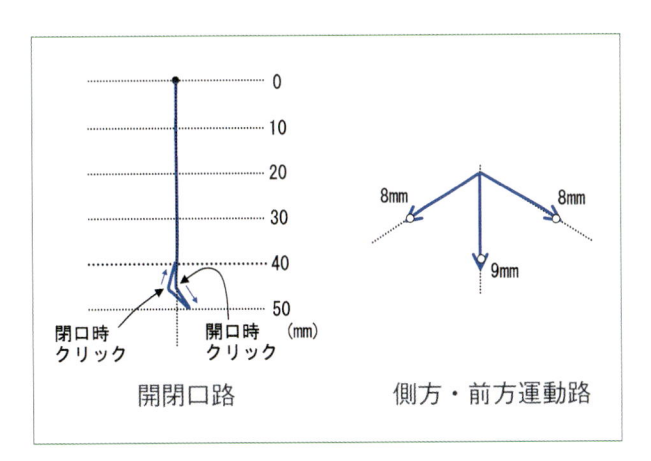

図6-a 下顎運動範囲の検査結果例．咀嚼筋痛症例
無痛開口量 50mm；自力最大開口量 50mm
開口時および閉口時に無痛性のクリックがあり，クリック発生時に下顎が左右側に偏位していた

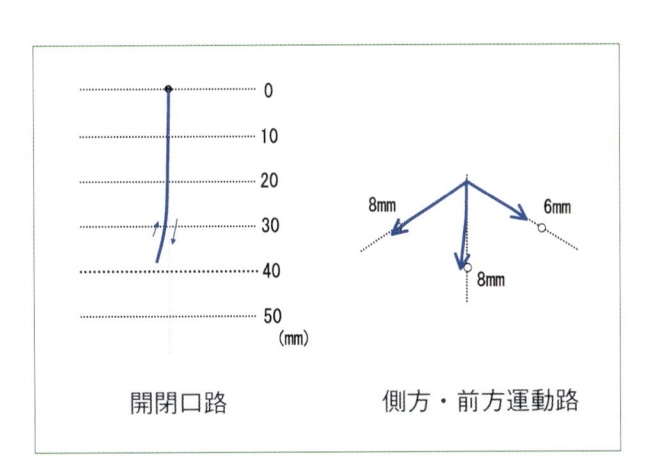

図6-b 顎関節痛（慢性クローズドロック）症例
・無痛開口量 30mm
・自力最大開口量 38mm，右側へ偏位，右側顎関節に中等度の疼痛あり
・受動開口量 40mm，右側顎関節に中等度の疼痛あり
・左側方運動：6mm，運動制限あり，右側顎関節に中等度の疼痛あり

PRACTICE IN PROSTHODONTICS Practice Selection

第2章 咬合の検査

　咬合検査は歯科臨床，特に修復治療の際に日常的に行われているものである．その検査結果は，診断，および治療方針・治療計画の策定にきわめて重大な影響を及ぼすので，基本的な咬合検査はもとより，症例に応じてさまざまな検査法を適切に選択し正確に実行できなければならない．ここでは，咬合の検査で評価すべき項目やチェックポイント，および検査法の実際について解説する．

1　咬合検査の項目

　咬合検査の項目としては，**表1**のように形態的項目と機能的項目の二つに大別できる．

1．形態的項目

　形態的項目は，解剖学的要素に関連があり，咬合状態を比較的大まかにパターンで把握するものが主体である．

1）Angleの分類

　元来，不正咬合の分類として考案されたものであるが，上下顎歯列の近遠心的な関係を端的にとらえるのに都合がよい．

2）歯列の正中

　顔面の正中と上顎歯列・下顎歯列の正中との左右的な位置関係，および上下顎歯列間の正中の位置関係を評価する．

3）上下顎歯列の対向関係

　開咬，交叉咬合，上顎前突，下顎前突などの分類を用いることにより，特徴を端的に表すので有用である．

4）オーバージェット，オーバーバイト

　前歯部の被蓋関係を数値で評価するという点で大変優れており，両者のコンビネーションで被蓋関係のパターン認識（過蓋咬合や下顎前突など）も可能である．

5）残存歯数

　歯列の状態を大まかに把握するのに役立つと考えられるが，これに咬合接触がある歯数を加えると，上下顎歯の咬合接触状態を推測することができる．

表1　咬合検査の項目

【形態的項目】
- Angle分類
- 歯列の正中
    上顎歯列，下顎歯列
- 上下顎の対向関係
    正常咬合，開咬，交叉咬合，上顎前突，下顎前突など
- 前歯部の被蓋関係
    オーバージェット，オーバーバイト
- 残存歯数，咬合接触のある歯数，アイヒナーの分類
- 咬耗の程度，歯の動揺度

【機能的項目】
- 咬頭嵌合位における咬合接触
    咬合接触のある歯数・部位，
    咬頭嵌合位の明確さ，安定性，
    左右の同時性，左右の均等性，など
- 早期接触
    咬頭嵌合位における早期接触，
    中心位における早期接触
- 中心位と咬頭嵌合位のずれ
    ずれの方向，ずれの大きさ
- 前方滑走運動時の咬合干渉（後方歯）
- 側方滑走運動時の咬合干渉（作業側）
- 側方滑走運動時の咬合干渉（非作業側）
- 咬合様式
    犬歯誘導，グループファンクション，
    バランスドオクルージョン

さらに，小臼歯部および大臼歯部における咬合支持域の数を評価するアイヒナーの分類は，解剖学的な咬合支持の状態を把握でき，これにより咬頭嵌合位の有無だけでなく，咬頭嵌合位の安定性についても推測することが可能である．

6）咬耗の程度，歯の動揺度

これら自体も重要な項目であるが，むしろ，機能的側面について考察する際に重要な要素となる場合がある．たとえば，ブラキシズムなどのパラファンクションによって中等度から重度の咬耗が生じていたり，特定の歯の早期接触や咬合干渉によって歯の動揺が生じていたりする場合がある．

2．機能的項目

機能的項目は，より詳細な咬合接触状態を把握するものであり，修復治療に先立って必ず行っておかなければならないきわめて重要な項目である．

咬頭嵌合位における咬合接触状態の評価は，有歯顎者の咬合検査の基本中の基本である．また，偏心位の咬合接触状態についても正確に把握しておく必要がある．

特に，側方運動時の咬合接触は，咀嚼運動時の咬合接触と近似しており，見逃してはならない重要な項目である．

1）咬頭嵌合位における咬合接触

通常最も再現性の高い下顎位・咬合位であるが，その明確さや安定性は，咬合接触している歯数および部位により影響を受ける．特に，臼歯部の咬合接触の存在が大切であり，咬頭嵌合位における左右側臼歯部の咬合接触の時間的な同時性，強さの均等性はきわめて重要な検査事項である．

2）早期接触

閉口中に，多くの上下顎歯が咬合接触し安定した咬合位が得られる前に，一部の上下顎歯が接触する状態を指す．咬頭嵌合位については，たとえば，隣在歯の喪失による歯の傾斜などにより本来の咬頭嵌合位の位置がずれて，そのために早期接触を生じてしまうことがある．

中心位に関しては，実際のところ，後述するように，中心位と咬頭嵌合位には多少のずれがあるのが一般的であり，中心位において安定した咬合位をとることは一般的に難しい．

表2　一般的な咬合検査法

【口腔内で行う方法】
- 視診，触診，聴診
- 咬合紙による印記
- マイラーストリップス引き抜き試験による咬合接触の確認
- 咬合接触検査用ワックスによる早期接触部位の検出
- 咬合接触検査材による咬合接触の記録
- 咬合接触検査機器による咬合接触，咬合圧などの測定

【口腔外で行う方法】（研究用模型を一定の下顎位で咬合器装着して行う）
- 咬合紙による印記
- マイラーストリップス引き抜き試験による咬合接触の確認
- 診断用ワックスアップ

表3　咬合検査に用いる材料，機材

- 咬合紙
- マイラーストリップス
  （occlusal registration strips）
- 咬合接触検査用ワックス
  （occlusal indicator wax）
- 咬合接触検査材（ブラックシリコーン，その他のシリコーン系咬合接触検査材）
- 咬合接触の検査機器
- T scan system, Dental Prescale

しかしながら，なんらかの理由で中心位において咬合を再構成する場合には，慎重に評価する必要がある．

3）中心位と咬頭嵌合位のずれ

従来より，顎機能障害の観点から注目されてきたが，有歯顎者のほとんどに両下顎位間にずれがみられることから，ずれの有無自体は過度に問題視する必要はないとされている．ただし，左右方向のずれや，ずれの大きさが2mm以上の場合は注意すべきである．

4）咬合干渉

前方および側方滑走運動などの偏心運動時に，ある特定の上下顎歯のみが強く接触する場合，すなわち，咬合干渉についても慎重に評価する．その際，前方運動時に臼歯のみが接触する場合，側方運動時に非作業側臼歯のみが接触する場合は要注意である．また，側方運動時に作業側の大臼歯のみが接触する場合も注意を要する．

5）咬合様式

一般的に犬歯誘導，グループファンクション，バランスドオクルージョンの3種が知られている．臨床的に非常に有用な分類であり，修復治療の際には，臼歯部の咬合面形態，前歯部の舌面形態に配慮が必要であろうし，可撤性義歯の人工歯選択および人工歯排列に影響を及ぼす．

以上，咬合の検査項目について述べたが，咬合の検査を行うにあたっては，検査項目のみに注目しすぎず，その結果何が起こっているのか，たとえば，歯根膜腔の拡大や歯槽骨の吸収，咬合高径の低下や下顎の偏位などについて考えることが重要である．

2　咬合検査の方法

表2に一般的に行われている咬合検査法を，表3に検査の際に用いられる材料や機器を示した．咬合検査はおもに口腔内で行われるが，場合によっては，研究用模型を用いて口腔外で行うこともある．研究用模型を用いる場合には，印象採得，咬合採得，模型の作製，および咬合器装着などの操作を正確に行う必要がある．

また，一般臨床では，おもに特殊な機器を必要としない方法が用いられているが，最近では，感圧センサーを用いた咬合接触・咬合圧測定システムが市販されており，解析ソフトウェアにより詳細な解析も可能となっている．

1．特殊な機器を必要としない方法
1）視診，触診，聴診

視診，触診，聴診は最も基本的な咬合検査法であ

第2章 咬合の検査

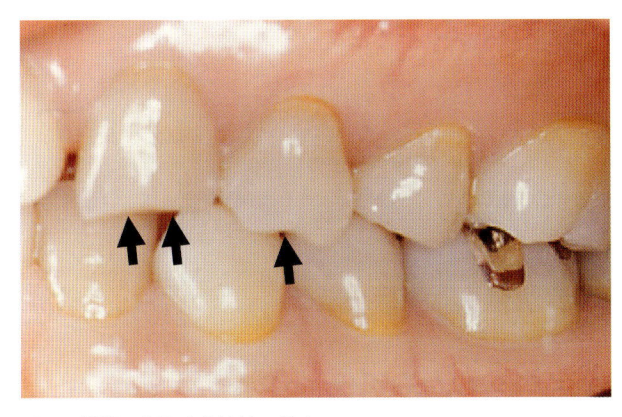

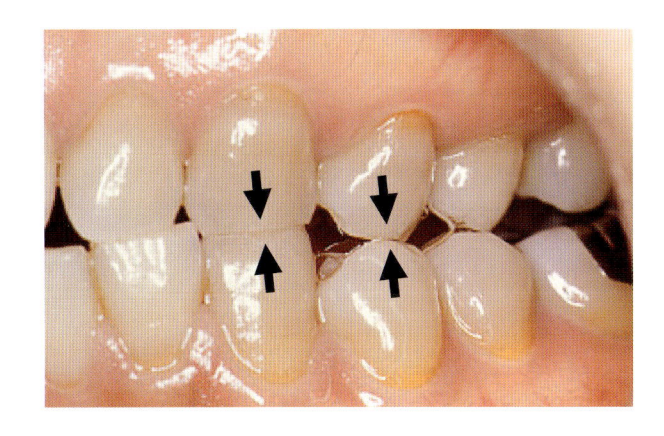

図1 視診による咬合接触の検査
|34に著明な咬耗が見られる（左図，矢印部）．左側方運動をさせると，このファセットに|34がぴったりと合わさることがわかる（右図，矢印部）

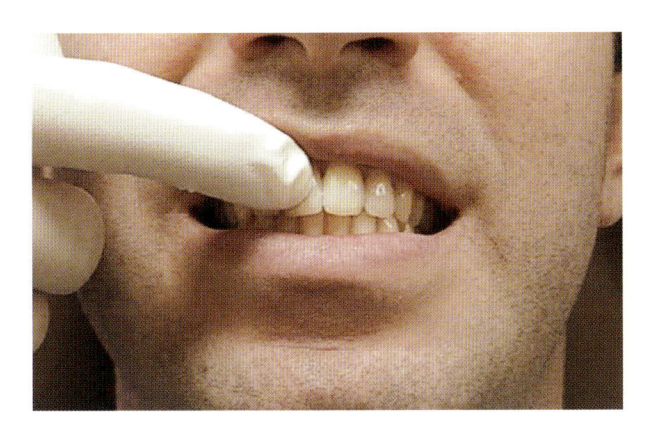

図2 触診による咬合接触の検査

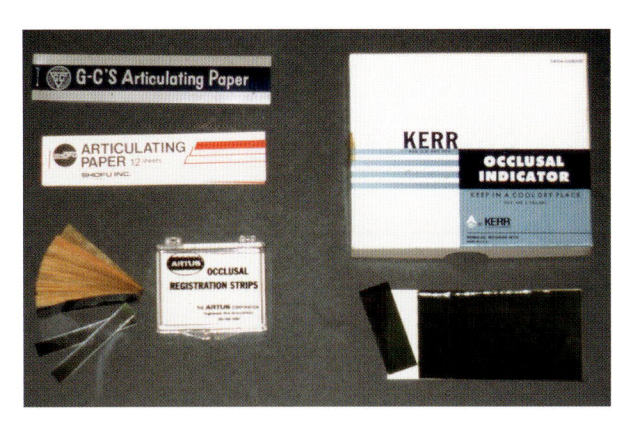

図3 一般的な咬合検査法に用いる材料
左上：咬合紙，　　左下：マイラーストリップス
右：occlusal indicator wax

る．視診は，日常臨床で頻繁に行われ，得られる情報も多い．たとえば，著明な咬耗がある場合，下顎運動をさせて，ファセットに対合歯が接触するかどうかを観察すれば，現在アクティブな咬耗なのか，それとも過去の咬耗なのかを判断できる（図1）．

触診は，視診のみでは得られない情報が得られ，有用な検査法の一つである．一般的には，上顎歯の唇面，頬側面に指を当てて，タッピング運動などの下顎運動を行わせ，振動の有無や強弱，歯の動揺などを感じとることで，咬合接触，早期接触，咬合干渉などを評価する．

聴診は，タッピング運動時の咬合接触音を聞きとるという形で行われる場合が多い．耳で聞きとるのが難しい場合は，聴診器を頬骨上に当てて，歯から伝導してくる振動を聞きとる．

ただし，聴診によって咬合接触状態を詳細に評価することは困難である．

2）咬合紙

咬合紙を用いて咬合接触部位を印記する方法は，簡便かつ安価なため最も頻繁に用いられている．しかしながら，単に咬合紙が触れただけの部位でも咬合紙のインクが付着する可能性があるため，実際には咬合接触していない部位を接触があると誤って認識してしまう可能性がある．またその逆に，実際に咬合接触があっても接触部位が印記されない場合もある．そのため，繰り返し印記させて実際の接触部位が確実に再現されていることを確認することが重要である．

また，咬合紙自体の厚さが約30μmあるため，わずかな咬合接触を検出する際には注意を要する．

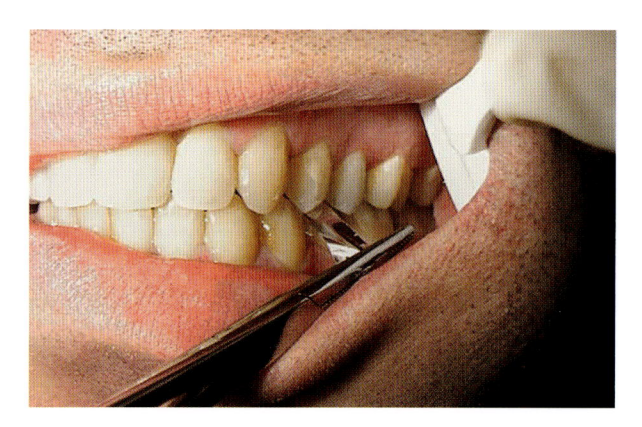

図4 マイラーストリップス引き抜き試験による咬合接触の検査
検査方法は以下の手順で行う
① 鉗子やピンセットでストリップスを把持
② 被験歯の上にストリップスを置く
③ 所定の下顎位で咬合させる，または所定の下顎位に誘導
④ ストリップスを引き抜く
⑤ 検査結果を記録する

図5 マイラーストリップス引き抜き試験による咬合接触の検査
健常有歯顎者の検査結果例
－：ストリップスを抵抗なく引き抜けた場合
±：ストリップスを少し抵抗をもって引き抜けた場合
＋：ストリップスを引き抜けなかった場合

3）マイラーストリップス引き抜き試験

厚さ約15μmのマイラーストリップスを上下歯間に介在させ，咬合接触の有無を検査するものである．

図4のように，マイラーストリップスを特定の被験歯の上に置き，目的の咬合位でストリップスを引き抜いて咬合接触の有無を評価する．ストリップスを抵抗なく引き抜けた場合は咬合接触なし（－），少し抵抗はあるが引き抜けた場合は咬合接触（±），引き抜けなかった場合は咬合接触あり（＋）と判断し，チャートに記載する**（図5）**．

マイラーストリップスの厚さは，われわれが通常咬合検査に用いる器材のなかで最も薄いため，咬合接触状態を感度よく検出することができる．また，前方運動や側方運動などの偏心運動時の咬合接触状態も検出することが可能である．

ただし，本法では咬合面上の具体的な咬合接触部位は明示できないため，咬合紙などを用いて咬合接触部位を視覚化し確認することが望ましい．

4）咬合接触検査用ワックス

咬合紙やマイラーストリップスを用いて早期接触を明確にとらえることは必ずしも容易ではない．そのため，occlusal indicator waxなどの咬合接触検査用ワックスを用いて早期接触を視覚的にとらえる方法が一般的である**（図6）**．

実際には，まずocclusal indicator waxを臼歯部の咬合面に圧接固定する．その際，occlusal indicator waxの光沢のある面には，少し水分を含ませれば接着性を発揮するフィルムが被覆されているため，この面を歯面に圧接する．次に，中心位などの検査対象の下顎位に下顎を誘導し，最初に上下顎歯が接触する際の咬合接触状態を記録する．

ワックスを口腔外へ取り出して観察すると，早期接触部位はワックスが透けて見える．また，早期接触以外の部位のワックスの圧痕を観察することにより，早期接触が生じているときの他の部位の上下顎歯の離開の程度，すなわち早期接触の強さがおおよそ把握できる．

5）咬合接触検査材

ブラックシリコーンなどの咬合接触検査材**（図7）**を用いた咬合接触の記録は，歯列全体の咬合接触の様相を把握するのにきわめて有効である**（図8）**．また，得られた咬合接触の記録をスキャナーなどで画像として取り込めば，定量的な解析も可能になる．ただし，硬化に時間を要するため，硬化完了までの間，下顎位および噛みしめの強さを一定に保つ必要がある．

そのため，事前に患者に所定の下顎位をとるように練習させたうえで材料を口腔内に挿入し，所定の

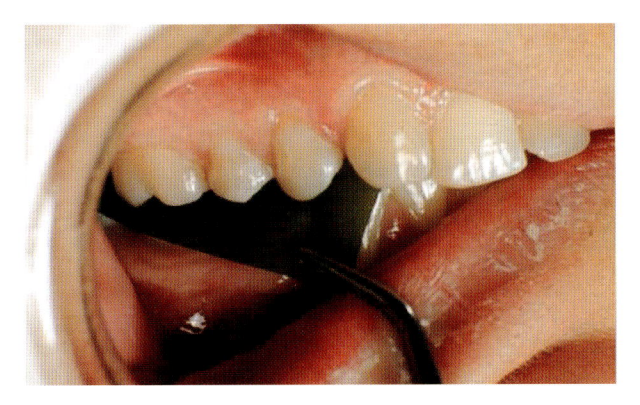

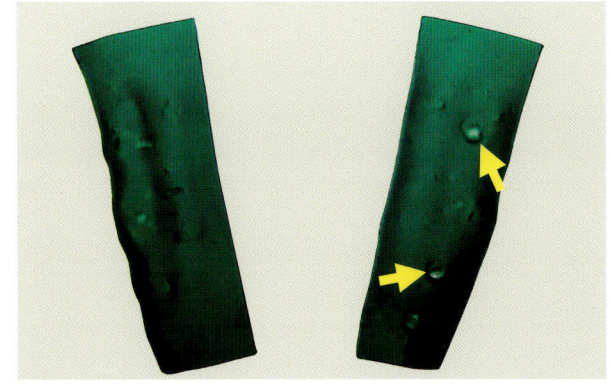

図6 occlusal indicator waxを用いた早期接触の検査
健常有歯顎者の中心位における早期接触．下顎左側第一小臼歯および第二大臼歯部に早期接触がみられる（矢印）

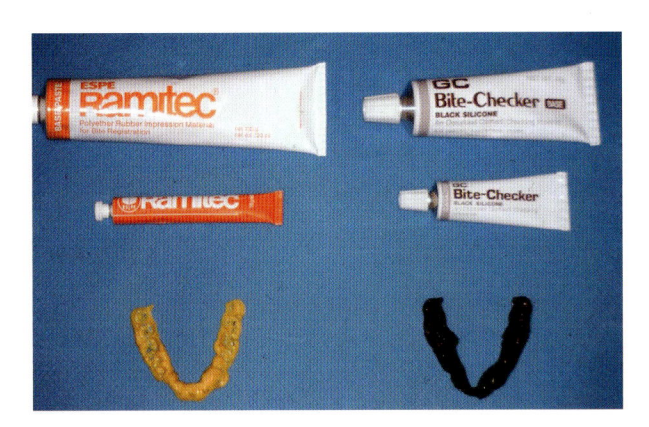

図7 咬合接触検査材
　　左：ポリエーテルラバー印象材，右：ブラックシリコーン

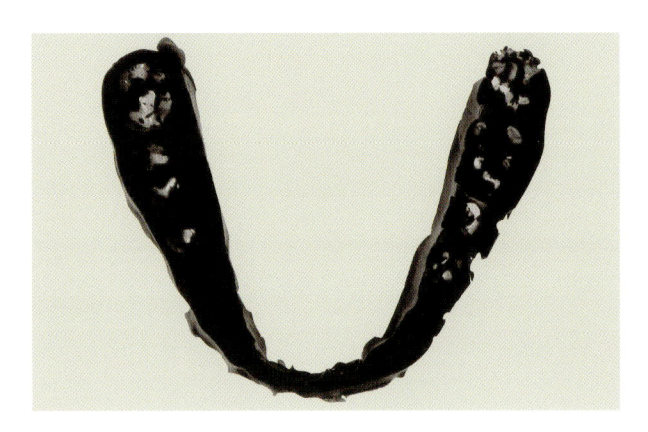

図8 ブラックシリコーンを用いた早期接触の検査
健常有歯顎者咬頭嵌合位での咬合接触記録

下顎位をとらせた後は，材料硬化完了まで確実にその位置を保つように患者を誘導することが重要である．

さらに材料硬化後，材料を口腔外に撤去し，実際に所定の下顎位で記録できたかどうかを必ず確認し，疑わしい場合は再度検査を行う．

2．感圧センサーを用いた咬合接触・咬合圧測定システムによる検査

現在市販されている感圧センサーを用いた咬合接触・咬合圧測定システムとしては，デンタルプレスケール・オクルーザー，TスキャンIIの二つが広く知られている．

両者ともに感圧センサーを用いているという点は共通であるが，センサー自体の種類が異なり，得られるデータにはやや違いがある．

これらのシステムでは，検査結果をディスプレイ上あるいは印刷して視覚的にとらえることができ，検査結果の呈示や保存も容易になった．また，得られたデータを用いてさまざまな解析ができるなど，従来の検査法と比較して，格段に多い情報を得ることができる．

一方，従来の方法と比較して，コストがかかる点，咬合紙などと比較してセンサーがかなり厚い点（デンタルプレスケールは98μm，TスキャンIIでは80μm）など，留意すべき点もある．

1）デンタルプレスケール・オクルーザー

咬合圧によって発色する感圧シート（デンタルプレスケール）を患者の口腔内に挿入し，咬合接触を行わせて，咬合接触部位とその強さ（圧力）を測定することができる．オクルーザーという読み取り・解析装置を用いれば，咬合接触状態，咬合力，咬合

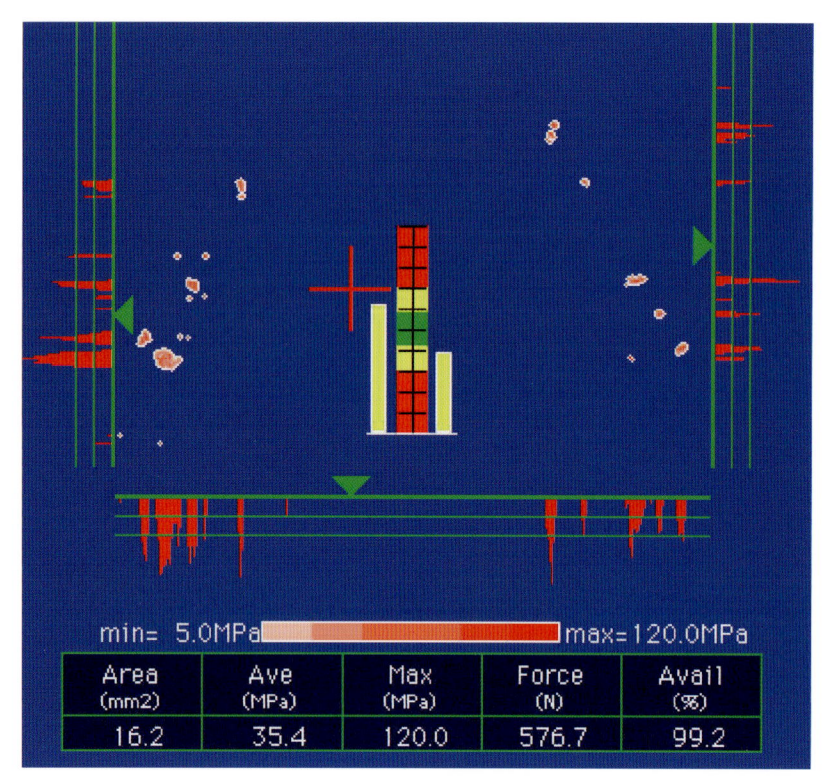

図9 デンタルプレスケール・オクルーザーを用いた咬合接触の測定結果例
　咀嚼障害を主訴に当科を来院した症例の検査結果．測定時，咬頭嵌合位で3秒間の強い嚙みしめを指示した

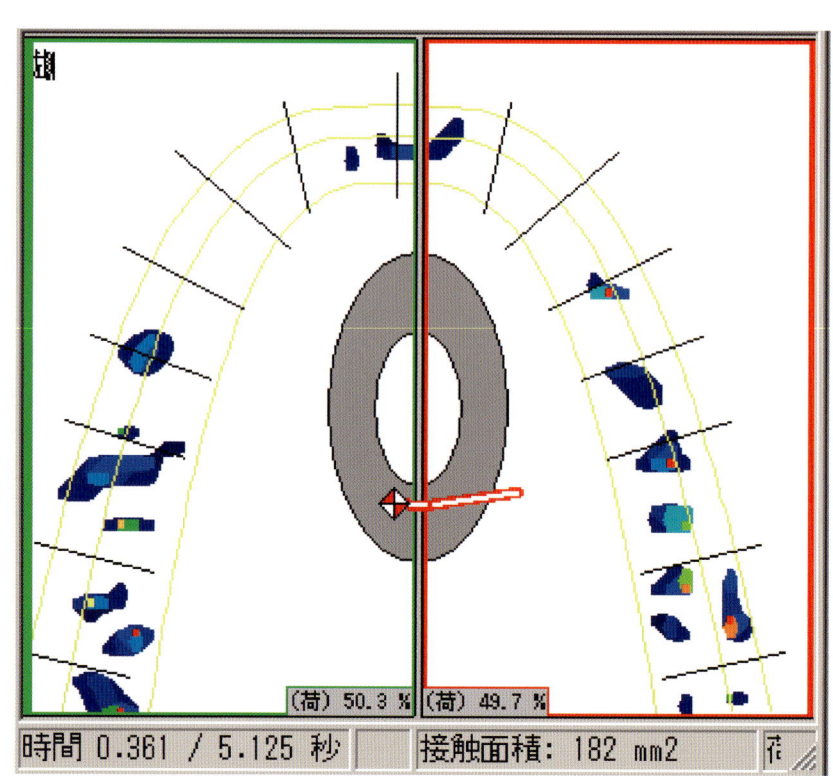

図10 TスキャンⅡを用いた咬合接触の測定
　健常有歯顎者の測定結果例

接触面積，咬合圧のバランスなどを簡単に解析できる（図9）．

　2）TスキャンⅡ
　感圧インクを塗布した電気回路を有するセンサーを専用のホルダーに固定し，口腔内に挿入して測定を行うものである．患者に咬合接触を行わせることにより，咬合接触部位とその強さ（圧力）を測定することができる（図10）．

また，TスキャンIIの最大の特徴は，1回のチェアタイムにおいて1枚のセンサーで複数回の測定が可能なため，咬合接触の様相を時系列（毎秒80回）で測定できる点にある．たとえば，側方運動時の歯の接触の様相を時系列でダイナミックに把握することが可能である．

以上のように，各咬合検査の方法にはそれぞれ長所と短所がある．そのため，各検査法の特徴を十分に理解したうえで臨床に応用すべきである．

付・1　咬合紙での咬合検査の実際

咬合紙で咬合検査をするときには，咬頭嵌合位と偏心咬合位での咬合接触を異なった色の咬合紙（通常は赤と青）で印記して行う．

片側の歯列の咬合接触しか印記できないサイズの咬合紙を用いる場合，赤と青の咬合紙それぞれ2枚の計4枚が必要となるが，著者は以下に示す方法で，赤・青各1枚を用いている．

すなわち，咬頭嵌合位と偏心咬合位の咬合接触を印記する際に咬合紙を左右入れ替えることによって，片側の歯列にはそれぞれ2色の印記が得られることになる．

具体的な手順は以下のとおりである．

① 咬合紙ホルダー2個を用意し，それぞれに青，赤の咬合紙を挟む．

② 右側歯列に青，左側歯列に赤の咬合紙を位置づけ，側方運動を行わせて，側方運動時の咬合接触を印記する（図11）．

③ 次に，咬合紙ホルダーの左右を入れ替えて，右側歯列に赤，左側歯列に青の咬合紙を位置づけ，タッピングを行わせて咬頭嵌合位での咬合接触を印記する（図12）．

著者は，印記結果を見る際に混乱しないように，常に右側の咬頭嵌合位での咬合接触を赤で印記することにしている．結果として図13のような印記が常に得られることになる．

図14，15はこの方法で実際に印記が得られた状態の口腔内の状態である．上顎右側犬歯，小臼歯に青で側方時のガイドが印記されている．また，咬頭嵌合時は右側が赤，左側が青で印記され，全体としての咬合状態とガイドしている歯がわかる．

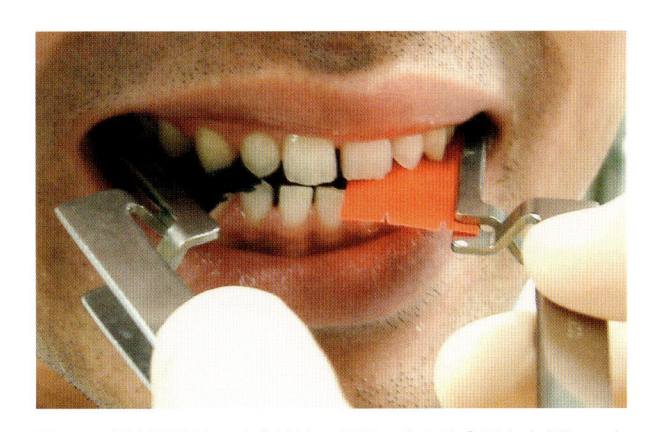

図11　側方運動時の咬合接触の印記．青の咬合紙を右側に，赤の咬合紙を左側の歯列に挿入して行う

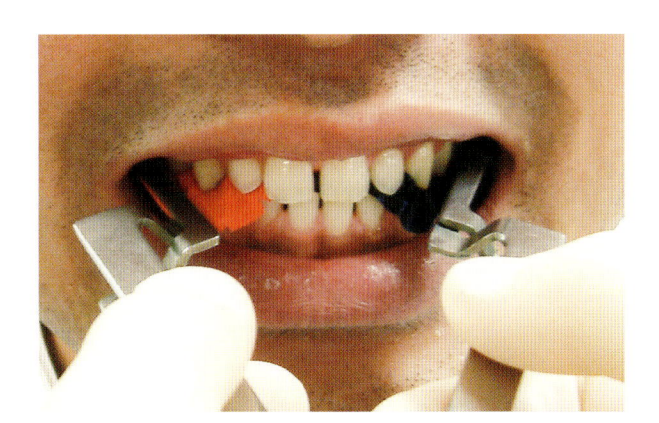

図12　咬頭嵌合位における咬合接触の印記．側方運動時とは，赤・青を左右入れかえて行う

	右側	左側
咬頭嵌合位	赤	青
偏心運動時	青	赤

図13　上述の方法による咬合検査で得られる印記

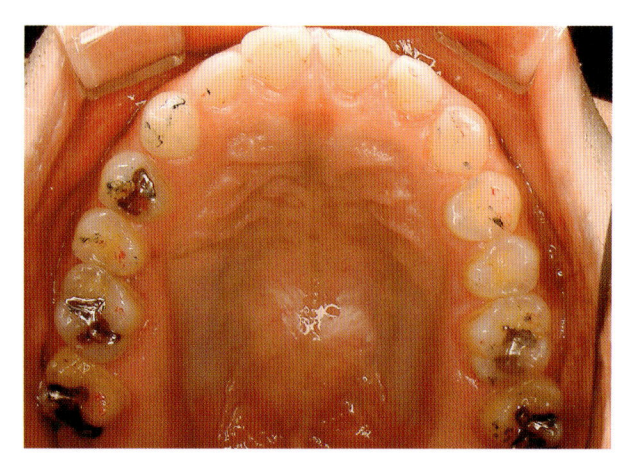

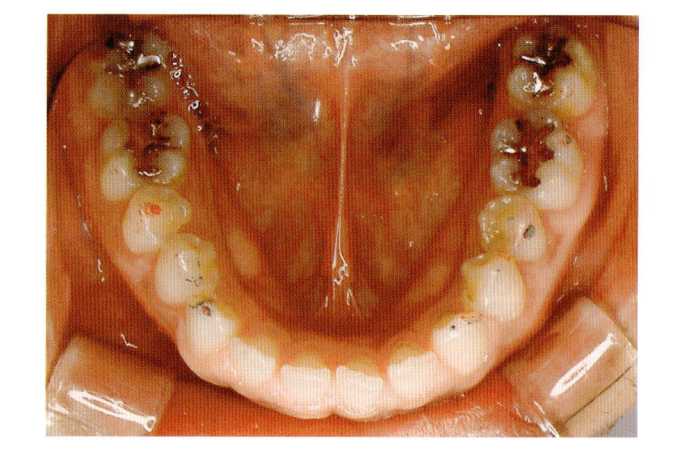

図14，15 ここで紹介した方法で得られた咬合接触の記録
　右側歯列では赤が咬頭嵌合時，青が側方運動時の咬合接触を示す．左側歯列では逆に青が咬頭嵌合時，赤が側方運動時の咬合接触を示す

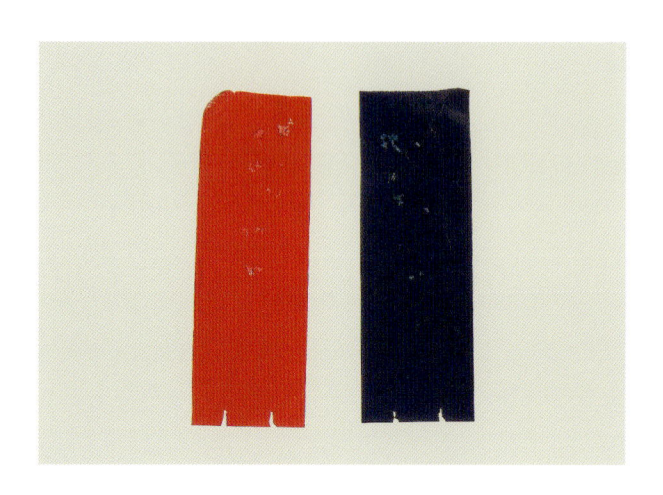

図16 一度だけ咬合させた後の咬合紙
　咬合接触部位の咬合紙の色が抜けているのがわかる．咬合紙を咬ませて一度だけ咬合させた後に透かして見ると，どのように接触しているのかがわかりやすい

　このようにして咬合紙で咬合接触点を印記して咬合を検査するのであるが，咬合紙の欠点は，すべての咬合接触点が印記されない場合があることである．したがって，咬合紙の印記がないからといって，直ちに咬合接触がないと判断してはいけないのである．

　著者は，咬合紙で印記を行った後は，口腔内をのぞき込む前に必ず咬合紙をチェックすることにしている．**図16**は一度だけ咬合させた後に取り出した咬合紙である．口腔内を見るよりも咬合接触部位がはっきりとわかる．咬頭嵌合位の咬合接触の確認，調整に有用である．

　特に全部床義歯で咬合力が弱い患者の場合や，陶歯を用いた場合など咬合紙の印記がつきにくい場合に重宝する．

付・2　咬合チェックの際に有用な視診

　咬合をチェックする際，いきなり咬合紙を取り出したりせず，視診，触診また，咬合音の聴取など五感を可能なかぎり利用するのは臨床上とても有用な方法である．

　以下に，クラウンなどの装着時の調整中を例にとって解説する．

　クラウンが正確に作製されていれば，装着時の調整はミニマムなものですむはずである．しかし，時に装着時にかなりの調整を必要とする場合もある．研修医など，臨床および技工の技術が未熟な場合にそのようなことが起こりやすい．

　そのような場合に，少し調整しては患者さんに

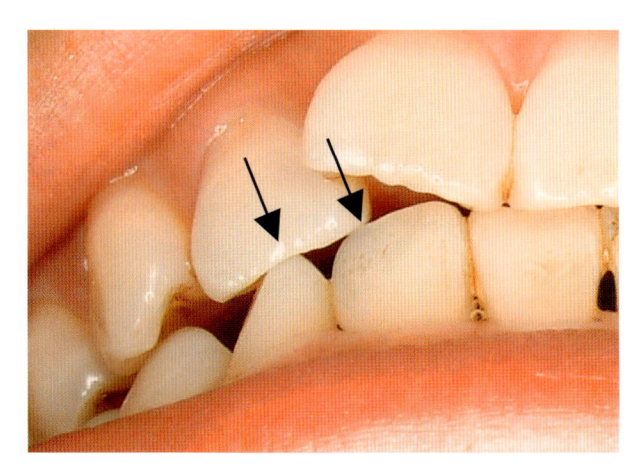

第2章 咬合の検査

図17 咬頭嵌合位における上顎側切歯と下顎側切歯，犬歯の接触状態
上下の歯牙がぴったりと咬み合っていることが見てとれる（矢印）．この部位の間隙に注目しておく

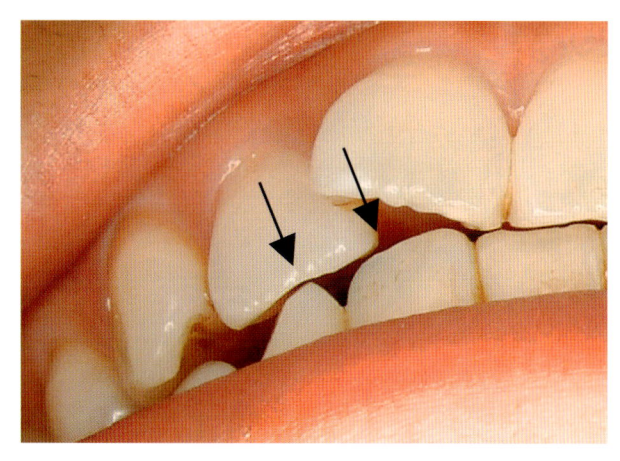

図18 クラウンを挿入して咬合した前歯の咬合接触状態
注目部位の状態を見ると，咬頭嵌合位での接触状態と比較してわずかな隙間があり，ぴったりと咬み合っていない状態がわかる

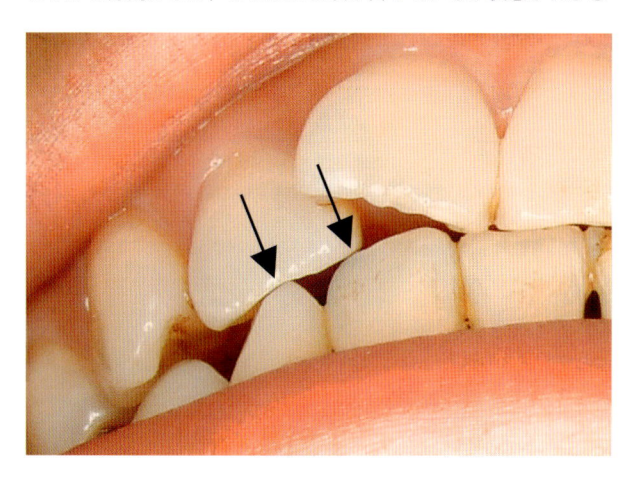

図19 1回目の咬合調整後の前歯の咬合接触状態
咬合調整前と比較すると隙間は狭くなったが，咬頭嵌合位（図17）と比較すると，いまだに隙間があることがわかる

「高いですか」と尋ねることを10回以上も繰り返しているのを見ることがある．これでは，患者さんの信頼は得られない．このようなときに視診は有効な手段となる．

以下に具体例を示す．

① あらかじめクラウンを挿入する前の咬頭嵌合位で，咬頭，切端あるいはファセットなどがきっちりと咬み合う歯（部位）を確認して注目しておく（**図17**）．

② ついでクラウンを挿入して閉口させ，同じ歯（部位）の間隙をチェックする（**図18**）．隙間が認められれば，この状態はいうまでもなくクラウンが高すぎることを示している．視診によって，患者に高いかどうか聞くまでもなく調整が必要なことがわかる．

③ 咬合調整を行った後，再度クラウンを挿入して注目部分の隙間を確認する（**図19**）．

隙間は調整前よりも小さくなっているものの，いまだに咬頭嵌合位（クラウン未挿入時）よりも隙間があることがわかる．したがって，咬合調整がさらに必要なことが患者に聞かなくてもわかる．

視診をこのように利用することで，クラウンの調整時に患者に何度も何度も聞いたりせずに調整が行える．また，咬合紙の記録からはどのくらいの量の調整が必要かはわからない．しかし，視診では調整量の判断も可能である．視診は，この点でも咬合調整を能率よく行うことに役立つ．このようなことは，小さな事だが，その小さな事の積み重ねが，トータルの臨床力の向上の源泉であり，患者の信頼を得ることにも大いに役立ってくれる．

PRACTICE IN PROSTHODONTICS Practice Selection 99

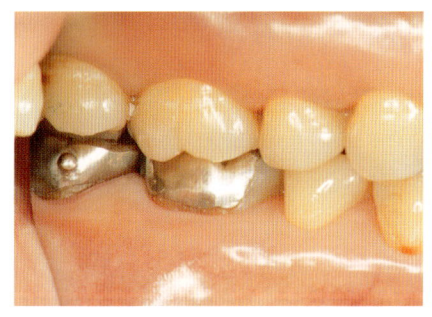

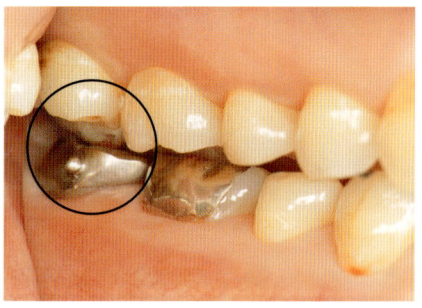

図20 咬頭嵌合位（左）および左側方運動時（右）の下顎右側臼歯部の咬合接触状態
左側方運動時に下顎右側第二大臼歯の咬合干渉の存在が疑われる.

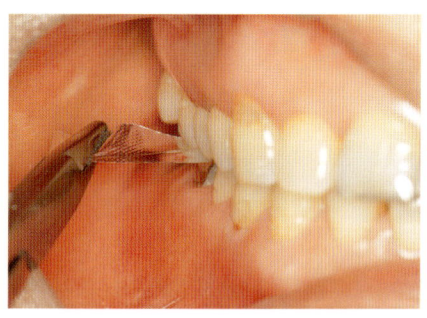

図21 マイラーストリップスによる引き抜き試験（偏心運動中）
ストリップスを咬合干渉が疑われる部位に挿入し，ストリップスにテンションを与えたまま側方運動を行わせ，引き抜けるかどうかを確認する．ストリップスが引き抜けない場合は，咬合干渉があることを意味する．側方運動の初期に引き抜ける場合は，咬合干渉は側方運動の初期にあることを意味する．

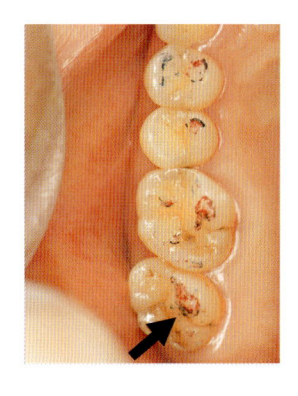

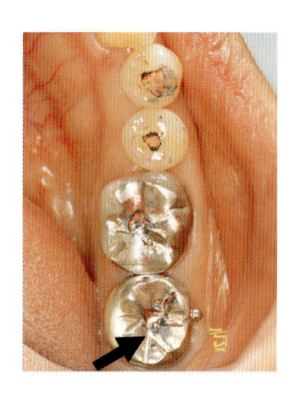

図22 咬合干渉部位の咬合紙による印記
咬合紙による印記ははっきりしないこともある．咬合紙による検査だけに頼って判断しないように心がけるべきである．

付·3 咬合干渉の検査の実際

偏心運動時の咬合干渉の検査は，①問診，②視診，③触診，④オクルーザルレジストレーションストリップスによる引き抜き試験（偏心運動中），⑤咬合紙による咬合接触部位の確認の手順で行う．

図20～22に示す症例は，他院から紹介された顎関節症患者で，咬合検査にて，他院で仮着されていた7̅のクラウンに側方運動時の咬合干渉が認められた症例である．

① 問診：7̅の補綴治療後に右側咬筋部痛が生じ，以後数回の再治療でも症状が改善しなかったとのことであった．

② 視診：同部を観察したところ，側方運動時に咬合干渉（平衡側）の存在が疑われた（図20）．

③ 触診：同部に示指を添えて側方運動を行わせたところ，側方運動中に上顎右側第二大臼歯がわずかに動揺することが触知された．

④ オクルーザルレジストレーションストリップスによる引き抜き試験（偏心運動中）

咬合干渉が疑われる部位にストリップスを挿入して咬頭嵌合位で閉口させ，ストリップスにテンションを与えたまま側方運動を行わせる．干渉がなければ側方運動を開始するとストリップスが抜けてくる．この症例では左側方運動中もストリップスが引き抜けず，下顎右側第二大臼歯に平衡側の咬合干渉があることが確認された（図21）．そこで，

⑤ 咬合紙を用いて咬合干渉部位を確認：咬合紙による印記は，はっきりしないことも多いので，咬合紙での検査だけに頼ると検査しなければ検出できないことも多い．診査のうえ同部の咬合調整を行った（図22）．

補綴装置装着時における咬合調整は細心の注意を払うべきであるが，特に偏心運動時の接触状態については，ここで解説した手順を参考にしてよく検査し，咬合干渉を起こさないように注意する必要がある．

第3章 診断用模型の作製

1 基本を大切に

臨床において，咬合の治療を行う場合，あるいは咬合器上で咬合検査をする場合には，スタディモデルや対合模型など，アルジネート印象から得られた模型が必須となる．このアルジネート印象は，およそ臨床に携わる歯科医師であれば毎日接している．

しかしあまりにもありふれているために意外にないがしろにされてはいないだろうか？　たとえば，アルジネート印象の咬合面の小窩・裂溝部に気泡が生ずるのは避けられないので，後になって石膏模型上ではじけばよいと思っている読者はいないだろうか？

臨床で咬合にきちんと取り組もうとするのなら，咬合面に気泡を入れることは絶対に避けなければならないことである．

こうしたファンダメンタルを押さえずして，難解な理論やテクニックの話をしても砂上の楼閣である．そこで，本章では，あえてこのアルジネート印象と，それをもとに作製される診断用模型（対合模型）を取り上げることにした．

2 診断用模型

診断用模型は，診察では見ることのできない口腔内の形態や，上下顎歯の静的・動的咬合関係を検査することができる．さらには，治療計画の立案には欠かすことのできないものである．また，咬合を咬合器上で検査する際にも用いられる．こうした目的を考えると，診断用模型は正確なものでなければならない．

一般的に診断用模型はアルジネート印象によって作製される．クラウンブリッジワークにおける対合模型もアルジネート印象によって作製されることが多い．

精密印象と作業模型の作製と同様に，対合模型も正確なものでなければならない．特に咬合面に気泡のない印象採得を行う必要がある．

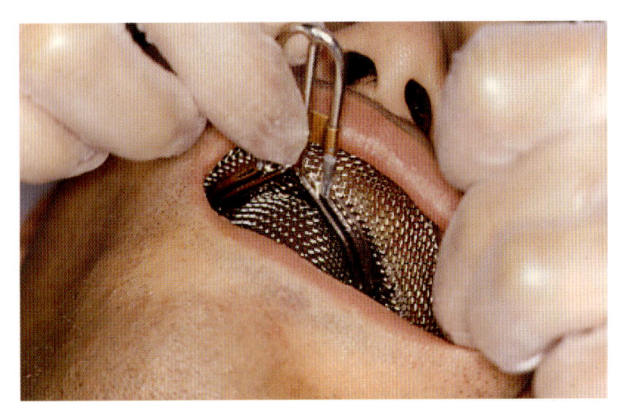

図1 トレーの試適を行い，辺縁の過不足を確認し，必要な印象材の量を目測する．上顎であれば上唇小帯，下顎であれば舌の位置などを参照としてトレーの位置決めを行う

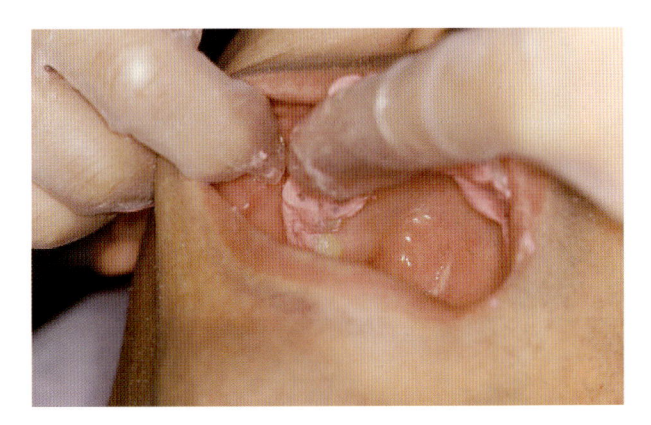

図2 印象材を盛ったトレーを口腔内に挿入する前に，まず咬合面の小窩裂溝に印象材を少量塗りつけることで，咬合面の気泡を生じさせずに印象採得が行える

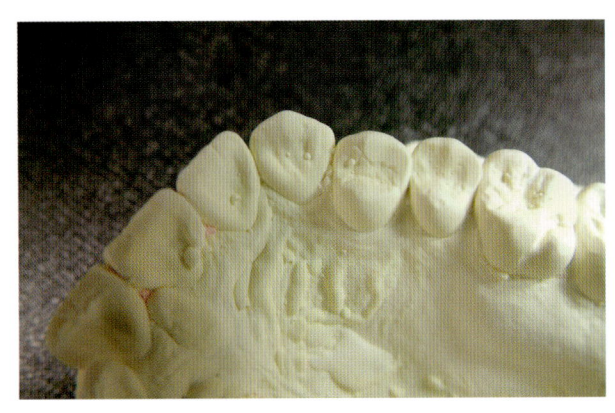

図3 臼歯咬合面裂溝部に気泡が多数認められる模型．気泡をはじいても模型の咬合面形態が口腔内と異なるため，模型は使用できない．また，石膏注入時，歯の切縁部にも気泡を生じさせないように注意する．このような模型は使用不可と心得るべきである

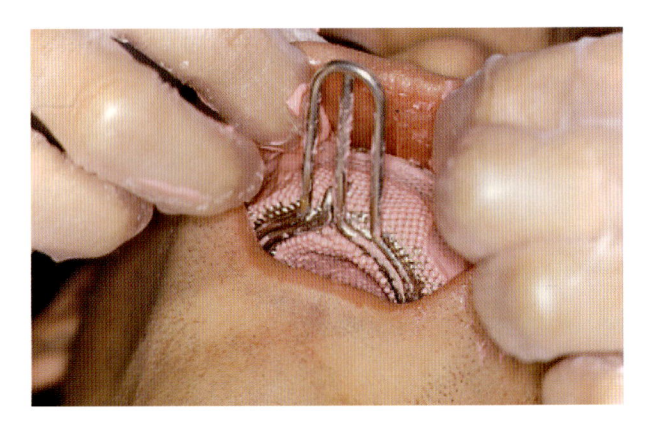

図4 印象材を盛りつけたトレーを口腔内に挿入し，トレー位置の確認を行う

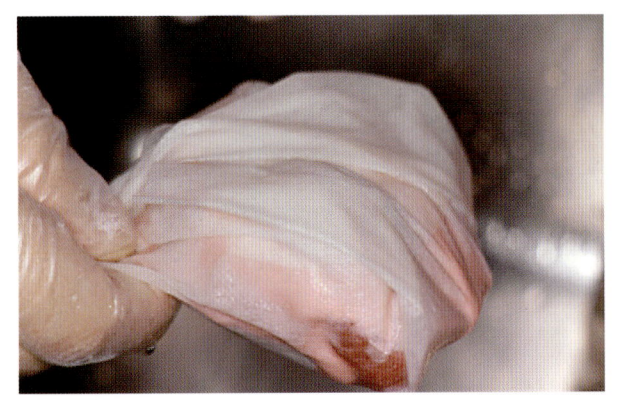

図5 撤去後の印象は石膏注入するまで濡れた紙で包み，湿潤下に置く

1．アルジネート印象材

　アルジネート印象材は水溶性のアルギン酸塩（アルギン酸ナトリウムもしくはカリウム）と石膏（硫酸カルシウム）との化学反応を利用したものであり，不可逆性ハイドロコロイド印象材に分類される．粉末状のものは水と練和することにより，またペースト状のものは石膏を加えて練和することにより，弾性を有するゲルに変化する．硬化したアルジネート印象材は多量の水分を含むため，空気中では（離液によって）乾燥し，水中では容易に吸水して印象の変形の原因となる．このため，印象採得後ただちに石膏を注入しなければならない．<u>アルジネート印象材はフルアーチの模型を作るのに十分な寸法精度を有するが，超硬石膏を注入すると面あれを招くため，最終的な作業模型の作製には適さない</u>．

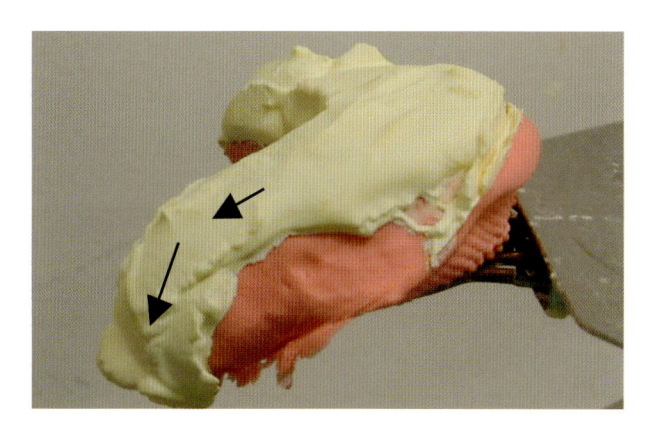

図6 トレーの裏打ちがない部位まで石膏を盛ると，石膏の重みで模型の変形をきたすことがある

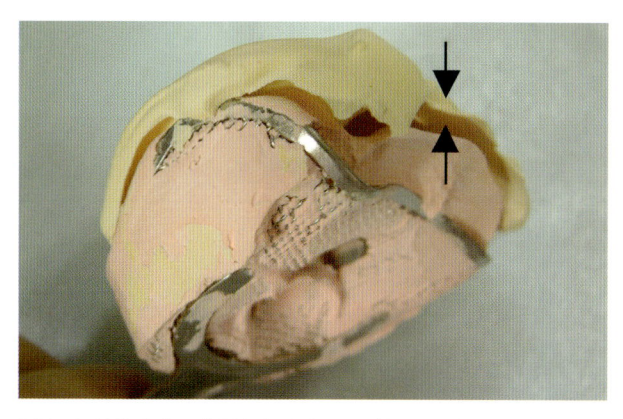

図7 石膏注入後，放置したままアルジネートが乾燥したものは印象が変形しているため使用不可である．写真では乾燥したアルジネート印象材と石膏との間に隙間が生じている

2. 印象採得と模型作製

1）トレーの選択

アルジネート印象材は印象用トレーとの保持が必要である．網トレーの利用，小孔やリムロックを有するトレーを用いるか，テクニコールボンドなどの接着剤を用いて印象採得を行う．どのような種類のトレーでも臨床的に許容できる程度の正確さで印象を採得することが可能である．トレーによる印象材の確実な裏打ちが重要であるが，トレーの裏打ちがない部位では，ユーティリティワックスやモデリングコンパウンドで裏打ちをする．

2）印象材練和，盛りつけ，挿入

アルジネート印象材は，多めに使用するほど，より正確な印象が得られる．印象に厚みがあると，表面積／容積比が好ましい値となり，離液や吸水の影響を受けにくくなるので寸法変化が生じにくくなる．弾性印象材では逆に，均一で薄いと正確な印象が得られる．

トレーを選択し，辺縁の不足がないかどうか確認し，位置決めを行う（図1）．極力，気泡が生じないように印象材を練和する．この際，必ず標準混水比で練和する．作業時間を調節するために混水比を変えることは避け，水温をコントロールする．咬合面に気泡を生じさせないよう少量の印象材を咬合面の小窩裂溝に手指でこすりつける．咬合面に気泡を入れないことは，咬合治療を行ううえで最も基本的なことである．まちがっても後で気泡をはじけばよいなどと思わぬようにするべきである（図2，3）．

その後，印象材を盛りつけたトレーを口腔内に挿入し，トレーが前後的かつ左右的に正しい位置にあることを確認しつつ最終的な位置に向けて挿入する．

その際，口唇を手指で引っ張り，トレーが口唇を圧迫したりしないように心がけ，位置の確認を行う（図4）．

初期硬化が始まったら，術者が保持したままトレーを動かさないようにして，ゲル化の2～3分後にすばやく撤去する．撤去は一気に行わないと，著しい変形が起こる．また，撤去時に印象材がトレーから剥離しないように注意する．

水洗，消毒して，軽く乾燥させ，石膏注入するまで濡れた紙で包み湿潤下に置く（図5）．

3）石膏注入

石膏注入は印象採得後，15分以内に行う．石膏注入を印象直後に行わない場合は，印象を濡れた紙で包んでおく．

いうまでもないが，石膏練和は指定の混水比で行い，バイブレーターを用いて気泡が入らないように注意深く注入する．

トレーを必ず下にして，石膏を硬化させる．トレーが上になった場合，咬合面付近の石膏の密度が低下し，模型表面があれやすくなる．

石膏硬化中のアルジネート印象材の変形を最小限に抑えるため，石膏を注入した印象を濡れた紙で包み湿潤器（保湿箱）の中に1時間入れておく．石膏

表1 アルジネート印象時のポイント

- 適切なトレーの選択
    - 可及的に歯列全体をカバーするトレーを選ぶ
- 標準混水比を守る
    - 作業時間の調節は水温のコントロールで行う
- 咬合面の気泡
    - 「後ではじけばよい」という考えは許されない！
    - 印象材を指にとって，咬合面に印象材を盛る
- 初期硬化が始まったらトレーを動かさない
    - ゆがみを生ずる．この時点でのゆがみは後でチェックできない！
    - トレー挿入の際にわずかでもいつもと違う抵抗を感じたら再印象
    - 印象撤去は一気に行う
    - そうしないとゆがみを生ずる．この時点でのゆがみは後でチェックできない！

表2 模型作製時のポイント

- 印象採得後速やかに石膏注入
    - 石膏注入を印象直後に行わない場合は濡れた紙で印象を包む
- 石膏注入の際は印象材の表面の水を完全にエアでとばす
    - 印象表面に水が残っていると石膏の混水比が部分的に変わる
        - 模型表面のあれの原因となる
        - 使用中に模型表面（咬合面など）が磨耗して不正確な模型となる
- 石膏硬化まで印象を乾燥させない
    - 石膏注入後は湿潤箱の中で保管
- 石膏の重みで印象が変形していないか
    - 変形しやすいトレーは使用しない
    - トレーの裏打ちのない印象部分はあらかじめカットしておく
    - （ここで生じたゆがみは後でチェックできない）

の吸水膨張が2～3倍となるため，硬化中の石膏模型は水中につけない．トレーから突出した印象材が自重で変形しないようトレーを支持する．また，トレーの裏打ちがない部位まで注入すると，石膏の重みで模型（特に臼歯部）の変形をきたすことがあるので，注意する（図6）．

石膏硬化後は，すみやかに印象材から撤去する（図7）．石膏を撤去した後は，作業を始める前に必ず表面を乾燥させ，模型表面の硬度を保持する．

以上，アルジネート印象と診断用模型（対合模型）の作製の手順を確認した．あらためて繰り返すが，診断用模型（対合模型）が正確なものでないと，いかに高度な臨床テクニックや難解な咬合理論を振りかざしても砂上の楼閣である．まずは正確な模型を作ることがすべての始まりであり基本である．

表1，2にアルジネート印象と診断用模型（対合模型）の作製において留意すべき点をまとめた．

また，補綴的ランドマークは，上顎では，口腔前庭部，口蓋小窩，上顎結節，下顎では，口腔前庭部，舌下部，レトロモラーパッドである．ファンダメンタルの再確認に活用してほしい．

第4章

中心位記録とフェイスボウトランスファー

1 下顎の誘導法

　中心位の誘導方法はいくつかあるが，中心位の概念の変遷に伴って，下顎頭を下顎窩内の最後退位に位置づける「オトガイ誘導法」(図1)は支持されなくなり，最前上方に位置づける「バイラテラル法(ドーソンテクニック)」(図2)や「スリーフィンガー法」が主流となってきた．
　また，筋の自然な収縮にゆだね，術者の誘導なしに閉口を行う「アンガイド法」や，咬頭干渉を排除した状態で中心位を再現する「リーフゲージ法」などがある．
　ここでは「バイラテラル法(ドーソンテクニック)」を中心に紹介する．
　この方法は下顎頭の適正な位置への誘導が困難であるとの見解もあるが，顎関節と筋の解剖と生理を理解して行えば，臨床的に有効な手法である．
　実際の誘導の手技は，下顎頭を関節隆起後方斜面に対し前方にわずかに圧をかけながら，かつ最も上方に位置づけるよう誘導する．
　現在，一般的に受け入れられている「下顎頭が関節窩に対して最前上方に位置する」と定義された「中心位」に下顎を誘導するための最も信頼できる方法とされている．
　歯の早期接触などにより誤った咬合状態を習慣性咬合位としている場合や，臼歯部での咬合が不安定な場合には，上下顎の歯の接触により咬合採得を誤りやすい．また，下顎位の採得に影響を与える筋緊張，筋肉痛などの因子(表)に配慮する必要がある．
　採得時の下顎位を確実にするためには，Luciaのアンテリアジグ(図3)が利用される．これは，上顎前歯部を介して，いったん天然歯どうしでの咬合接触を排除することで神経筋機構をブロックし，本来のフリーな下顎頭運動を発現させる．それと同時に，ジグ上に記録される下顎前歯の切縁の軌跡がいわゆるゴシックアーチの描記となり，これを基準に中心位での咬合採得が可能となる．

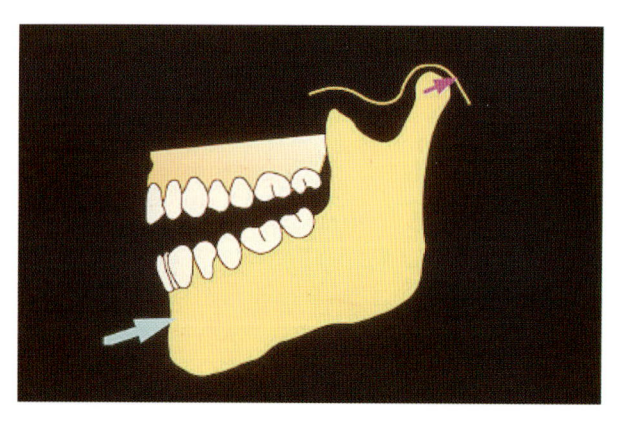

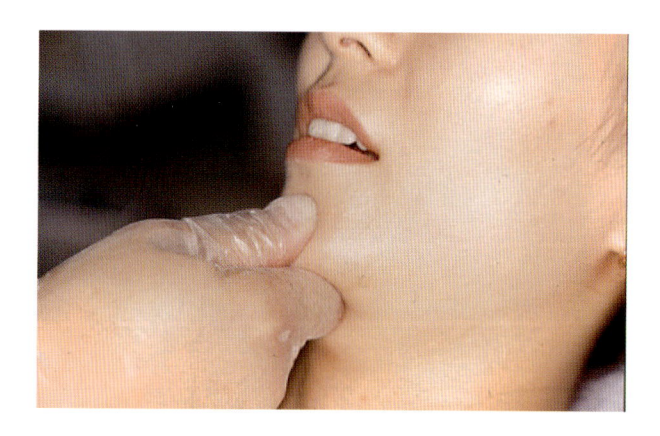

図1　オトガイ誘導法
　中心位はかつて，関節窩において下顎頭の位置関係が最後上方位にあるものと定義されていた．このため，中心位への下顎誘導法としてオトガイ部を片手で押す方法がとられていた．この方法では，下顎頭が関節窩の後壁に沿って下方に移動するため，正しい位置から後下方に偏位が生じてしまう恐れがある

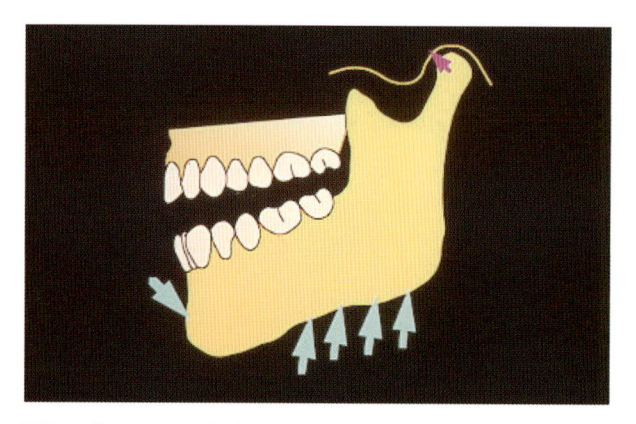

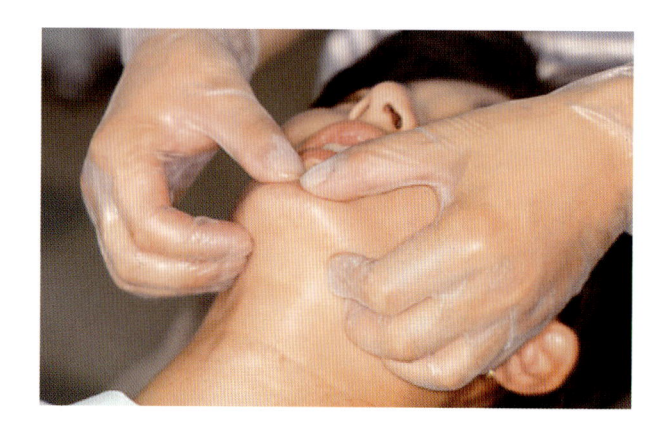

図2　バイラテラル法（ドーソンテクニック）
　1985年に提唱された両手を使って下顎頭を関節窩の最上方に誘導する方法．この方法は提唱者の名前からドーソンテクニックあるいは両手誘導法（bilateral manipulation technique）と呼ばれている

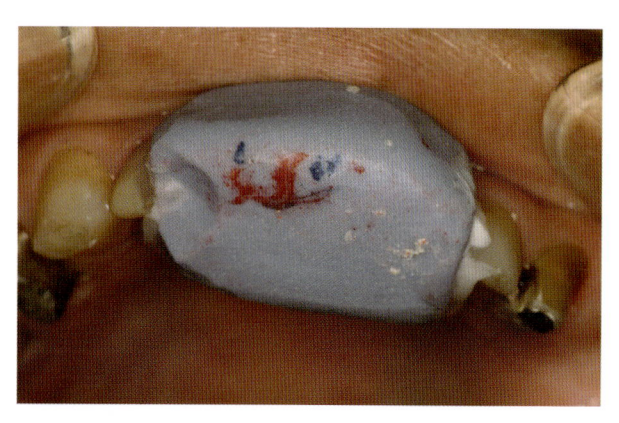

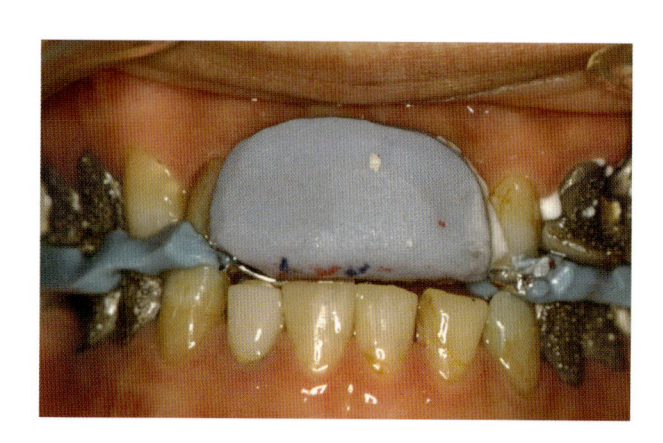

図3　アンテリアジグ
　ジグの外形は左右側切歯あたりまでで，前後的大きさは下顎切歯部の動きの範囲内とする．すべての偏心運動で上下顎の歯の接触がないように，ジグのみが接触する厚みでジグを作製しておく．口腔内にジグを装着し，下顎の切歯点でゴシックアーチが描けるように調整し，ドーソンテクニックを用いて中心位とアペックスが一致しているかどうかを確認する．セントリックバイトを臼歯部に介在させて下顎を静かに咬ませる．このとき切歯点がゴシックアーチのアペックスに一致しているかを視認する

第4章
中心位記録とフェイスボウトランスファー

表1 下顎位の採得に影響を与える因子

① 筋緊張
② 筋肉痛
③ 関節痛
④ 採得開始時の開口量
⑤ 強い咬みしめ
⑥ 患者の体位と頭位
⑦ 表情筋による反射
⑧ 術者の手技

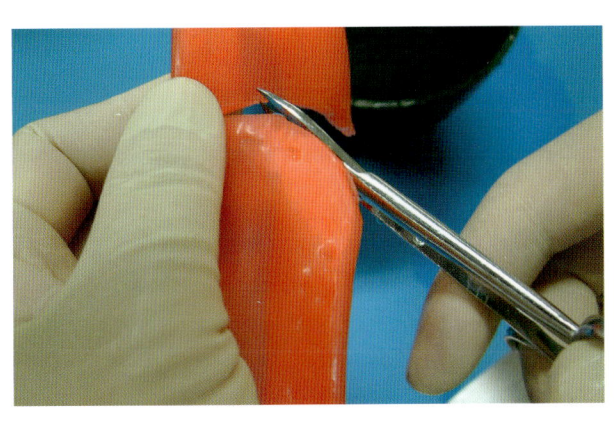

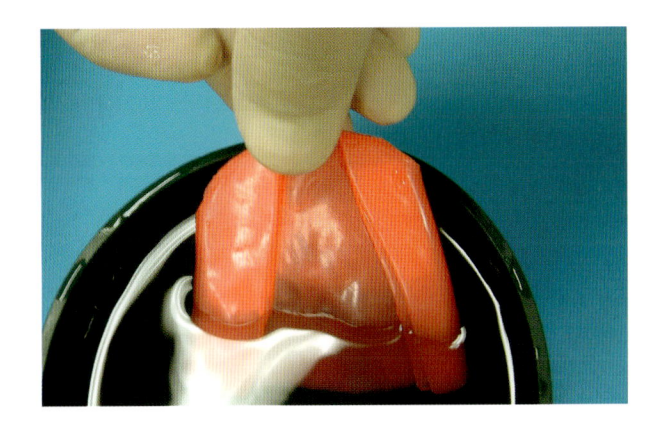

図4 記録材の準備
　本文で説明しているように，咬頭嵌合位が安定している有歯顎者の中心位を記録する際に用いるワックスは，なるべく薄いほうが誤差を少なくすることができるのでよい．しかし，薄すぎると歯の咬頭傾斜の情報が感知されて下顎を偏位させる場合がある．また，薄すぎて上下の歯が直接接触してしまうと，下顎を偏位させてしまう可能性がある．著者はパラフィンワックス2～4枚の厚さのものを用いている．
　実際には，パラフィンワックス1枚を温湯で軟化させ，まず半分に折り，ついでその両端を折り曲げ，歯列に相当する部分でパラフィンワックス4枚程度の厚さとする．模型上で大きさを確認しながら，余分なワックスをカットし，馬蹄形とし，必要があれば，再度ワックスを温湯で軟化する．
　記録時のワックスの硬さのコントロールも重要である．軟化が十分でなかったり，硬化が進んでいたりすると，下顎が偏位してしまう可能性がある．ワックスは温湯中で全体を十分に軟化させ，温湯から取り出して迅速に記録する．ワックスが十分に柔らかい場合は，パラフィンワックス4枚程度の厚さが扱いやすい

2　中心位記録

　ドーソンテクニックで中心位記録を取る際の具体的ポイントを整理する．

1．記録材

　記録材としては精度がよく，硬化後に変形がないもの，使用時に適合性が確認でき，かつ模型を確実に固定できることなどの性質が必要である．
　中心位採得時に歯接触があると，下顎が偏位する可能性があるため，パラフィンワックス2～4枚程度の厚さの咬合採得材を用意する（**図4**）．

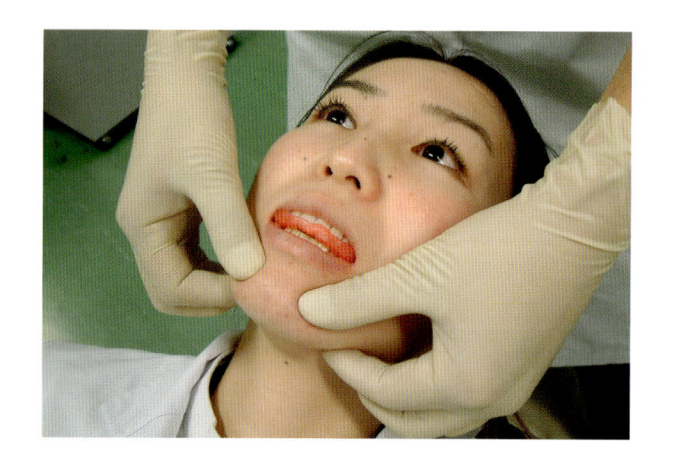

図5 ドーソンテクニックでの誘導
　軟化した記録材を口腔内に挿入し，上顎歯列に軽く圧接し記録材を口腔内に保持させる．術者は拇指を除く四指を下顎下縁にあてがい，オトガイ正中で左右の拇指先端をそろえて，ゆっくりと中心位へ誘導する．この時，四指が下顎骨下縁内側に入ると舌骨上筋群が刺激されて下顎偏位の原因となるので注意する．誘導時は左右の顎関節部に対して均等に加圧し，顎位の偏位を防止する．また，上下の歯が当たるまで誘導しすぎないように注意する

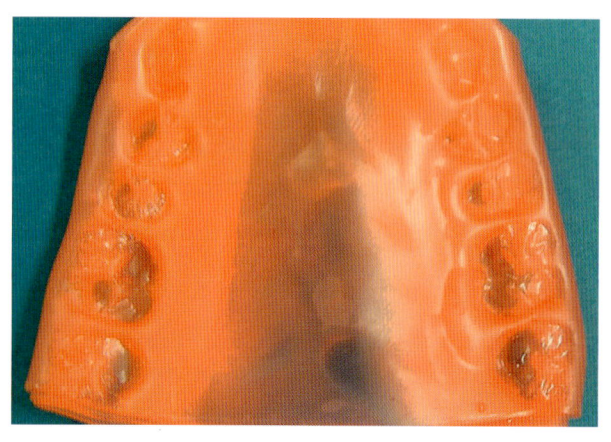

図6　パラフィンワックスに記録された中心位（左：上顎，右：下顎）
　中心位は，上下顎の歯牙が接触しない状態で記録されている．下顎は咬頭頂のみが記録材に印記されている

　また，咬合採得材を咬ませると，習慣的咀嚼側から咬み込み，咬合採得材の硬さによっては咬む位置が異なってしまう．
　硬い咬合採得材を用いると下顎自体の偏位，下顎骨のゆがみ，歯の偏位が起こる．
　患者に咬合採得材を咬ませないように下顎を誘導し，下顎が静止している状態で採る必要がある（図5，6）

2．姿　勢
　患者の姿勢は，水平位．ヘッドレストは患者の頭を前屈させないように注意する．術者は，患者の頭部を腹部の中心に抱きかかえるような姿勢をとる．

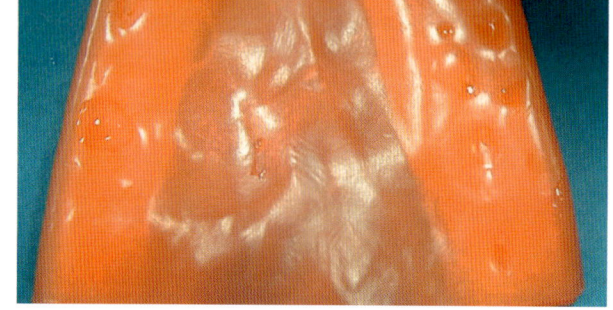

3．誘導の実際
　両手の親指をオトガイに，拇指を除く四指を下顎下縁にあてがい下顎を誘導する（図2，5）．
　指先が患者の顎を過度に圧迫しないように注意する．患者が可及的にリラックスした状態で下顎を静かに閉じるのがよい．術者が誘導するのが基本であるが，患者に閉口を指示する場合でも，患者への声かけは「噛んでください」などと言わず「静かに口を閉じてください」といった表現を用いる．
　閉口動作を開始する下顎位についても気を配る．開口量が大きいと下顎頭が中心位よりかなり前方に移動しているため，閉口中に下顎頭が大きく移動し，閉口運動ひいては記録を不正確にしてしまう．

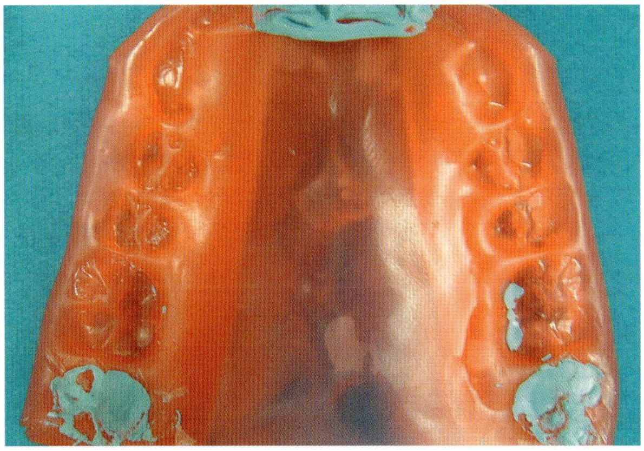

図7 酸化亜鉛ユージノールペースト（スーパーバイト）での記録

　パラフィンワックスは精密さに劣るため，流れがよく精密な酸化亜鉛ユージノールペーストを上顎，下顎の印記面に盛り，再度口腔内で記録を行う．まず，パラフィンワックスをよく冷却して硬化させる．ついで歯間部や小窩裂溝が詳細に印記されている部分をトリミングしておく．酸化亜鉛ユージノールペーストは印記面全体に盛ると逆に精度が落ちるため，ごく少量，3カ所程度でよい．3カ所を結んでできる三角形がなるべく広くなるような切縁や咬頭頂を選び，印記する．酸化亜鉛ユージノールペーストはもろいので，採得した記録が破損しないようにトリミングを行う

したがって，なるべく小さな開口量から閉口動作をスタートさせるほうがよい．

慣れないと，下顎頭が前方に移動した位置で記録してしまう場合がある．

記録の前に下顎を何度か開閉口させて，下顎頭の動きと歯列レベルで見た咬合位の関係を把握しておく．

4．記録した中心位の確認

記録後も同様の開閉口を数回繰り返し，中心位の再現性を確認する．

中心位といっても，ピンポイントに1点の正しい位置が存在しているものではなく，またそれを客観的に確認する方法もない．あまり細かな点に注目して記録を行っていると，「木を見て森を見ず」のたとえのごとく，後になってどうしてこんな下顎位を採得したのだろうと反省することにもなりかねない．

したがって，一つのチェック法に頼ることなく可能なかぎり多面的にチェックする．

記録を採取した後も，記録前と同様に開閉口を数回行わせ下顎頭の位置について再度確認をする．また，オトガイ誘導法により最後方位をとらせ，その下顎位との位置関係をチェックしておくことも有用である．

このような確認作業は，無歯顎者やセントリックストップを失った症例の場合には特に有用である．その際，確認作業は，記録採取の前，中，後に繰り返し行われるべきである．

また，患者によっては，筋の緊張が強い場合や咬もうという意識が強すぎて誘導できない場合がある．そのような場合は，ロールワッテを数分間軽く噛ませてデプログラミングさせるとうまくいく場合がある．

5．中心位の最終記録

中心位記録は，上顎模型に対して下顎模型を位置づけるのに用いるが，精度を上げるためにパラフィンワックスの上にさらに酸化ユージノールペーストなどを盛り，咬頭頂を印記する．

この際，前述のように中心位の確認が事前に行われ，同じ位置で採得できるようになっていることが重要である．

最初の中心位記録では，ワックスをまず上顎歯列に圧接し，ついで下顎を誘導して下顎歯列の圧痕をつける．

硬化を待ってワックスのトリミングなどを行った後，酸化亜鉛ユージノールペーストで最終的な記録を採取する．

前述したとおり，歯列上でなるべく広い三角形ができる3点を選んで記録すれば十分である（**図7**）．

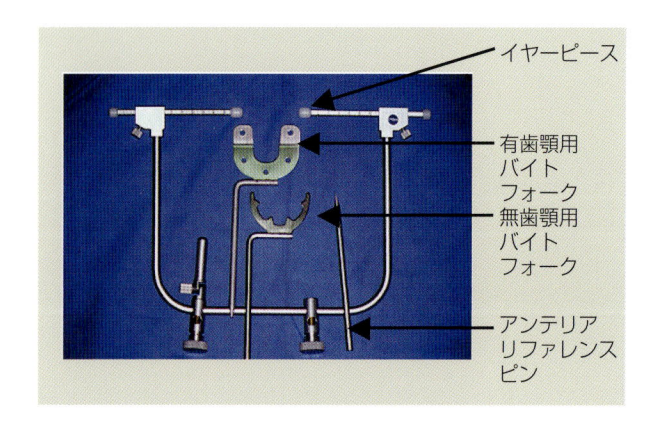

図8 フェイスボウの構成
　後方基準点として平均的顆頭点を用いるシンプルボウである．外耳孔にイヤーピースを挿入することによって，自動的に平均的顆頭点と咬合器のヒンジアキシスが一致するようになっている．バイトフォークはモデリングコンパウンドを使用する有歯顎用と，咬合床の蠟堤に焼き込む無歯顎用がある

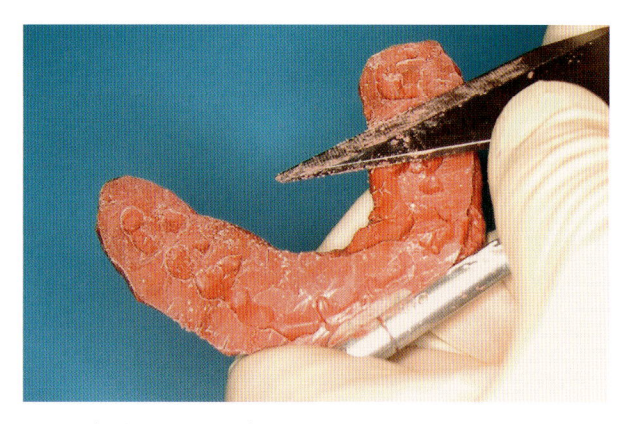

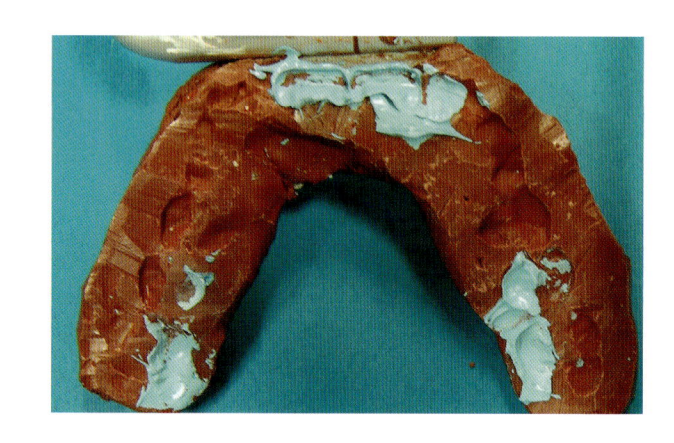

図9 バイトフォークの成型
　軟化したモデリングコンパウンドをバイトフォークに取りつけ，上顎歯列に圧接する．この時，患者にバイトフォークを軽く咬んでもらうと，以後の作業中にフェイスボウが固定され，術者が操作しやすくなる．バイト材にアンダーカットがあったり，小窩裂溝の詳細が採得されると，模型が戻りにくいため，咬頭頂だけを残すようにナイフなどで成型する．写真は精度を高めるため酸化亜鉛ユージノールペーストを上顎咬合面に用いている．なお，ペーストは切縁や咬頭頂などのシンプルな表面のみを印記する

3　フェイスボウトランスファー

　上顎歯列の上顎骨に対する位置をできるかぎり生体に近い状態で咬合器に移すために，フェイスボウトランスファーが必須である．

　顎運動を咬合器によって精密に再現するにあたっては，顎関節と歯列との正確な位置関係が重要であり，そのためにフェイスボウを用いて生体と近似した位置になるように咬合器上に上顎模型を装着する．

　治療計画を立てるにあたり，咬合器上で咬合検査を行う場合や全顎の治療が必要な場合などは特にフェイスボウトランスファーが必要となる．

　操作は慣れると短時間で行うことができるようになるため，日常臨床にぜひとも取り入れたい手法である．

　操作方法は使用する咬合器によって設定が異なるため，各咬合器の説明書によるが，ここでは平均的顆頭点を後方基準点として用いるシンプルボウであるプロアーチフェイスボウを用いている（図8～13）．

第4章 中心位記録とフェイスボウトランスファー

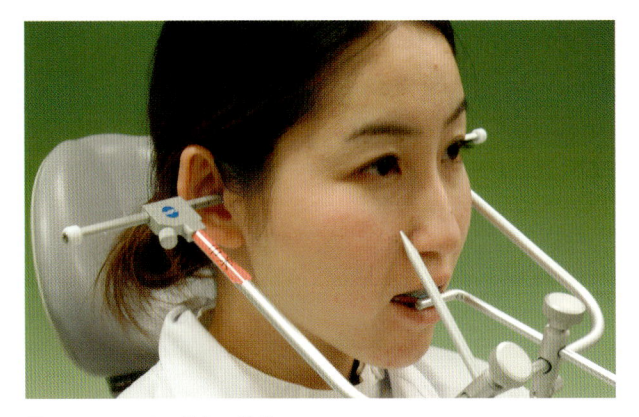

図10 フェイスボウの装着
ねじを緩めた状態でイヤーピースを後方基準点の外耳孔に入れながらボウを装着する．イヤーピースは左右均等な長さになるよう調節する．このフェイスボウの場合，前方基準点として上顎前歯切縁から45mm上方の点にアンテリアリファレンスピンの先端を合わせる

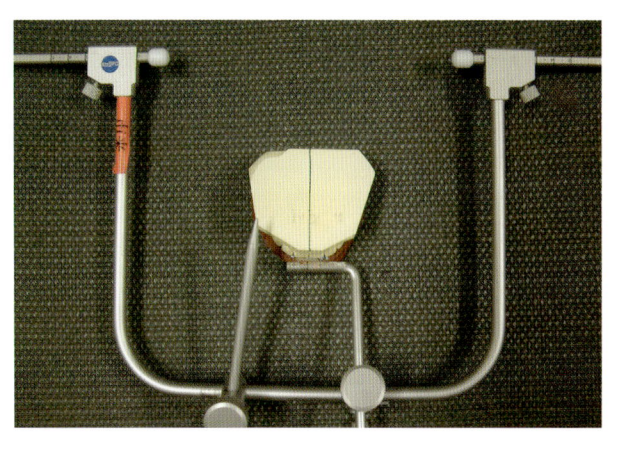

図11 位置の確認
フェイスボウ記録を採得したら，必ず上顎模型をバイトフォーク上に置いて上顎とボウの位置を確認する．模型上面に記入した正中矢状縫線を参考にして，著しく中心がずれているようであれば再度確認し，必要があればフェイスボウ採得をやりなおす

図12 フェイスボウの咬合器への取りつけ
イヤーピースとアンテリアリファレンスピンを咬合器の所定の位置に設置する．図の3カ所によって決められた上顎骨の位置が咬合器上弓に移し変えられる．すなわち，（上顎骨）＝（上顎模型）＝（咬合器上弓）の三者が一致する

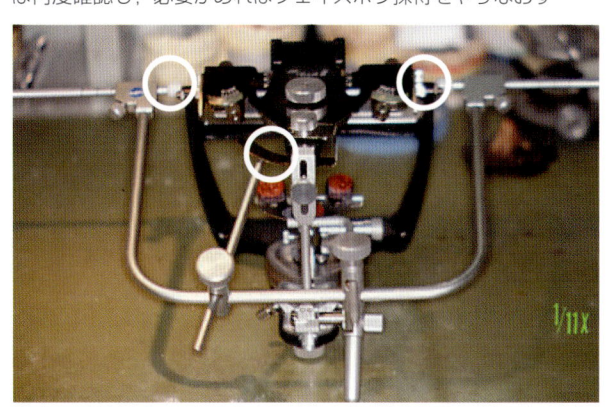

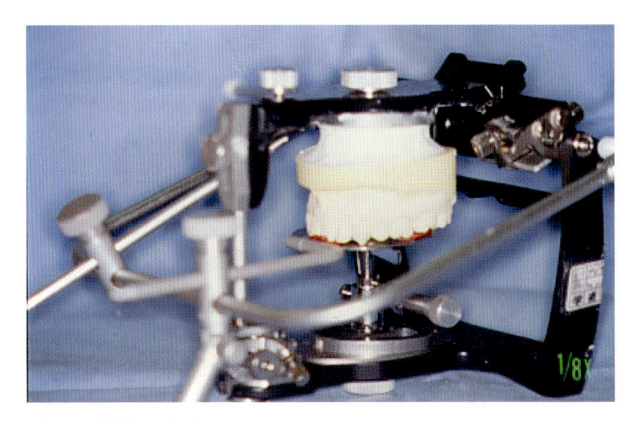

図13 模型の装着
フェイスボウを取りつけたら，バイトフォークが上顎模型の重みで変形しないようにキャストサポートを調節する．上顎模型をバイトフォーク上に取りつけ，咬合器上弓に石膏で装着する．上顎模型の装着が完了したら，咬合器を反転させ，咬合器に取りつけられた上顎歯列に対し，正確な中心位記録または咬頭嵌合位によって，下顎歯列を位置づける

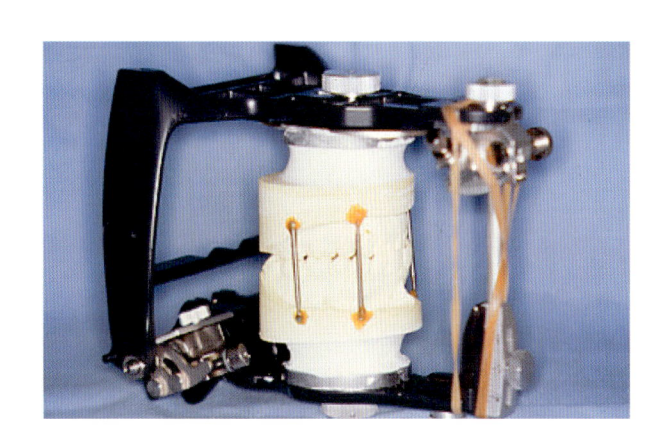

第5章 プロビジョナルレストレーション

1 プロビジョナルレストレーションの役割

プロビジョナルレストレーションとは，単なる暫間的な歯冠修復装置であるテンポラリークラウンから発展し，よりよい条件で最終補綴装置を装着するために，歯周組織との関係を改善し，その機能と形態を最終補綴装置へ反映させることを目的とした補綴装置のことである．

プロビジョナルレストレーションは，口腔内に装着された後，顎口腔機能や審美性を観察し，その評価に基づいて修正を加え完成させる．清掃性・自浄性についての評価も重要であり，患者個々のプラークコントロールレベルや食習慣の違いを考慮した形態を与える．さらに，発音を確認しながら被蓋関係や形態を与える．

表1はプロビジョナルレストレーションの役割をまとめたものである．プロビジョナルレストレーションを装着している期間に破折や磨耗のリスクの評価，咀嚼機能などの機能面の再評価，歯周組織の反応の評価とともに，審美性や装着感に対して患者自身による主観的な評価を得る．

プロビジョナルレストレーションによって，以上のようなさまざまな点で問題がないことを確認する．そして，問題がないことが確認されたプロビジョナルレストレーションの機能と形態を最終補綴装置に写し取るという臨床ステップを経ることにより，最終補綴装置の作製はきわめて予知性の高いものとなる．

図1は，外科的矯正治療を行った症例においてプロビジョナルレストレーションを応用した症例である．

患者は52歳，女性で，左側犬歯欠損後の補綴処置を主訴として来院した（**図1-A**）．

上顎に9歯，下顎に11歯が残存しているが，下顎前突であることから，咬合しているのは右側臼歯部の2ヵ所であり，交叉咬合した状態で下顎位が保たれている．

この咬合状態では，欠損部のブリッジや部分床義歯を作製したとしても十分な機能回復が得られない

第5章
プロビジョナルレストレーション

表1 プロビジョナルレストレーションの役割

①審美性の回復および評価・修正・確認
②咬合の改善，修正，確認
　咬合関係や支台歯の位置関係の保全
　下顎位の安定
　咬合採得の指標（アンテリアガイダンス）
③残存歯質，歯髄の保護
④支台歯の評価
　欠損補綴の支台歯決定の指標
　支台歯形成時の削除量の指標
　トゥースポジションの検討（矯正治療への利用）
⑤歯周軟組織の保護，回復
　清掃性・自浄性の確認
　歯周組織（歯肉）の反応の評価
⑥歯の移動防止
　スプリンティングの範囲とデザインの決定
⑦発音の評価
⑧コミュニケーション用ツール（技工サイドへ情報伝達，患者説明）

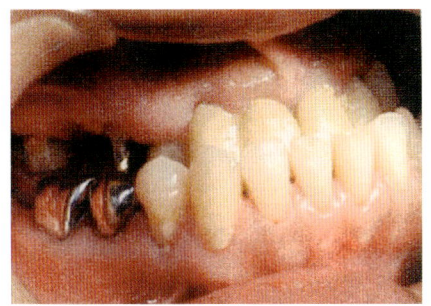

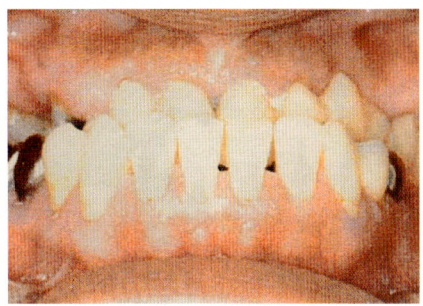

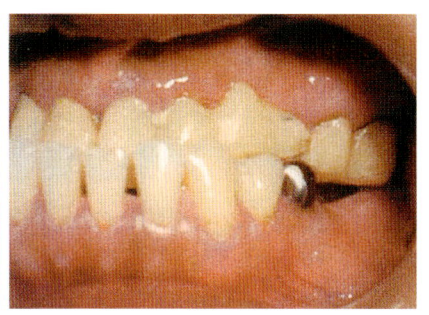

図1-A　初診時口腔内写真

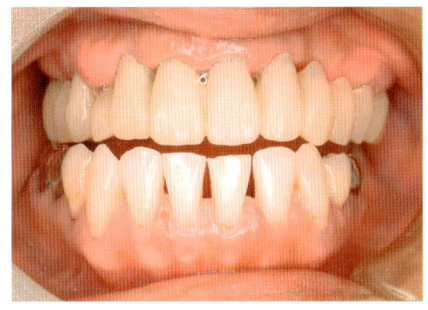

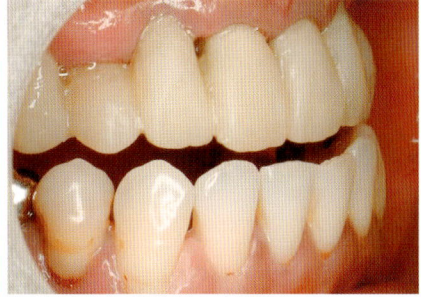

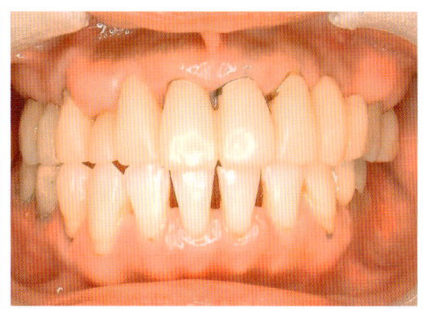

図1-B　プロビジョナルレストレーションを装着した状態（外科手術直前）

図1-C　外科手術後6カ月目の咬合状態

ことから，アンテリアガイダンスと咬合支持歯数の増加を目的として，外科手術による下顎骨後方移動を行うこととした．

研究用模型にて咬合状態が理想的となるような下顎の位置を模索し，術前に上顎プロビジョナルレストレーションを作製した．

プロビジョナルレストレーションを実際に口腔内に装着し，顎口腔機能や審美性を十分に観察することができる．本症例では，プロビジョナルレストレーションの役割のなかでも，顎口腔機能の改善と評価を第一目的とした．診断用ワックスアップおよび術前セットアップモデルにて，下顎を後方へ9mm移動させて咬合するプロビジョナルレストレーションを作製した．

図1-Bは外科手術直前にプロビジョナルレストレーションを装着した状態である．

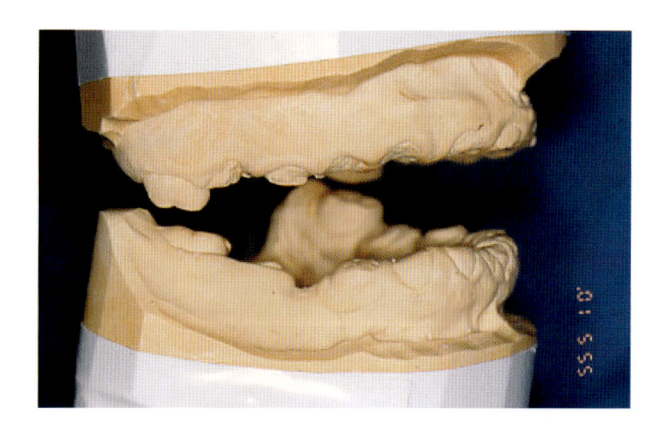

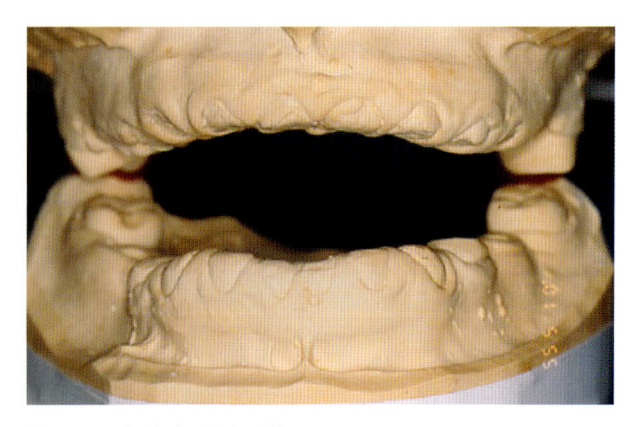

図2-A 初診時の研究用模型

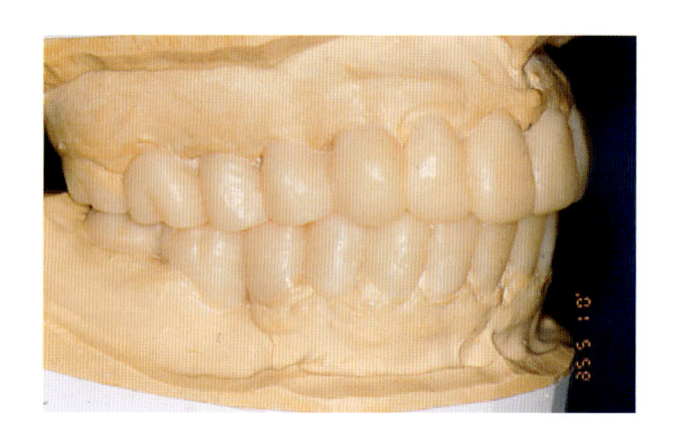

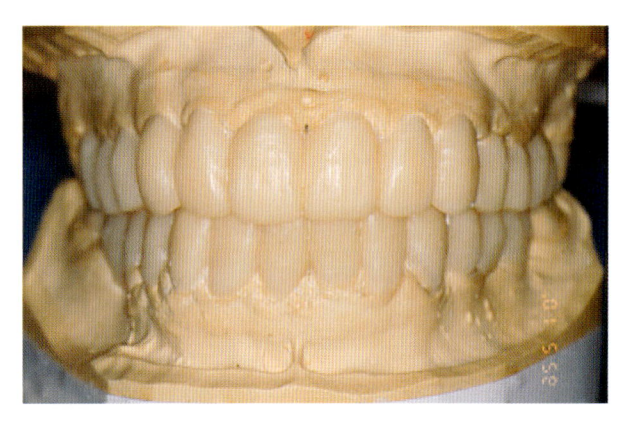

図2-B 診断用ワックスアップ

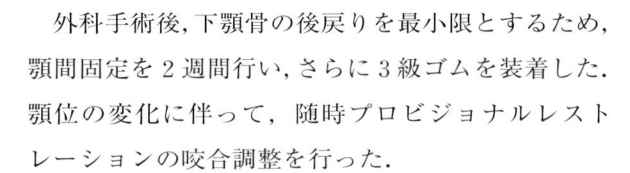

　外科手術後，下顎骨の後戻りを最小限とするため，顎間固定を2週間行い，さらに3級ゴムを装着した．顎位の変化に伴って，随時プロビジョナルレストレーションの咬合調整を行った．

　図1-Cは，外科手術6ヵ月後の咬合状態である．右側臼歯の被蓋がやや不十分であるが，アンテリアガイダンスが獲得され，上下の咬合支持数が2ヵ所から8ヵ所に増加している．

2　プロビジョナルレストレーションの作製

　プロビジョナルレストレーションは，診断用ワックスアップを元に作製される場合と，口腔内で直接作製される場合がある．

　図2は，診断用ワックスアップを元にプロビジョナルレストレーションを作製した例である．患者は18歳，女性で，象牙質形成不全症，固定性補綴装置での修復処置を希望して来院した．永久歯が萌出し，骨格が成長する期間はオーバーデンチャーを装着していた．

　図2-Aは，初診時の研究用模型である．第二大臼歯は全部鋳造冠が装着されていたが，オーバーデンチャーでは咬合していなかった．

　図2-Bは，診断用ワックスアップである．本症例では，残存歯質を利用してフルマウススプリンティングを行う目的で，診断用ワックスアップを作製した．残存歯の位置と歯の形態とのバランスに苦慮した．

　治療計画が隣在歯や対合歯の歯冠形態の修正や，移動を伴うなど複雑な場合には，その計画が無理なく実現可能であるかどうかを実際の患者の模型上で模擬的にシミュレートする必要がある．そのために，研究用模型上の対合歯や隣在歯の歯冠形態をワックスで修正・作製する．また，治療計画を個々の状態に応じてわかりやすく具体的に患者に説明する目的にも用いられる．

| 第5章 プロビジョナルレストレーション

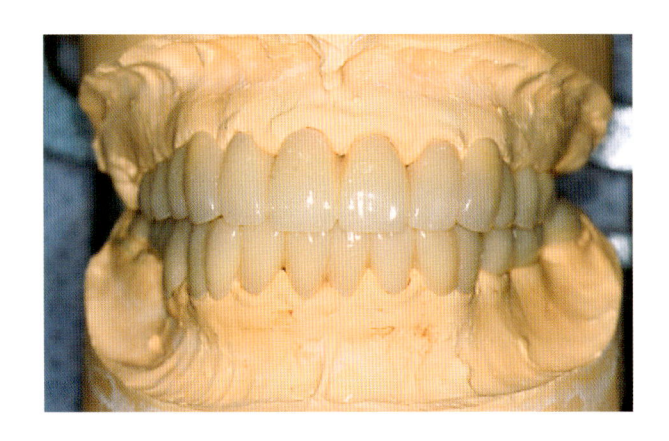

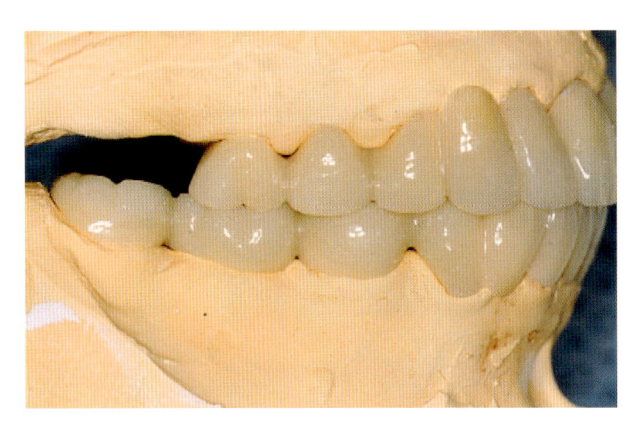

図2-C　完成したプロビジョナルレストレーション

　この症例では，図2-Bの診断用ワックスアップをもとに，支台築造および上下プロビジョナルレストレーションを作製した．図2-Cは，完成したプロビジョナルレストレーションである．

3　治療方針の決定

　プロビジョナルレストレーションは，時に治療方針決定のために，診断用ワックスアップとともに治療結果を患者に提示する目的でも用いられることがある．図3は，審美性の回復を第一目的としたケースでプロビジョナルレストレーションが有用であった例である．

　22歳，女性で，上顎前歯の審美障害を主訴に矯正歯科からの紹介にて来院した．矯正治療中に上顎前歯の歯根が過度に吸収しはじめたため，補綴治療による審美性回復を行うこととした．側切歯は先天性に欠如しており，31|13間には間隙が生じている．

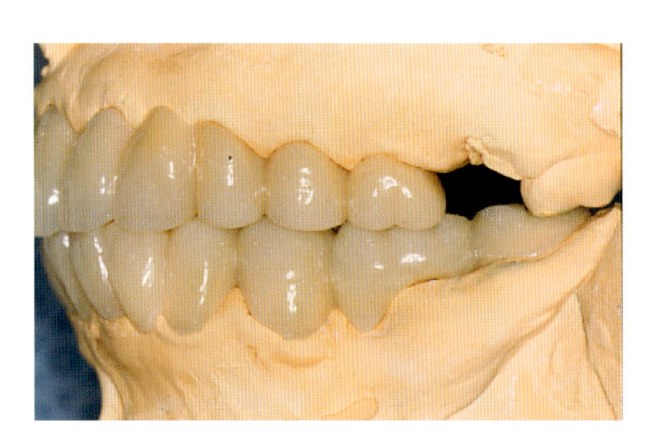

できるだけ歯質を保存したいという患者の意向もあり，4前歯をラミネートベニアにて補綴する計画を検討した．

　診断用ワックスアップを模型上で行い，患者説明用のプロビジョナルレストレーションを，即時重合レジンを用いて作製し，口腔内にプロビジョナルを試適した．中切歯の外形や切端の位置などは患者の満足を得たが，犬歯，第一小臼歯に間隙が残ること，残存歯どうしの間隙が大きく，審美性，清掃性のバランスがとりにくいことから，全部被覆冠での補綴治療へ計画を変更することとした．

　4前歯を形成後，模型を作製し，診断用ワックスアップを再度行った．支台歯の位置関係から，ポンティックを入れた6前歯での補綴治療を行うことで，患者の満足が得られることがわかった．

　このような症例では，プロビジョナルレストレーションなしでは，治療法の選択および治療計画の立案は不可能である．

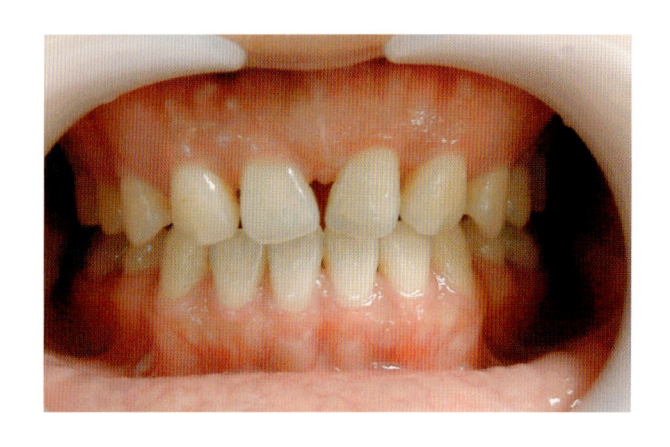

図3-A　初診時口腔内写真

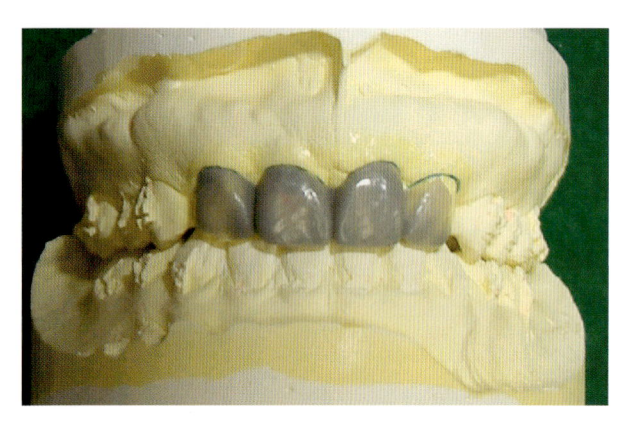

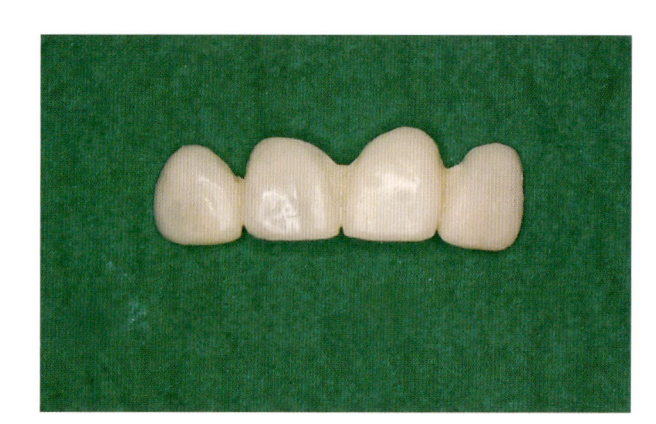

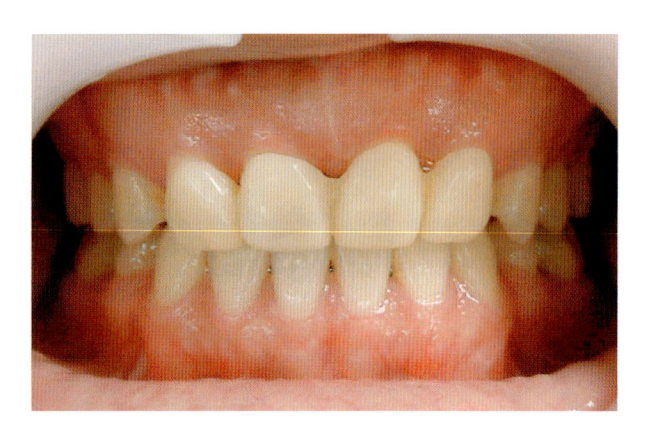

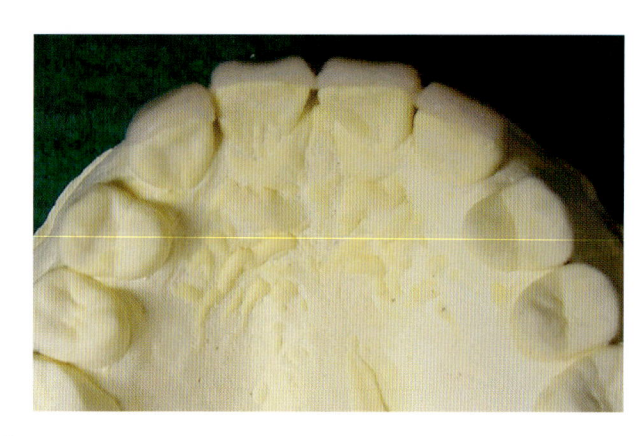

図3-B　診断用ワックスアップおよびプロビジョナルレストレーション

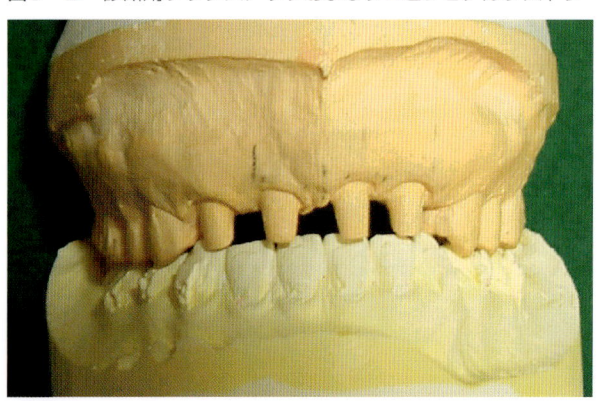

図3-C　支台歯形成後の模型と診断用ワックスアップ

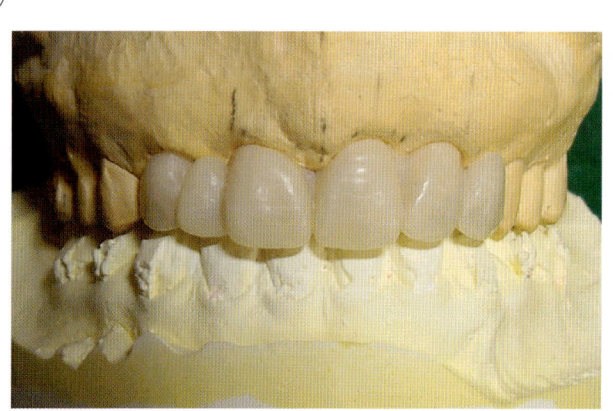

116　補綴臨床　Practice Selection／入門咬合学

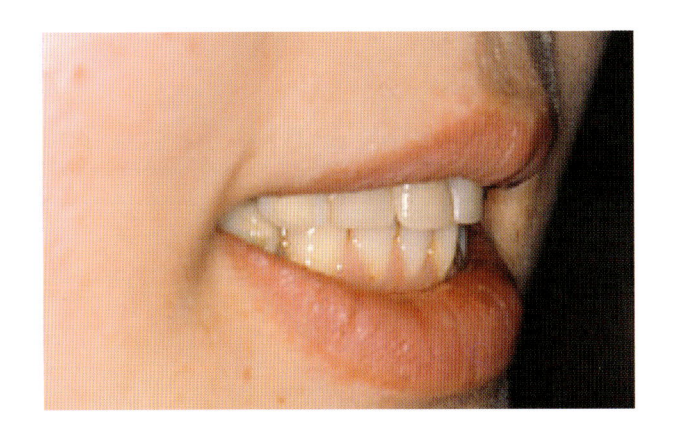

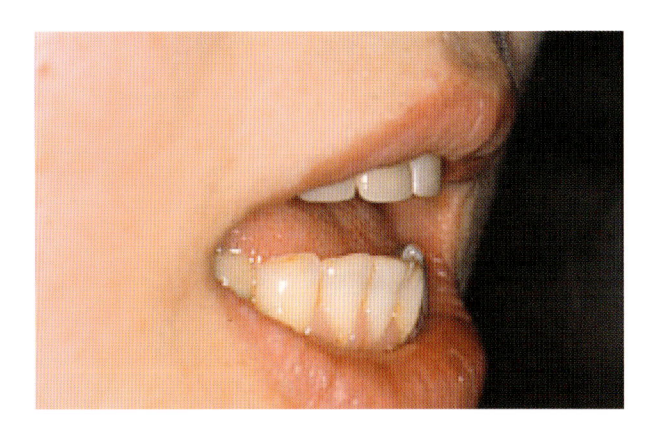

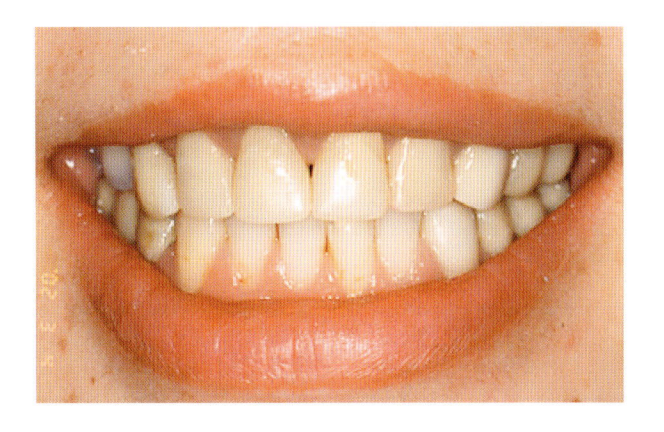

第5章 プロビジョナルレストレーション

図4-A 口腔内にて直接法で作製したプロビジョナルレストレーション（3┼3）
　上顎前歯部アンテリアガイダンスの確立と審美的な形態を確認するために，プロビジョナルレストレーションを装着した．審美性の評価，口唇や顔貌との調和，発音機能を評価し，歯冠の大きさや傾斜，被蓋関係を決定する．スマイルラインを考慮し，プロビジョナルレストレーションの調整を行った．プロビジョナルレストレーションで得た咬合を咬合器に移すため，上下顎の模型を作製した

4　クロスマウントプロシージャー

　クロスマウントプロシージャーとは，プロビジョナルレストレーションで調整され確立されたすべての情報を咬合器に再現し，その状態を基礎として最終歯冠修復装置の形態を付与する咬合採得法である．
　補綴治療に際して，口腔内での作業をできるだけ少なくするためには，患者の顎運動を精密に再現する機器が必要である．しかし，現時点で模型を患者の顎運動と全く同じに動かせる咬合器や機器はない．
　そこでプロビジョナルレストレーションを装着し，口腔内で実際に形態，機能のチェックを行い，問題がないことを確認した後に，そのプロビジョナルレストレーションによって得られた咬合状態を口腔外に再現して治療を進める．当然，ここで得られた咬頭嵌合位だけではなく，偏心運動も再現することが望ましいため，調節性咬合器を用いる．
　クロスマウントプロシージャーの具体的な手順は以下のとおりである．
　①　プロビジョナルレストレーションが装着された歯列模型を作製する（図4-A）．
　②　フェイスボウトランスファーをし，模型を咬頭嵌合位にて咬合器に装着する（図4-B）．
　③　咬合器の顆路調節を行う（図4-C）．
　④　咬合器上の模型で偏心運動を行い，カスタムインサイザルテーブルを作製する（図4-D）．
　⑤　支台歯形成完了後，精密印象によって作業模型を作製する．
　⑥　プロビジョナルレストレーションの模型に代えて作業模型を装着する（図4-E）．
　⑦　調節された咬合器上で歯冠修復装置のワックスアップを行う．
　⑧　歯冠修復装置の完成と装着．
　全顎的な補綴治療を行う場合や，ガイド歯など機能的な要素に関与する歯の歯冠修復処置の場合に，このクロスマウントプロシージャーを用いることで，予知性の高い治療が可能となる．

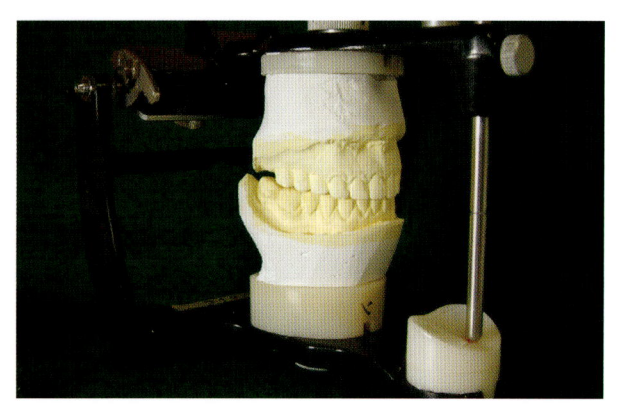

図4-B フェイスボウ記録を行い，模型をプロビジョナルレストレーションで確立された中心咬合位にて咬合器に装着した．咬合器は矢状顆路角を調節できる半調節咬合器（松風社製ProArch ⅡG）を用いた

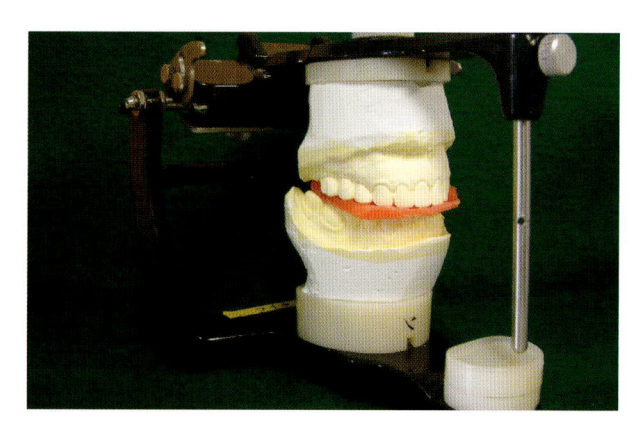

図4-C 前方チェックバイトを用いて矢状顆路角の調節を行う．上下顎の模型に前方チェックバイトを介在させ，バイト材と歯列模型が嵌合するように顆路の調節を行い，このときの左右の顆路角を記録する

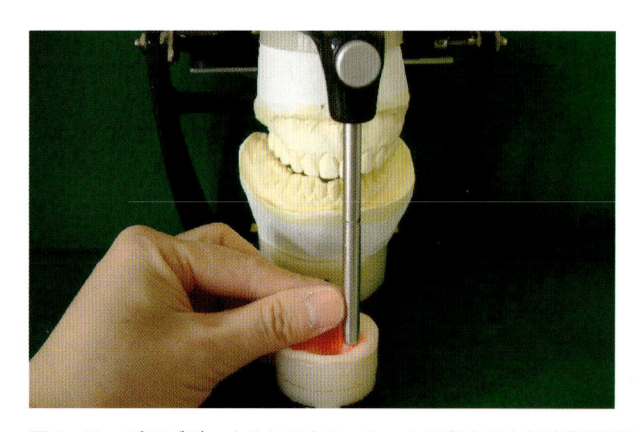

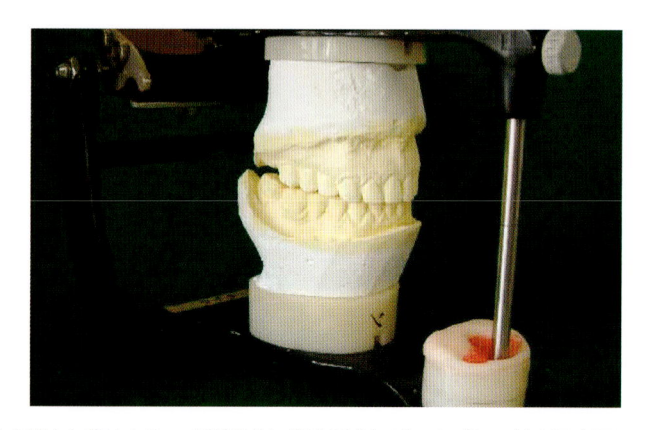

図4-D プロビジョナルレストレーションで得られた切歯指導路を咬合器上に移すため，指導板上に即時重合レジンを盛り，前方滑走運動，左右側方運動およびそれらの中間運動をさせてカスタムインサイザルテーブルを作製する

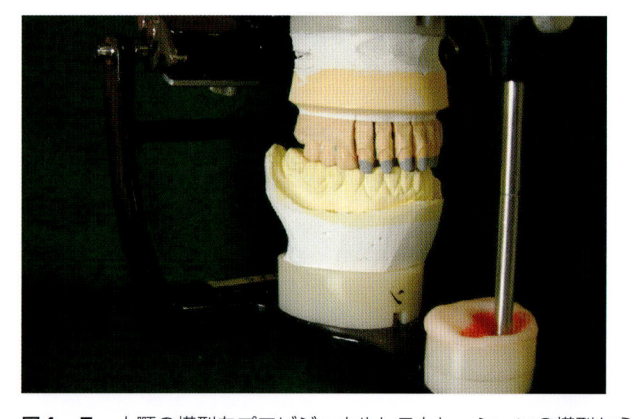

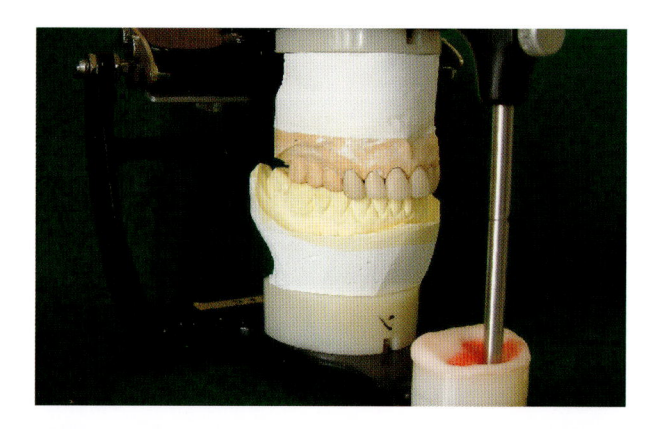

図4-E 上顎の模型をプロビジョナルレストレーションの模型から，作業模型に変更する．すなわち，作業模型を咬合器の上弓に付着し，ワックスアップを行う．このようなステップを経ることで，咬合器はプロビジョナルレストレーションで得られた咬合状態を再現しており，プロビジョナルレストレーションで得た咬合を最終補綴装置作製に付与することができる

第6章

オクルーザルスプリント

オクルーザルスプリント（以下スプリント）は，顎関節症の治療法の一つとして用いられる．

スプリントの顎関節症に対する治療効果については，これまでに数多くの報告がなされている．また，スプリントを装着することで顎口腔系に対する負荷を減少させる可能性が過去に報告されており，睡眠時ブラキシズム，歯周疾患，インプラント治療などにおいて，治療器具（ナイトガード）として用いられてきた．

スプリントはそれを支えるセオリーとともにさまざまなデザインが提唱されているが，本章は臨床編であり，それらのセオリーを紹介することは避けて，オーソドックスで一般的に用いられているスタビライゼーション型スプリント（**図1，2**）について，著者らが用いているデザインや作製法などを紹介する．

1 スプリントの使用目的

これまでスプリントを使用することで，咬合状態，咬合高径が変化すると筋活動が減少し，筋に由来する痛みも緩和すると考えられてきた．また，下顎頭の位置が変化することで関節に起因する疼痛が減少すると考えている研究者もいる．顎関節症の原因となるブラキシズムをコントロールする目的でもスプリントは用いられるが，理論編第6章で述べたように，スプリントが夜間ブラキシズムを止めるわけではなく，一時的に減弱させる効果があると考えられている．

最新の研究では，スプリントの効果には，プラセボ効果や行動療法的な効果があるのではないかといわれている．このため，スプリントの使用目的（**表1**）は，基本的にスプリント上のスムーズな面でブラキシズムなどを行わせることによって，関節や筋にかかる力を最小限にし，荷重負荷をスプリントで再配分させて，関節や筋や歯の特定の部位に荷重負荷がかからないようにすることなどが考えられている．

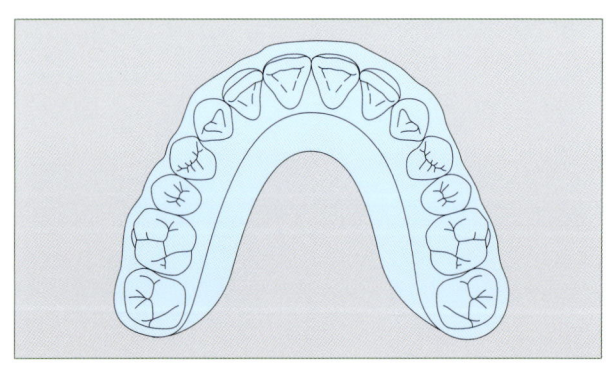

図1 スタビライゼーションスプリント

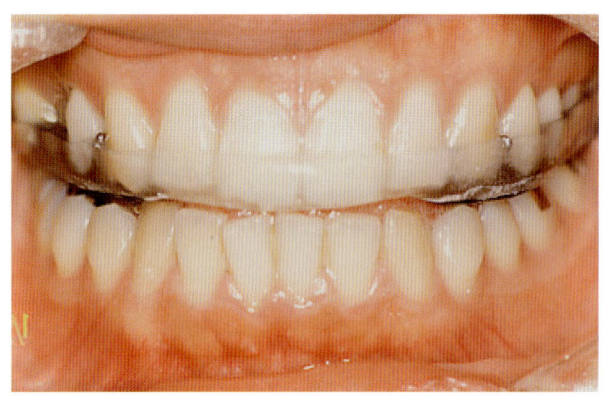

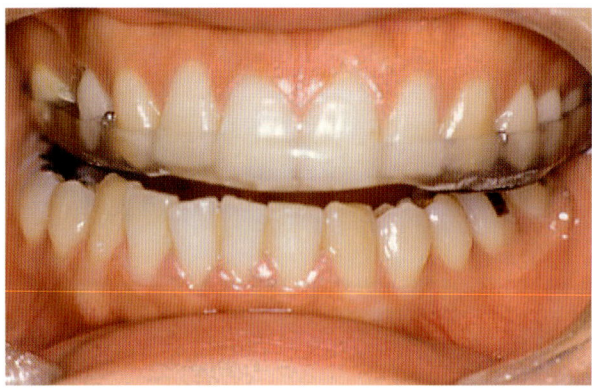

図2 スプリント装着例（上：咬頭嵌合時，下：右側方運動時）
このスプリントでは，維持装置としてボールクラスプを設置し，犬歯誘導を付与している

表1 スプリントの使用目的

- 咬合力の再配分
- 筋活動の減弱
- 負担過重の軽減

表2 スプリントの役割

- 治療装置（顎関節症，ブラキシズム）
- ナイトガード（歯周補綴，全顎補綴，インプラント治療）
- 暫間的固定装置（骨吸収が顕著な歯列）
- 下顎位の確認
- 磨耗度（ブラキシズム）のモニター

現在考えられているスプリントの役割（**表2**）として，症状緩和と咬合力の再配分を目的とした顎関節症の治療装置や，治療後の補綴装置を保護するためのナイトガードがある．

さらに，いわゆる言葉どおりスプリンティングという意味で各歯を固定し，負荷がかからないようにするための暫間的固定装置としても用いられる．また，関節や筋などに症状のあった場合や筋の緊張が著明な場合に下顎位を確認する装置としても用いられる．

さらに，ブラキシズム患者に用いたスプリントの磨耗面を観察することで，ブラキシズムの強さやブラキシズムの方向をモニターするという役割もある．

2 スプリントの要件

スプリントは，**表3**に示すような要件を満たしている必要がある．スプリントは万能ではないが，スプリントの効果を確実に得るには，適合が悪かったり，咬合調整が不完全であってはいけない．要件を十分満たした状態で，スプリントの効果が発揮される．

第一に，歯列への適合がよいことが重要である．患者がスプリントを装着して違和感があれば，スプリントを装着してもらえない．患者のコンプライアンスを向上させるためにも，歯列への適合がよいことが重要である．

スプリント作製時の重合ひずみなどによって装着時に歯列へ圧迫感を生じたり，スプリントががたついていたりする場合には，十分な調整を行う．維持が弱ければ睡眠中にはずれてしまうことがあるため，ボールクラスプなどの維持装置を付与する．

側方運動時は作業側犬歯のみが接触し，他歯は離開する咬合を与える（**図3～5**）．また，咬頭嵌合位では前歯は臼歯よりも弱く接触するように調整する．犬歯誘導は複数歯でガイドさせるよりも調整が短時間で終了できる．さらに，粗糙面があると患者の違和感の原因となったり，かえって筋緊張を増加させることもあるので十分研磨を行う．

第6章 オクルーザルスプリント

表3 スプリントの要件（Okeson, J.P.より改変）

① 歯列への適合がよいこと
  安定がよい，維持がよい，違和感がない
② 全下顎歯の咬頭がフラットな平面に均等に接触
③ 前方運動時：両側犬歯が均等接触，切歯の接触は可
④ 側方運動時：作業側犬歯のみが接触（作業側の小臼歯まで接触可）
⑤ 下顎臼歯は咬頭嵌合位のみで接触，偏心位では離開
⑥ 咬頭嵌合位では前歯は臼歯よりも弱く接触
⑦ スプリントの咬合面はできるかぎりフラットに
⑧ 十分に研磨し，粗糙面を残さない

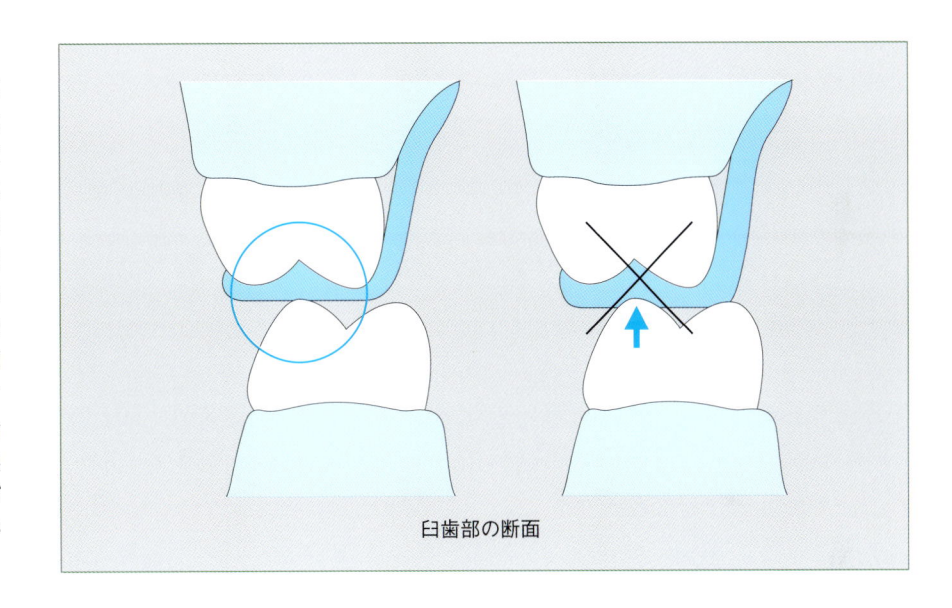

図3　臼歯部のスプリント断面

全下顎歯の頬側咬頭が，フラットなスプリント咬合面に均等に接触するように作製・調整する．咬頭がくぼみに入り込みロックしないように，単純な平面で接触するようにする．経過観察中にスプリントに与える下顎位を変更することがある．そのような場合にはスプリント咬合面に即時重合レジンを盛り，直接口腔内でスプリント咬合面を作製する．特に加圧成形法で作製する場合，スプリント咬合面に即時重合レジンを盛り，直接咬合面形態を作製することが多いが，その際には，くぼみなどに下顎位が誘導されていないかどうか注意する

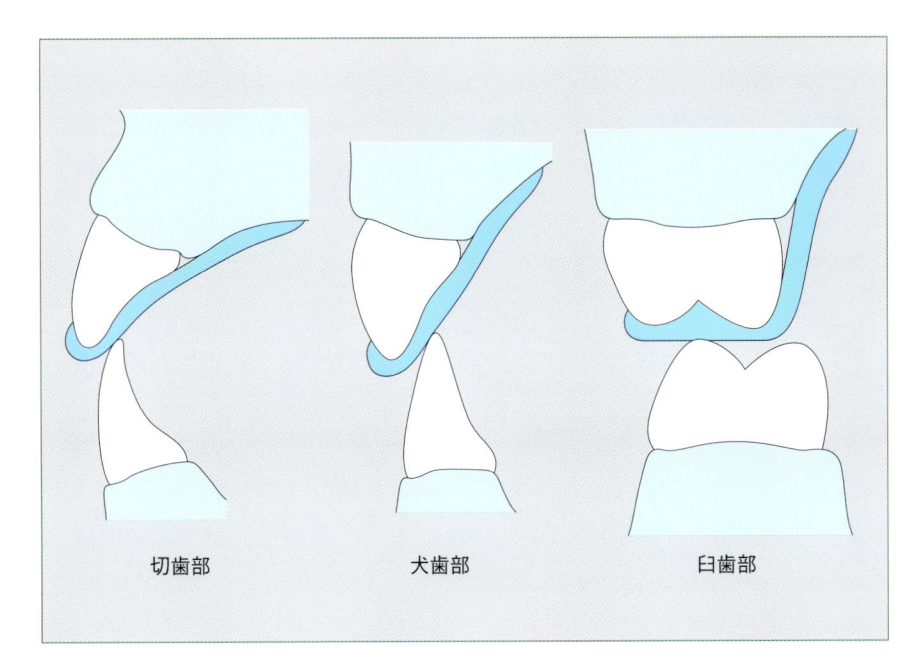

臼歯部の断面

図4　各歯のスプリント断面

スプリントは，図のように犬歯以外の全下顎歯の頬側咬頭がフラットな平面に均等に接触する．犬歯には緩やかな誘導面を設ける．前方運動時は両側犬歯が均等接触し，切歯が接触していてもよい．側方運動時は基本的に作業側犬歯のみが接触するが，作業側の小臼歯まで接触していてもよい．下顎臼歯は咬頭嵌合位のみで接触し，偏心位では離開するように調整する

切歯部　　犬歯部　　臼歯部

図5 咬合調整後のスタビライゼーション型スプリント
咬頭嵌合位での接触が赤，偏心運動時での接触を青としている．犬歯で誘導され，臼歯は均等に咬合接触が与えられている．このスプリントでは前方運動時に切歯が接触していない

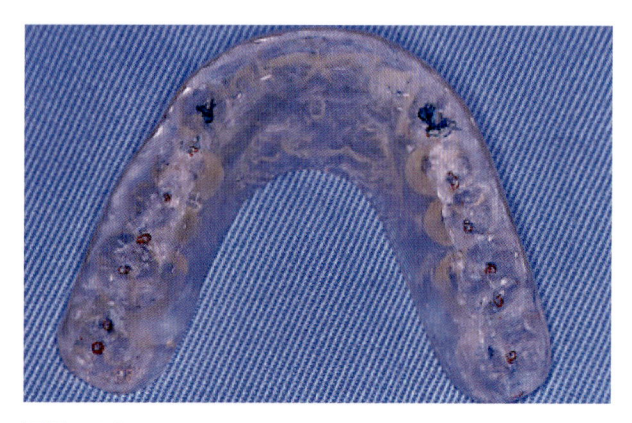

3　スプリントの作製・装着

　スプリントは重合によって作製するものと，加圧成形により作製するものがある．加圧成形によるものは，セット時に咬合面に即時重合レジンを添加して調節することが必要であるためミスを犯しやすく，また調整に時間を要する．一方，重合によるものは咬合器にマウントし，咬合状態を確認しながら作製することができるため，咬合調整を十分行った確実なスプリントの作製が行える．材質については，軟性スプリントは調整が困難であることから，硬性スプリントを使用する．

　装着の際はまず，口腔内に適合しているか否かをチェックする．レジン重合時の収縮のため，スプリント装着時に歯が締めつけられる感覚を訴えることがある．その場合は，内面を精査し，削合する．

　咬合調整は，まずスプリント咬合面と対合歯が均等に接触しているか否かを，咬合紙を用いて，患者に軽くタッピングさせて確認する．ついで対合歯の犬歯（小臼歯）によりスプリントの咬合面がスムーズにガイドされることを確認する．

　スプリントは，睡眠時のみに使用することが基本であり，睡眠時ブラキシズムが考えられる患者に対しては，長期管理として使用を継続させて，リコールを行い経過観察する．

4　スプリント咬合面の作製

　スプリントによる治療が長期にわたる場合，咬合調整だけでは対応できず，咬合面を改めて作り直す必要が生ずる場合がある．もちろん，スプリントを再製作するのも一法であるが，口腔内で直接法によって即時重合レジンを咬合面に築盛して，再度咬合面を作ることも多い．このような処置を行う場合の実際の手順を紹介する．

① スプリントが歯列にぴったりと適合し，安定がよいかどうかを確認する．この場合安定が悪ければ，即座にスプリント内面を即時重合レジンなどでウォッシュし，維持安定をはかる必要がある．

② スプリント咬合面に即時重合レジンを盛り，中心位に誘導した状態で咬合させて，下顎歯の咬頭のインデンテーションを印記した後，口腔内から取り出し，温湯中でレジンの硬化を待つ．咬合させる前に下顎歯にワセリンを塗っておくこと．中心位の誘導時に下顎位が偏位するような咬合面であれば，偏位しそうな部位を先に削除しておくことも忘れてはならない．

③ 下顎歯の咬合接触のインデンテーションのうちの頰側咬頭に相当する部分をマーカーで印記する．テーパーのついていない大きめのスタンプバーなどで余剰分を削除する（図6）．このようにすると，マーカーの印記部だけが残るようにフラットに削除すればよいので，頻回に咬合をチェックしたり，削除量に過度に気を配ったりせずに短時間で簡便に削除することができる．

④ この際，臼歯部はフラットにすることを心がけるが，最終的には犬歯誘導を与えるのであるから，犬歯・切歯部は誘導面までフラットに削除してしまわないように配慮しておく．

⑤ 咬頭頂のマーカーのみが残る状態となったら，咬頭嵌合位の咬合接触を赤の咬合紙で，滑走運動時の咬合接触を青の咬合紙で印記する．

　図7はこの印記が終わった状態である．まず，中心位では前歯は臼歯よりも弱く接触するように調整

第6章 オクルーザルスプリント

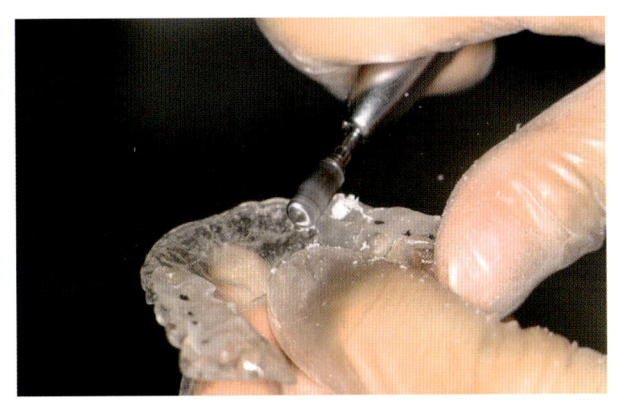

図6 スプリント余剰部分の削除

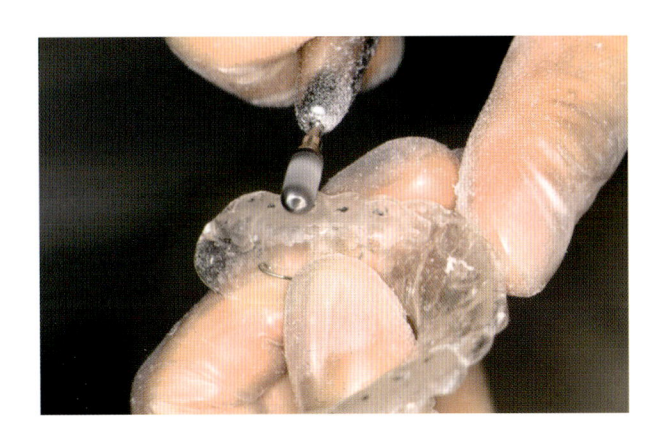

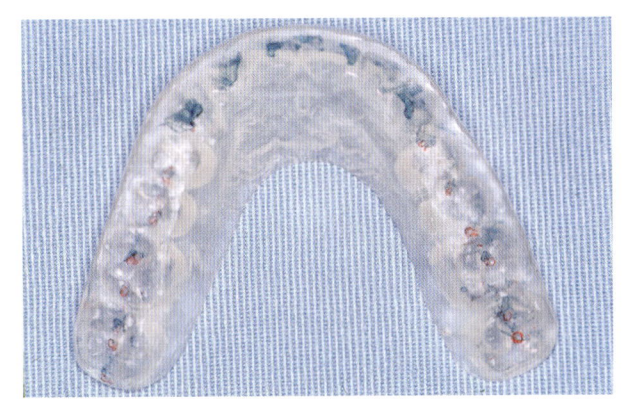

図7 咬合調整前の咬合接触状態
　中心位の咬合接触（赤）と前方および側方滑走運動時の咬合接触（青）

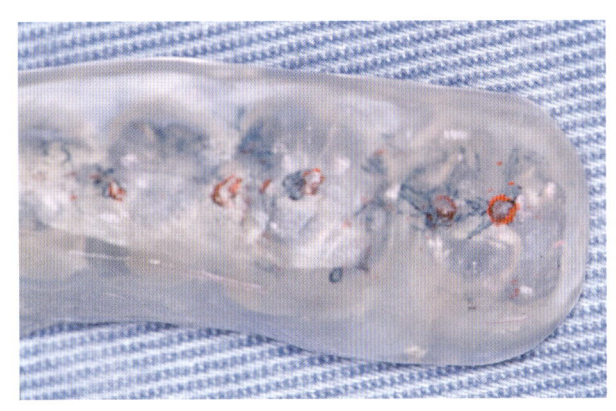

図8 咬合調整中の臼歯部の咬合接触状態
　まだわずかに偏心運動時の咬合接触（青）が認められる

する．ついで，側方運動時には作業側犬歯のみが接触し，前方運動時に両側犬歯が均等接触するように咬合調整する．具体的には**図7**の犬歯以外の青の印記を削除することによって犬歯誘導が確立される．

⑥　**図8**は，咬合調整途中の臼歯部の咬合接触状態である．まだ偏心運動時の咬合接触（青）がわずかに認められる．この接触（青の印記）を削除することで，臼歯部のディスクルージョンが得られる．

⑦　咬合調整を終えたら，**図9**のような印記となる．すなわち，犬歯部のみに偏心運動時の咬合接触（青）が見られ，臼歯の機能咬頭頂および前歯切端の中心位での咬合接触が赤で印記される．これらの赤の印記近傍には，青の印記，すなわち偏心運動時の咬合接触は認められない．

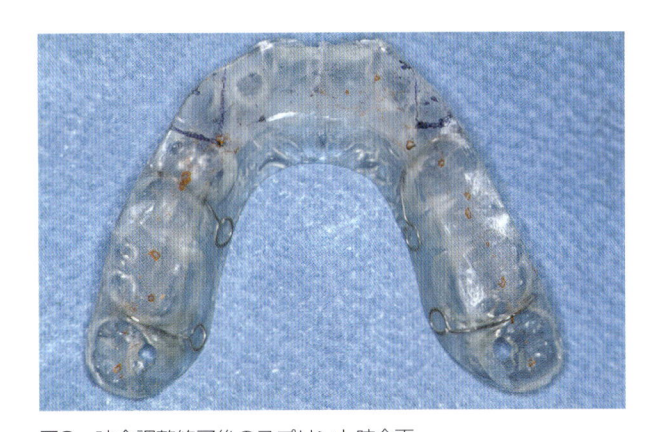

図9 咬合調整終了後のスプリント咬合面
　臼歯部は中心位の咬合接触（赤）だけが認められる．一方，犬歯のみに前方および側方運動時の咬合接触（青）が認められる

PRACTICE IN PROSTHODONTICS Practice Selection

参考文献（理論編）

第1章

1) Gysi, A.: Handbuch der Zahnheilkunde. Bnd.Ⅳ.Scheff-Pichler, Berlin, 1929.
2) Hanau, R.L.: Articulaion defined, analyzed and formulated. *J. Am. Dent. Assoc.*, **13**: 1694.1926.
3) Payne, S.H.: A posterior set-up to meet individual Inrequiremens. *Dent. Digest*, **47**: 20〜22, 1941.
4) Hardy, I.R.: Technic for the use of Non-Anatomic Acrylic Posterior Teeth, *Dent. Digest*, **48**: 562〜566, 1942.
5) Pound, E.: Utilizing speech to simplify a personalized denture service. *J. Prosth. Dent.*, **24**: 586〜600, 1970.
6) McCollum, B.B.: Fundamentals involved in prescribing dental remedies. *Dent. Items Interest.*, **61**: 522, 641, 724, 852, 942, 1939.
7) Stuart, C.E. et al: Diagnosis and treatment and occlusal relations of the teeth. *Texas Dent. J.*, 430〜435, 1957.
8) Schuyler, C.H.: The function and importance of incisal guidance in oral rehabilitation. *J. Prosth. Dent.*, **13**: 1011〜1029, 1963.
9) Dawson, P.E.: Evaluation, diagnosis, and treatment of occlusal problems, 2nd. The CV Mosby, St Louis, Baltimore, Toronto, 1974.
10) Brill. N, et al: Mandibular positions and mandibular movements. *Br. Dent. J.*, **106**: 391〜400, 1959.
11) 日本補綴歯科学会編：歯科補綴学専門用語集　第2版．医歯薬出版，2004．
12) Sönstebö, H.R.: C.H.Luce's recordings of mandibular movements. *J. Prosth. Dent.*, **11**:1068, 1961.
13) Sönstebö, H.R.: Walker's improvements of Bonwill's system. *J. Prosth. Dent.*, **11**:1074, 1961.
14) Ulrich, J.: Undersoegelser over Kjaebeleddet hos Mennesket med saerligt Hensyn tilde mekaniske Forhold. Jacob Lunds Boghandel, Kjøbenhavn, 1896.
15) Messerman, T.: A means for mandibular movement. *J. Prosth. Dent.*, **17**:36〜43, 1967.
16) 塩澤恭郎ほか：下顎任意点の運動解析・第一報／測定システム．補綴誌，**25**:499〜509, 1981．
17) 坂東永一ほか：ディジタル方式による下顎運動測定．顎機能誌，**1**:137〜143, 1984．
18) 古谷野　潔：後方運動時の下顎の三次元動態．補綴誌，**31**:805〜818, 1987．
19) 古谷野　潔：咬合は顎関節症の発症にどの程度関与しているか―咬合学の立場から文献的考察を兼ねて―．歯界展望，**85**(6):1307〜1315, 1995．
20) 中沢勝宏，木野孔司，古谷野　潔：座談会／咬合異常は顎関節症を引き起こすか．歯界展望，**85**(6):1316〜1330, 1995．
21) 古谷野　潔：顎関節症（TMD）と咬合要因／論争の原因と今後を考える．補綴臨床，**32**(6):1307〜1315, 1999．

第2章

1) Sönstebö, H.R.: C.H.Luce's recordings of mandibular movements. *J. Prosth. Dent.*, **11**: 1068, 1961.
2) Urlich, J.: Undersoegelser over Kjaebeleddet hos Mennesket. Kjoebenhavn, Jacob Lunds Boghandel, 1896.
3) Sönstebö, H.R.: Walker's improvements of Bonwill's system. *J. Prosth. Dent.*, **11**: 1074, 1961.
4) Hesse, F.: Zur Mechanik der Kaubewegungdez Menschlichen Kiefers. *Deutsch. Monatsschr. F. Zahnheilk.*, **15**: 517, 1897.
5) Hesse,F.: The mechanics of the chewing movements of the human jaw. *J. Prosth. Dent.*, **4**: 175〜178, 1954.
6) Christensen, C.: The problem of the bite. *Dent. Cosmos*, **47**: 1184〜1195, 1905.
7) 石原寿郎ほか：下顎運動と咬合器．日本歯科評論社，東京，1975．
8) Guichet, N.F.: Procedures for occlusal treatment. Anaheim, Denar Co., 1969.

9) Lundeen, H.C., Wirth, C.G.: Condyle movement patterns engraved in plastic blocks. *J. Prosthet. Dent.*, **30**:866~875, 1973.

第3章

1) 厚生省健康政策局歯科衛生課編：平成5年歯科疾患実態調査報告．口腔保健協会，東京，1995, 151.
2) 厚生労働省：平成23年歯科疾患実態調査. 2011.
3) 金谷　貢，渡辺孝一，宮川　修：高齢者および要援護高齢者にかかわるブリッジ数と有床義歯数の将来推計の試み．補綴誌，**45**(2): 227~237, 2001.
4) Gysi,A.: Hundbuch der Zahnheilkunde IV. Berline, Urban und Schwarzenburg, 1929, 1~171.
5) Hanau,R.L.: The relation between mechanical and anatomical articulation. *J. Am. Dent. Assoc.*, **10**: 776~784, 1923.
6) Hanau,R.L.: Full denture prosthesis intraoral technique of Hanau articulator model H (4th). Hanau Engineering Co., Buffalo, 1930.
7) Hanau,R.L.: Articulaion defined, analyzed and formulated. *J. Am. Dent. Assoc.*, **13**: 1694.1926.
8) Pound,E.:Utilizing speech to simplify a personalized denture service. *J. Prosth. Dent.*, **24**(6):586~600, 1970.
9) Payne,S.H.:A posterior set-up to meet individual requirements, *The Dent. Digest*, **47**: 20~22, 1941.
10) Gerber,A.:Okklusion und Artikulation in der Prothetik, Condylatheorie, Kurspublikation, 1960.
11) Sosin,M.B.:Re-evaluation of posterior tooth form for complete dentures. *J. Prosth. Dent.*, **11**:55~61, 1961.
12) Levin,B.:A review of artificial posterior tooth forms including a preliminary report on a new posterior tooth. *J. Prosthet. Dent.*, **38**(1):3~15, 1977.
13) Jones,P.M.:The monoplane occlusion for complete dentures. *J. Am. Dent. Assoc.*, **85**(1):94~100, 1972.
14) Sharry,J.:Complete Denture Prosthodontics. Mcgraw Hill, New York, 1974, 256.
15) Beresin,V.E.,Schiesser,F.J.: The neutral zone in complete dentures. C. V. Mosby, Saint Louis, 1973.

第4章

1) McCollum,B.B.,Stuart,C.E.:A Research Report. Scientific Press, South Pasadena Calif,1955., 91~123.
2) Stallard,H.,Stuart, C.E.:Eliminating Tooth Guidance in Natural Dentitions. *J. Prosth. Dent.*, **11**; 566,1961.
3) McCollum,B.B.: Fundamentals involved in prescribing restorative dental remedies. *Dent. Items Interest*, **61**:552, 641, 723, 853, 942, 1939.
4) McCollum,B.B.:The Mandibular Hinge Axis and a Method of Locating it. *J. Prosth. Dent.*,**10**:428,1960.
5) International Academy of Gnathology: Grossary of Occlusal Terms. 1979.
6) Granger,E.R.: The Principles of obtaining occlusion in occlusal rehabilitation. *J. Prosth. Dent.*, **13**; 714, 1963.
7) Stuart,C.E., et al.: Diagnosis and treatment of occlusal relations of the teeth. *Texas Dent. J.*, 430~435, 1957.
8) Stuart,C.E: Accuracy in measuring functional dimensions and relations in oral prosthesis. *J. Prosth. Dent.*, **9**:220~236, 1959.
9) Stuart,C.E: Why dental restorations should have cusps. *J. So. Calif. State. Dent. Assoc.*, **27**:198~200, 1959.
10) Stuart,C.E., et al: Principles involved in restoring occlusion to natural teeth. *J. Prosth. Dent.*, **10**:304~313, 1960.
11) Schuyler, C.H.: The function and importance of incisal guidace in oral rehabilitation. *J. Prosth. Dent.*, **13**:1011, 1963.
12) Schuyler, C.H.: Factors of occlusion applicable to restorative dentistry. *J. Prosth. Dent.*, **3**:772, 1953.
13) Guichet, N.E.: Procedures for occlusal treatment. Denar Co., Anaheim, 1969.
14) Lundeen, H.C., Wirth, C.G.: Condyle movement patterns engraved in plastic blocks. *J. Prosthet. Dent.*, **3**:866~875, 1973.
15) Granger, E. R: Centric relation. *J. Prosth. Dent.*, **2**:160, 1952.

16) Glossary of Prosthodontic Terms. 7th edition, 1999.
17) 日本補綴歯科学会編：歯科補綴学専門用語集　第2版. 医歯薬出版, 2004.

第5章

1) McNamara, J.A., Seligman, D.A., Okeson, J.P.: Occlusion, orthodontic treatment, and temporomandibular disorders・a review. *J. Orofacial Pain*, **9**:73〜90, 1995.
2) 古谷野 潔：顎関節症治療における咬合治療の現状. クインテッセンスイヤーブック, 94:76〜85, 1994.
3) The American Academy of Orofacial Pain: Orofacial pain guidelines for assessment, diagnosis, and management. (edited by Jeffrey, P. Okeson), Quintessence Publishing Co. Inc., Chicago, 1996.
4) 上野 正：顎関節疾患の診断と治療. 日本歯科評論, **170**:1〜7, 1956.
5) Cooper, A.: A treatise on dislocations and fractures of the joints. (edited by Cooper, B.B.), J. Churchill, London, 1842, 393.
6) Costen, J.B.: A syndrome of ear and sinus symptoms dependent upon disturbed function of the temporomandibular joint. *Ann. Otol. Rhinol., Laryngol.*, **43**:1〜15, 1934.
7) Guichet, N.F.: Occlusion. The Denar Corporation, Anaheim, 1970, 31〜36.
8) Dolwick, M.F., Katzberg R.F., et.al: Arthrotomographic evaluation of the temporomandibular joint. *J. Oral Surg.*, **37**: 793〜799, 1979.
9) Moses, J.J., Sartoris, D., Glass, R., Tanaka, T., Poker, I.: The effect of arthroscopic surgical lysis and lavage of the superior joint space on TMJ disc position and mobility. *J. Oral Maxillofac. Surg.*, **47**(7):674〜678, 1989.
10) Kirk, W. S.: Magnetic resonance imaging and tomographic evaluation of occlusal appliance treatment for advanced internal derangement of the temporomandibular joint. *J. Oral Maxillofac. Surg.*, **49** : 9〜12, 1991.
11) 古谷野 潔：咬合は顎関節症の発症にどの程度関与しているか―咬合学の立場から文献的考察を兼ねて―. 歯界展望, **85**:1307〜1315, 1995.
12) 藤本順平, 山下 敦, 杉崎正志, 中沢勝宏, 古谷野 潔：TMD治療における咬合の意義（座談会）. ザ・クインテッセンス, **14**:102〜126, 1995.
13) 中沢勝宏, 木野孔司, 古谷野 潔：座談会／咬合異常は顎関節症を引き起こすか. 歯界展望, **85**:1316〜1330, 1995.
14) McCollum, B.B.: Considering the mouth as a functional unit as the basis of a dental diagnosis. *J. South Calif. Dent. Assoc.*, **5**: 268〜276, 1938.
15) Posselt, U.: Studies in the mobility of the human mandible. *Acta. Odontol. Scand.*, **10**(suppl. 10): 1〜160, 1952.
16) Kopp, S.: Clinical findings in temporomandibular joint osteoarthrosis. *Scand. J. Dent. Res.*, **85**: 434〜443, 1977.
17) Ramfjord, S.P., Ash, M.M.: Occlusion. 2nd ed, WB Saunders, Philadelphia, 1971.
18) De Laat, A., van Steenberghe, D., Lesaffre, E.: Occlusal relationships and temporomandibular joint dysfunction. Part Ⅱ: Correlation between occlusal and articular parameters and symptoms of TMJ dysfunction by means of stepwise logisticregressions. *J. Prosthet. Dent.*, **55**: 116〜121, 1986.
19) Seligman, D. A., Pullinger, A. G., Solberg, W. K.: Temporomandibular joint. *Ann. Otol. Rhinol. Larygol.*, **43**: 1〜15, 1934.
20) Minagi, S., Ohtsuki, H., Sato, T., Ishii, A.: Effect of balancing-side occlusion on the ipsilateral TMJ dynamics under clenching. *J. Oral Rehabil.*, **24**(1):57〜62, 1997.
21) Ogawa, T., Koyano, K., Tsukiyama, M., Tsukiyama, Y., Sumiyoshi, K., Suetsugu, T.: Difference in the mechanism of balancing-side disclusion between 1st and 2nd molars. *J. Oral Rehabil.*, **25**(6):430〜435, 1998.
22) Magnusson, T., Enbom, L.: Signs and symptoms of mandibular dysfunction after introduction of experimental balancing-side interferences. *Acta. Odontol. Scand.*, **42**: 129〜135, 1984.
23) The American Academy of Orofacial Pain: Orofacial pain guidelines for assessment, diagnosis, and management. (edited by Jeffrey, P. Okeson). Quintessence Publishing Co. Inc., Chicago, 1996.
24) Jeffrey P. Okeson 編, 藤井弘之, 杉崎正志 監訳：Orofacial Pain／口腔顎顔面痛の最新ガイドライン, クインテッセンス出版, 1997.

25) Evidence-Based Medicine Working Group: Evidence-based medicine: A new approach to teaching the practice of medicine. *J. Am. Med. Assoc.*, **268**: 2420~2425, 1992.
26) Richards, D., Lawrence, A.: Evidence based dentistry. *Br. Dent. J.*, **179**: 270~273, 1995.
27) Raphael, K., Marback, J. J.: Evidence-based care of musculoskeletal facial pain: implications for the clinical science of dentistry. *J. Am. Dent. Assoc.*, **128**: 73~79, 1997.
28) Tsolka, P., Preiskel, H.W.: Kinesiographic and electromyographic assessment of the effect of occlusal adjustment therapy on craniomandibular disorders by a double-blind method. *J. Prosthet. Dent.*, **69**:85~92, 1993.
29) Vallon, D., Ekberg, E.C., Nilner, M., Kopp, S.: Short-term effect of occlusal adjustment on craniomandibular disorders including headaches. *Acta. Odontol. Scand.*, **49**:89~96, 1991.
30) Vallon, D., Ekberg, E.C., Nilner, M., Kopp, S.: Occlusal adjustment with craniomandibular disorders including headaches. *Acta Odontol. Scand.*, **53**:55~59, 1995.
31) Yatani, H., Minakuchi, H., Matsuka, Y., Fujisawa, T., Yamashita, A.: The long-term effect of occlusal therapy on self-administered treatment outcomes of TMD. *J. Orofac. Pain*, **12**:75~88, 1998.
32) Kirveskari, P., Jamsa, T., Alanen, P.: Occlusal adjustment and the incidence of demand for temporomandibular disorder treatment. *J. Prosthet. Dent.*, **79**(4):433~438, 1998.
33) Pullinger, A.G., Seligman, D.A., Gornbein, J.A.: A multiple logistic regression analysis of the risk and relative odds of temporomandibular disorders as a function of common occlusal features. *J. Dent. Res.*, **72**:968~979, 1993.
34) National Institutes of Health Technology Assessment Conference Statement. Management of temporomandibular disorders. *J. Am. Dent. Assoc.*, **127**:1595~1603, 1996.

第6章

1) The American Academy of Orofacial Pain: Orofacial pain guidelines for assessment, diagnosis, and management (edited by Jeffrey, P. Okeson), Quintessence Publishing Co. Inc. Chicago, 1996.
2) Lavigne, G.J., Montplaisir, J.Y.: Restless legs syndrome and sleep bruxism: prevalence and association among Canadians. *Sleep*, **17**(8):739~743, 1994.
3) Gross, A.J., Rivera-Morales, W.C., Gale, E.N.: A prevalence study of symptoms associated with TM disorders. *Cranio*, **2**:191~195, 1988.
4) Rieder, C.E., Martinoff, J.T.: The prevalence of mandibular dysfunction. Part II: A multiphasic dysfunction profile. *J. Prosthet. Dent.*, **50**:237~244, 1983.
5) Glaros, A.G.: Incidence of diurnal and nocturnal bruxism. *J. Prosthet. Dent.*, **45**:545~549, 1981.
6) Seligman, D.A., Pullinger, A.G., Solberg, W.K.: The prevalence of dental attrition and its association with factors of age, gender, occlusion, and TMJ symptomatology. *J. Dent. Res*, **67**:1323~1333, 1988.
7) Rugh, J.D., Harlan, J.: Nocturnal bruxism and temporomandibular disorders. (edited by Jankovic, J., Tolosa, E., Facial Dyskinesias, Advances in Neurology), Raven Press, New York, 1988, 329~341.
8) Lavigne, G.J., Rompre, P.H., Montplaisir, J.Y.: Sleep bruxism: validity of clinical research diagnostic criteria in a controlled polysomnographic study. *J. Dent. Res.*, **75**:546~552, 1996.
9) Reding, G.R., Zepelin, H., Robinson, J.E. et al: Nocturnal teeth-grinding: all-night psychophysiologic studies. *J. Dent. Res.*, **47**:786~797, 1968.
10) Clark, G.T., Jow, R.W., Lee, J.J.: Jaw pain and stiffness levels after repeated maximum voluntary clenching, *J. Dent. Res.*, **68**:69~71, 1989.
11) Jensen, R., Olesen, J.: Initiating mechanisms of experimentally induced tension-type headache, *Cephalalgia.*, **16**:175~182; discussion 138~139, 1996.
12) Kampe, T., Edman, G., Bader, G. et al: Personality traits in a group of subjects with long-standing bruxing behaviour, *J. Oral Rehabil.*, **24**:588~593, 1997.
13) Steele, J.G., Lamey, P.J., Sharkey, S.W. et al: Occlusal abnormalities, pericranial muscle and joint tenderness and tooth wear in a group of migraine patients, *J. Oral Rehabil.*, **18**:453~458, 1991.

14) Dao, T.T., Lund, J.P., Lavigne, G.J.: Comparison of pain and quality of life in bruxers and patients with myofascial pain of the masticatory muscles, *J. Orofac. Pain.* **8**:350~356, 1994.
15) Xhong, F.A: Bruxism and its effect on the teeth. *J. Oral Rehabil.*, **4**:65~76, 1977.
16) Ekfeldt, A., Hugoson, A., Bergendal, T. et al: An individual tooth wear index and an analysis of factors correlated to incisal and occlusal wear in an adult Swedish population. *Acta. Odontol. Scand.*, **48**:343~349, 1990.
17) Seligman, D.A., Pullinger, A.G., Solberg, W.K.: The prevalence of dental attrition and its association with factors of age, gender, occlusion, and TMJ symptomatology, *J. Dent. Res.*, **67**:1323~1333, 1988.
18) Pintado, M.R., Anderson, G.C., DeLong, R. et al:Variation in tooth wear in young adults over a two-year period, *J. Prosthet. Dent.*, **77**:313~320, 1997.
19) Clarke, N.G., Townsend, G.C., Carey, S.E.: Bruxing patterns in man during sleep. *J. Oral Rehabil.*, **11**(2):123~127, 1984.
20) Rugh, J.D. et al: Feasibility of a laboratory model of nocturnal bruxism. *J. Dent. Res.*, **97** (special issue) abstr. **2302**:554, 1991.
21) Selna, L.G., Shillingburg, H.T. Jr., Kerr, P.A.: Finite element analysis of dental structures—axisymmetric and plane stress idealizations. *J. Biomed. Mater. Res.*, **9**(2):237~252, 1975.
22) Grippo, J.O.: Abfractions a new classification of hard tissue lesions of teeth. *J. Esthet. Dent.*, **3**(1):14~19, 1991
23) McCoy, G.: Dental compression syndrome: a new look at an old disease. *J. Oral Implantol.*, **25**(1):35~49, 1999.
24) Ratcliff, S., Becker, I.M., Quinn, L.: Type and incidence of cracks in posterior teeth. *J. Prosthet. Dent.*, **86**(2):168~172, 2001.
25) Bragger, U., Aeschlimann, S., Burgin, W., Hammerle, C.H., Lang, N.P.: Biological and technical complications and failures with fixed partial dentures (FPD) on implants and teeth after four to five years of function. *Clin. Oral Implants. Res.*, **12**(1):26~34, 2001.
26) Rugh, J.D., Ohrbach, R.: Occlusal parafunction. (in Mohl ND et al. A Textbook of Occlusion). Quintessence Publishing. Co., Inc., Chicago, 1988, 249~261.
27) Rao, S.M., Glaros, A.G.: Electromyographic correlates of experimentally induced stress in diurnal bruxists and normals. *J. Dent. Res.*, **58**(9):1872~1878, 1979.
28) Clarke, N.G., Townsend, G.C., Carey, S.E.: Bruxism patterns in man during sleep. *J. Oral Rehabil.*, **11**: 123~127, 1984.
29) Lavigne, G.J., Rompre, P.H., Montplaisir, J.Y.: Sleep bruxism: validity of clinical research diagnostic criteria in a controlled polysomnographic study. *J. Dent. Res.*, **75**(1):546~552, 1996.
30) Clark, G.T., et al: Nocturnal electromyographic evaluation of myofascial pain dysfunction in patients undergoing occlusal splint therapy. *J. Am. Dent Assoc.*, **99**(4):607~611, 1979.
31) Hathaway, K.M.: Bruxism: Definition, Measurement, and Treatment. Advance in pain research and therapy. Fricton JR. Dubner R. ed. *Raven Press*; **21**:375~386, 1995.
32) Kardachi, B.J., Bailey, J.O., Ash, M.M.: A comparison of biofeedback and occlusal adjustment on bruxism. *J. Periodontol.*, **49**(7):367~372, 1978 .
33) Faulkner K,D.: Bruxism: a review of the literature. Part II. *Aust. Dent. J.*, **35**(4):355~361, 1990.
34) Quinn, J.H.: Mandibular exercises to control bruxism and deviation problems. *Cranio.*, **13**(1):30~34, 1995.
35) Ramfjord, S.P.: Bruxism: A clnical and electromyographic study. *J. Am. Dent. Assoc.*, **62**: 21, 1961.
36) Lavigne, G.J., Montplaisir, J.V.: Bruxism: Epidemiology, Diagnosis, Pathophysiology, and Pharmacology (Advance in pain research and therapy. Fricton JR. Dubner R. ed.). Raven Press, 387~404. **21**, 1995.
37) Pierce, C.J., Chrisman, K., Bennett, M.E., et al: Stress, anticipatory stress, and psychologic measures related to sleep bruxism. *J. Orofac. Pain*, **9**:51~56, 1995.
38) Clark, GT., Beemsterboer, PL., Rugh, JD.: Nocturnal masseter muscle activity and the symptoms of masticatory dysfunction *J. Oral Rehabil.*, **8**: 279~286, 1981.
39) Okeson, J.P.: The effects of hard and soft occlusal splints on nocturnal bruxism, *J. Am. Dent. Assoc.*, **114**:788~791, 1987.
40) Simon, J.: Biomechanically-induced dental disease. *Gen. Dent.*, **48**(5):598~605, 2000.

第7章

1) 保母須弥也，羽賀通夫，高山寿夫：咬合学．クイッテンセンス出版，1995．
2) 佐藤貞雄ほか：日本人の咬合様式に関する研究・第1報／日本人正常咬合者の歯の形態と誘導路．顎咬合誌，17(2):41〜48，1996．
3) Carr, A.B.: Successful long-term treatment outcomes in the field of osseointegrated implants: prosthodontic determinants. *Int. J. Prosthodont.*, 11: 502〜512, 1998.
4) 藤本順平：長期症例に見る咬合の意義―天然歯列vs補綴された歯列―．健康科学における歯科補綴学―21世紀に目指すもの―．補綴誌，106〜109，1999．
5) McNeill, C.: Fundamental Treatment Goals. In: Charles McNeill (ed) Science and practice of occlusion, pp Quintessence Publishing Co. Inc., Chicago, 1997, 306〜322.
6) Isidor, F.: Loss of osseointegration caused by occlusal load of oral implants. A clinical and radiographic study in monkeys. *Clin. Oral Implants Res.*, 7(2):143〜152, 1996.
7) Richter, E, J.: In vivo vertical forces on implants. *Int. J. Oral Maxillofac. Implants*. 10(1):99〜108, 1995.
8) Bragger, U., Aeschlimann, S., Burgin, W., Hammerle, C.H. Lang, N.P.: Biological and technical complications and failures with fixed partial dentures (FPD) on implants and teeth after four to five years of function. *Clin. Oral Implants Res.*, 12(1):26〜34, 2001.
9) Rosenstiel, S, F., Land, M, F., 藤本順平：クラウンブリッジの臨床．第2版，医歯薬出版，1999．

さくいん

あ
アイヒナーの分類　37, 71
アクティブな咬耗　93
アブフラクション　65
アルコン型　24
アルジネート印象　101
アンテリアガイダンス　45
アンテリアジグ　105, 106
圧痛検査　85, 86

い
イミディエート・サイドシフト　21, 47, 48
イヤーボウ　25
インプラント　15, 78
医師／診断中心主義　73
EBM　15, 56, 74

え
Evidence-Based Medicine（EBM）　15, 56, 74
FGPテクニック　45, 46
MPD症候群　54

お
オーストリアンナソロジー　72, 73
オクルーザルスプリント　119
オトガイ誘導法　105, 106
occlusal indicator wax　94
occlusal disease　53

か
カスタムインサイザルテーブル　117
カスプリッジ　42, 43
下顎運動　12, 14
　　──範囲　88
顆路型咬合器　8
解剖学的咬合器　16, 22
感圧センサー　95
患者／問題中心主義　73
顎関節雑音　85, 86
顎関節症　14, 64, 88, 119
顎関節内障　52, 54
顎機能検査　82, 85

き
ギージー・シンプレックス咬合器　26
ギージーの軸学説　26
筋圧中立帯（ニュートラルゾーン）　35
筋肉位　11

く
クリステンセン現象　18
クレンチング　66
クロスマウントプロシージャー　115
グループファンクション　92
グループファンクションド・オクルージョン　44

け
犬歯誘導　92
　　──咬合　11, 43

こ
コンダイラー型　24, 28
ゴシックアーチ　17, 105
口外描記装置　19
口外描記法　29, 36
口腔顔面痛　88
交叉咬合排列　32
咬合の五辺形　36
咬合干渉　55, 92
咬合検査　90
咬合採得材　106
咬合紙　93
咬合小面学説　27, 36
咬合接触検査材　94
咬合接触検査用ワックス　94
咬合接触状態　91
咬合病　53
咬合様式　92
咬合力　65
硬性スプリント　122
咬頭嵌合位　91
咬耗　64, 91
根拠に基づく医療　74
Condylene Theory　33
Condyloform臼歯　33, 36

さ
残存歯数　90

し
シークエンシャルオクルージョン　72
歯槽頂間線法則　31
軸学説　36
自由運動咬合器　25
順次誘導咬合　15, 72
触診　86
身体表現性傷害　85
診断用ワックスアップ　114
診断用模型　101

す
スタビライゼーション型スプリント　119
スチュアート咬合器　8, 20, 41
スピーの彎曲　8
スプリント　68, 69, 70, 119
スリーポイント・バランスドオクルージョン　36
スロット型　24, 28
Stallard　38
Stuart　38, 42

せ
生理的咬合　76
全調節性咬合器　22

そ
早期接触　91

た
ターミナルヒンジアキシス　39
ターミナルヒンジムーブメント　11

ち
チェックバイト法　18, 36
治療的咬合　76
中心位　11, 15, 39, 49, 91
　　──の変遷　49
中心咬合位　17, 91
蝶番型咬合器　8, 16
蝶番軸　25

て

デンタータス咬合器　10, 20
デンタルプレスケール・オクルーザー　95
Dental Compression Syndrome (DCS)　65
TスキャンⅡ　96

と

トップダウントリートメント　79
ドーソンテクニック　105, 106
頭痛　64
Doctor/Diagonosis-Oriented System; DOS　73
Trubyte臼歯　27

な

ナイトガード　119, 120
ナソロジー　11, 20, 38
軟性スプリント　122

に

ニューマチック・パントグラフ　20
二重盲検法　58

は

ハノウクイント　30
ハノウの咬合器　28
ハノウの咬合の五辺形　10
バイトフォーク　109
バイラテラル法（ドーソンテクニック）　105, 106
バッカライズドオクルージョン　33
バランシングランプ　34, 36
バランスドオクルージョン　27, 40, 92
バルクウィル角　8, 22
パウンドライン　32, 36
パラファンクション　82
パントグラフ　41
　——法　13
半調節性咬合器　20, 22
Hanau Quint（咬合の五辺形）　30

ひ

ヒンジアキシス　11, 12, 13, 38, 39
　——理論　20
非解剖学的咬合器　24
非生理的咬合　76
非調節性咬合器（平均値咬合器）　22
昼間のクレンチング　66
昼間のブラキシズム　70

ふ

ファセット　92
フェイスボウ　19, 25, 110
フェイスボウトランスファー　110
フリーダムインセントリック　11
フルバランスドオクルージョン　8
ブラキシズム　62, 70, 91, 119
ブラキソファセット　69
ブレードメタルティース　36
ブロードリック咬合平面分析板　46
プラセボ効果　57
プログレッシブ・サイドシフト　47, 48
プロテクティッドオクルージョン　43
プロビジョナルレストレーション　112
Bladed metal teeth　33

へ

ベネット運動　13, 19, 22
平均値咬合器　22
平線咬合器　16, 17
片側性咬合平衡　10
片側性平衡咬合　36
変形性関節症　55
Patient/Problem-Oriented Syastem; POS　73

ほ

ホーソン効果　57
ボックス型　24

ボンウィル三角　8, 22
ポッセルト図形　13
補綴主導型治療（トップダウントリートメント）　79

ま

マイラーストリップス　94
　——引き抜き試験　94
McCollum　11, 38

み

ミューチュアリー　43

む

無咬頭臼歯　34
無咬頭人工歯　36

も

モノプレーンオクルージョン　30, 33, 35, 36
Modified Set-up法　31, 36
Monsonの球面説　45, 46

や

夜間のブラキシズム　70

ら

ランダム比較対照試験（RCT: Randomized Controlled Trial）　58

り

リンガライズドオクルージョン　10, 30, 31, 36
リンガルブレードティース　33, 36
両側性平衡咬合　10, 36

れ

0°臼歯　33
reduced occulusion　33, 36

ろ

ロングセントリック　11, 12, 44

【著者略歴】

古谷野　潔（こやの　きよし）
（九州大学大学院　歯学研究院　口腔機能修復学講座　インプラント・義歯補綴学／教授）
1955年　福岡県生まれ
1983年　九州大学歯学部卒業
1987年　同大学大学院歯学研究科修了
1993年　同大学歯学部歯科補綴学第二講座講師
1997年　現職

築山　能大（つきやま　よしひろ）
（九州大学大学院　歯学研究院　口腔機能修復学講座　インプラント・義歯補綴学／准教授）
1963年　佐賀県生まれ
1987年　九州大学歯学部卒業
1991年　同大学大学院歯学研究科修了
1999年　同大学歯学部歯科補綴学第二講座講師
2002年　現職

桑鶴　利香（くわつる　りか）
（九州大学大学院　歯学研究院　口腔機能修復学講座　インプラント・義歯補綴学／助教）
1969年　鹿児島県生まれ
1995年　九州大学歯学部卒業
1999年　同大学大学院歯学研究科修了
2000年　現職

補綴臨床Practice Selection
入門　咬合学

ISBN978-4-263-46400-7

2005年2月20日　第1版第1刷発行
2020年9月10日　第1版第6刷発行

著　者　古谷野　　潔
　　　　桑　鶴　利　香
　　　　築　山　能　大
発行者　白　石　泰　夫
発行所　医歯薬出版株式会社
〒113-8612　東京都文京区本駒込1-7-10
TEL.（03）5395-7637（編集）・7630（販売）
FAX.（03）5395-7639（編集）・7633（販売）
https://www.ishiyaku.co.jp/
郵便振替番号　00190-5-13816

乱丁・落丁の際はお取り替えいたします　　　印刷・加藤文明社／製本・榎本製本
© Ishiyaku Publishers, Inc., 2005. Printed in Japan

本書の複製権・翻訳権・翻案権・上映権・譲渡権・貸与権・公衆送信権（送信可能化権を含む）・口述権は，医歯薬出版（株）が保有します．
本書を無断で複製する行為（コピー，スキャン，デジタルデータ化など）は，「私的使用のための複製」などの著作権法上の限られた例外を除き禁じられています．また私的使用に該当する場合であっても，請負業者等の第三者に依頼し上記の行為を行うことは違法となります．

JCOPY ＜出版者著作権管理機構　委託出版物＞
本書をコピーやスキャン等により複製される場合は，そのつど事前に出版者著作権管理機構（電話03-5244-5088，FAX 03-5244-5089，e-mail：info@jcopy.or.jp）の許諾を得てください．